DIE TMS-VORBEREITUNG BAND 6:

FIGUREN UND FAKTEN LERNEN IM MEDIZINERTEST

mit Übungsaufgaben, Lösungsstrategien, Tipps und Methoden

(Übungsbuch für den Test für Medizinische Studiengänge)

5. Auflage

Dr. med. Fabian Rengier

unter Mitarbeit von:
Patrick Schelb
Charlotte Uhlenbrock

smartmedix

www.smartmedix.de
info@smartmedix.de

Kontakt und Feedback
Wir freuen uns über Feedback, sei es mit Lob, Kritik und Verbesserungsvorschlägen:
E-Mail: info@smartmedix.de
Homepage: www.smartmedix.de
Facebook: www.facebook.com/smartmedix
Instagram: www.instagram.com/smartmedix

Wichtige Hinweise
Ungeachtet der Sorgfalt, die auf die Erstellung von Texten und Abbildungen verwendet wurde, können weder Verlag noch Herausgeber oder Autoren für mögliche Fehler und deren Folgen eine juristische Verantwortung oder irgendeine Haftung übernehmen.
Geschützte Warennamen (Warenzeichen) werden nicht besonders kenntlich gemacht. Aus dem Fehlen eines solchen Hinweises kann also nicht geschlossen werden, dass es sich um einen freien Warennamen handelt.

Bibliografische Information der Deutschen Nationalbibliothek
Die Deutsche Nationalbibliothek verzeichnet diese Publikation in der Deutschen Nationalbibliografie; detaillierte bibliografische Daten sind im Internet über http://dnb.d-nb.de abrufbar.

5. Auflage

smartmedix
Kußmaulstraße 6
69120 Heidelberg
Deutschland
E-Mail: info@smartmedix.de
Homepage: www.smartmedix.de

Satz: Fabian Rengier Verlag und Medien, Heidelberg
Druck: Baier Digitaldruck GmbH, Heidelberg

ISBN: 978-3-947019-57-1

Inhaltsverzeichnis

Mitarbeit

Patrick Schelb: Übungsaufgaben Figuren 11.–25. Test
Charlotte Uhlenbrock: Übungsaufgaben Fakten 11.–25. Test

Vorwort

Wir gratulieren dir zum Erwerb dieses Buches. Wie jedes Jahr haben wir dieses Buch unter Berücksichtigung aktueller Entwicklungen der TMS-Prüfungsaufgaben überarbeitet und erweitert.

Mit den Übungsbüchern der Reihe **DIE TMS-VORBEREITUNG** kannst du dich erfolgreich auf den Test für medizinische Studiengänge, kurz TMS oder Medizinertest, vorbereiten. Wir möchten dir helfen, den Druck und die vielleicht bestehende Anspannung zu nehmen und das bestmögliche Ergebnis im Test zu erzielen. Unsere Erfahrung zeigt, dass sich jeder hervorragend auf den Medizinertest vorbereiten kann.

Unsere **Übungsbücher** sind so konzipiert, dass du damit eigenständig und unabhängig von einem Vorbereitungskurs arbeiten kannst. Jedes Übungsbuch enthält Tipps und Methoden zur erfolgreichen Bearbeitung der jeweiligen Aufgabengruppe sowie viele originalgetreue Übungsaufgaben mit Lösungen. In den **Tipps und Methoden** erklären wir dir die verschiedenen Aufgabentypen und zeigen dir Strategien, wie du am besten an die Aufgaben herangehst. Die **originalgetreuen Übungsaufgaben** beinhalten unterschiedliche Schwierigkeitsgrade und berücksichtigen aktuelle Entwicklungen der TMS-Prüfungsaufgaben. Alle Übungsaufgaben sind von lehrerfahrenen Ärzten, Naturwissenschaftlern und Medizinstudenten entwickelt und inhaltlich überprüft worden.

Dr. med. Fabian Rengier ist approbierter Arzt und Wissenschaftler, Dozent an der Universität Heidelberg, Autor mehrerer Lehrwerke und Initiator verschiedener Lehrveranstaltungen für Medizinstudenten, unter anderem der Heidelberger Repetitorien. Der von ihm und Michael Messerli im Jahre 2012 gegründete Verlag smartmedix entwickelt und gestaltet moderne, qualitativ hochwertige Lernmedien für angehende Mediziner.

Auch mit diesem Buch bekommst du mehrfach geprüfte Inhalte, die unseren Prozess der Qualitätssicherung durchlaufen haben. Solltest du Fragen, Lob, Kritik oder Verbesserungsvorschläge haben, freuen wir von smartmedix uns über dein Feedback. Du erreichst uns jederzeit über **info@smartmedix.de** oder über das Kontaktformular auf unserer Homepage **www.smartmedix.de**. Besuche uns auch auf **Instagram** (www.instagram.com/smartmedix) und **Facebook** (www.facebook.com/smartmedix).

Jetzt wünschen wir dir viel Erfolg und Freude bei der Arbeit mit diesem Buch!

Dein Team von smartmedix

Tipps und Methoden

Überblick über den Test

Alle Formalien für den TMS (Anmeldung, Ablauf, erlaubte Gegenstände etc.) werden ausführlich in der TMS Informationsbroschüre erklärt, die du dir kostenlos auf der Webseite des Testanbieters herunterladen kannst (http://www.tms-info.org).

Die Merkfähigkeitstests **Figuren und Fakten lernen** zählen zu den gut trainierbaren Aufgabengruppen. Mit ausreichend Übung kannst du hier die volle Punktzahl erreichen. Die Merkfähigkeitstests werden in zwei Phasen unterteilt: In der **Einprägephase**, die direkt nach der Mittagspause beginnt, musst du dir Figuren bzw. Fakten in kürzester Zeit merken. Nach weiteren 60 min, die du mit dem Untertest Textverständnis verbringst, folgt die zweite Phase, die **Reproduktionsphase**. Hier musst du die Figuren bzw. Fakten wiedererkennen. Es müssen jeweils 20 Figuren und 20 Fakten-Kombinationen bearbeitet werden.

Aufgabengruppe	**Aufgabenzahl**	**Zeitvorgabe**	**DIE TMS-VORBEREITUNG**
Muster zuordnen	24	22 min	Band 1
Medizinisch-naturwissenschaftliches Grundverständnis	24	60 min	Band 2
Schlauchfiguren	24	15 min	Band 3
Quantitative und formale Probleme	24	60 min	Band 4
Konzentriertes und sorgfältiges Arbeiten	1*	8 min	Band 5
Pause (1 Stunde)			
Merkfähigkeitstest (Einprägephase) Figuren lernen Fakten lernen	 20 Lerneinheiten 15 Lerneinheiten	 4 min 6 min	Band 6
Textverständnis	24	60 min	Band 7
Merkfähigkeitstest (Reproduktionsphase) Figuren lernen Fakten lernen	 20 20	 5 min 7 min	Band 6
Diagramme und Tabellen	24	60 min	Band 8

* Für diese Aufgabe werden bis zu 20 Punkte vergeben

Arbeit mit diesem Buch

Auch wenn die verschiedenen Aufgabenteile bei der ersten Betrachtung sehr kompliziert und schwierig erscheinen, wirst du bei der Arbeit mit diesem Buch feststellen, wie schnell du Lernfortschritte machst. Wir empfehlen dir wie folgt schrittweise vorzugehen:

1. **Tipps und Methoden**: Lies als erstes unsere Tipps und Methoden zu den jeweiligen Untertests durch und versuche den Aufbau und die Herangehensweise zu verstehen.
2. **Üben ohne Zeitdruck**: Mit dem theoretischen Wissensstand kannst du nun die ersten Übungsaufgaben lösen. Lass dir zu Beginn mehr Zeit, und steigere dich dann schrittweise, bis du die vorgegebene Zeit erreichst.
3. **Üben mit Zeitdruck**: Die Zeit ist der entscheidende Faktor beim Medizinertest. Nachdem du die Aufgaben ohne Zeitdruck beherrschst, solltest du die weiteren Aufgaben mit Zeitdruck üben um deine Geschwindigkeit, dein Zeitmanagement und dein Zeitgefühl zu verbessern.

Goldene Regeln für den Medizinertest

Bevor wir mit den Bearbeitungsstrategien zu den Aufgabentypen in die Tiefe gehen, möchten wir dir unsere 10 goldenen Regeln für den Medizinertest allgemein mit auf den Weg geben. Wenn du sie bereits kennst, kannst du gleich zum nächsten Abschnitt springen.

Regel 1: Habe Geduld mit dir selbst!

Anfänglich bist du beim Lösen von Aufgaben noch langsam, doch mit der Zeit wirst du immer schneller und schneller. Setze dich deshalb zu Beginn nicht zu stark unter Druck. Der Erfolg wird sich automatisch einstellen.

Regel 2: Übung macht den Meister!

Löse möglichst viele Aufgaben um Routine zu erlangen. Je mehr Aufgaben du löst, desto sicherer wirst du dich fühlen. Außerdem ist die Regelmäßigkeit der Übungen ein Schlüssel zum Erfolg: Übe lieber jeden Tag eine Stunde anstatt einmal in der Woche einen ganzen Tag.

Regel 3: Beginne nicht zu spät!

Es ist keine gute Idee, mit der Vorbereitung allzu lange zu warten. Erfahrungsgemäß ist in kurzer Zeit keine vernünftige Vorbereitung für den sehr umfangreichen Test mehr möglich. Dies ist schlicht und einfach deshalb so, weil du in dieser kurzen Zeit nicht die erforderliche Routine erwerben kannst.

Regel 4: Der Mix macht's!

Um das bestmögliche Ergebnis im Medizinertest zu erreichen, solltest du in allen Untertests ähnlich gut sein. Daher ist es nicht zu empfehlen, die Übungsbücher für die einzelnen Untertests nacheinander abzuarbeiten und somit einen erst kürzlich bearbeiteten Untertest am Tag des TMS selbst besser zu können als einen anderen, den du schon vor längerer Zeit geübt hast. Nachdem du die Methodik aller Testteile verstanden hast, solltest du also regelmäßig alle Aufgabengruppen parallel üben.

Regel 5: Finde deinen Stil!
Unsere Übungsbücher geben dir Methoden und systematische Arbeitstechniken um unter Zeitdruck möglichst viele Punkte zu erlangen. Diese Methoden sind erprobt und viele Teilnehmer konnten damit sehr gute Ergebnisse erlangen. Allerdings gelten nicht alle diese Methoden für jeden. Jeder muss seinen eigenen Stil zur Beantwortung der einzelnen Untertests herausfinden. Wir empfehlen daher zu Beginn verschiedene Methoden auszuprobieren, dann die individuell beste Herangehensweise zu erkennen und diese dann zu perfektionieren.

Regel 6: Erkenne deine Stärken und Schwächen!
Niemand ist in allen Untertests gleich gut. Mit Hilfe unserer Unterlagen kannst du erkennen, wo deine Stärken und Schwächen liegen. Jetzt gilt es, die Schwächen durch intensiveres Training zu verbessern und die Stärken durch regelmäßige Übung zu bewahren.

Regel 7: Trainiere unter Testbedingungen!
Beim Medizinertest sind keine Hilfsmittel erlaubt und selbstverständlich hast du keine Musterlösungen zur Hand. Außerdem sind alle Untertests in einem festgelegten, extrem knappen Zeitrahmen zu bearbeiten. Schaffe auch beim Üben diese Testbedingungen: Nimm dir die entsprechende Zeit, stelle dir ggf. einen Wecker, lege die Musterlösungen in einen anderen Raum und schalte dein Handy aus. Nur unter realen Bedingungen lernst du deine Schwächen kennen und bekommst ein Gespür für die verfügbare Zeit, was für dein Zeitmanagement förderlich sein wird.

Regel 8: Lies <u>keine</u> fachspezifische Literatur!
Bei mehreren Untertests müssen Fragen zu medizinischen, naturwissenschaftlichen oder mathematischen Aufgaben beantwortet werden. Allerdings beziehen sich diese Fragen immer auf davor genannte Sachverhalte oder auf Allgemeinwissen – mit gesundem Schulwissen sind alle diese Fragen zu beantworten. Es ist nicht sinnvoll, fachspezifische Literatur zu lesen und z.B. medizinische Sachverhalte zu lernen.

Regel 9: Kreuze geschickt und korrekt an!
Der Medizinertest ist ein Multiple-Choice Test mit fünf Antwortalternativen (bis auf „Konzentriertes und sorgfältiges Arbeiten“). Es gibt für richtig beantwortete Fragen Punkte, für falsch beantwortete Fragen aber keine Abzüge. Kreuze daher also unbedingt bei jeder Aufgabe eine Antwort an, auch wenn du die Lösung nicht weißt und auch dann, wenn du z.B. mangels Zeit die Frage nicht gelesen hast. Die Wahrscheinlichkeit richtig geraten zu haben liegt bei immerhin 20%! Beachte weiter, wie und wo du die Antworten markieren sollst. Die Antworten auf den Antwortbögen eindeutig markiert werden. Nur dort gemachte Markierungen werden gewertet.

Regel 10: Rechne mit neuartigen Aufgaben!
Auch wenn der Aufbau des TMS unverändert bleibt, können doch immer wieder neue Nuancen hinzukommen. Wir berücksichtigen solche Veränderungen mit jeder neuen Auflage. Dennoch ist es wichtig, flexibel zu bleiben und auch bei neuen Aufgabenarten entspannt zu bleiben.

Figuren lernen

Aufgabenstellung

Der Untertest „Figuren lernen" ist wie „Fakten lernen" ein Merkfähigkeitstest und hervorragend trainierbar. Der Untertest besteht aus zwei Phasen, der Einprägephase und der Reproduktionsphase. Für die **Einprägephase** hast du nur vier Minuten Zeit. Dir werden 20 Figuren präsentiert, die jeweils fünf Felder enthalten. Eines dieser Felder ist geschwärzt. Du musst dir den Umriss der Figur und die Position des geschwärzten Feldes merken. Ein Beispiel:

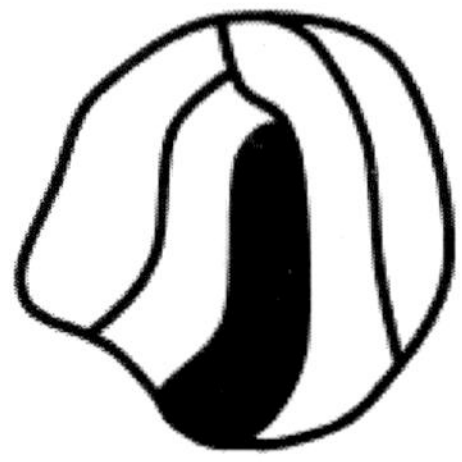

Für die **Reproduktionsphase** hast du fünf Minuten Zeit. In der Reproduktionsphase werden dir dieselben 20 Figuren der Einprägephase präsentiert, jedoch in einer anderen Reihenfolge (aber nie gedreht oder gespiegelt). Die fünf Felder sind mit Buchstaben gekennzeichnet. Du musst nun für jede Figur das Feld wiedererkennen, das in der Einprägephase geschwärzt war. Die Schwierigkeit besteht darin, dass zwischen Einprägephase und Reproduktionsphase noch der 60-minütige Untertest Textverständnis liegt. Ein Beispiel für die Reproduktionsphase:

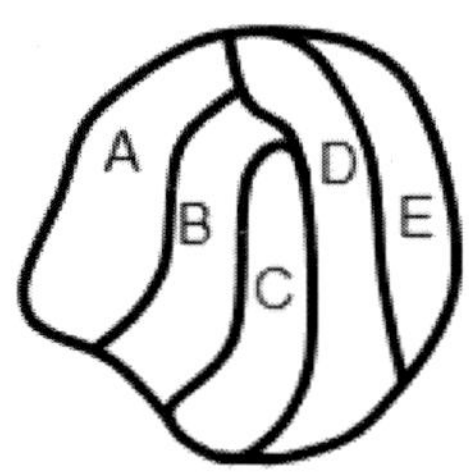

Die Lösung in diesem Beispiel wäre (C).

Achtung: Zu den Merkfähigkeitstests darfst du dir weder während der Einprägephase noch während des folgenden Untertests Textverständnis Notizen machen!

Bearbeitungsmethoden

Da innerhalb von vier Minuten 20 Figuren gelernt werden müssen, hast du im Durchschnitt 12 Sekunden pro Figur. Das erscheint extrem wenig und ist es auch. Mit einer schnellen und effizienten Strategie ist dies jedoch zu schaffen.

Tipp: Verknüpfe die Figuren mit Emotionen, Personen oder Erinnerungen!

Das stärkste Erinnerungsvermögen hat das menschliche Gehirn für emotional hochbelastete Ereignisse und Fakten: so vergisst man peinliche Ereignisse, die einem wiederfahren sind, kaum jemals, analoges gilt für schmerzhafte oder erotische Erlebnisse oder Ähnliches. Der Trick besteht also darin, mit den Figuren Emotionen zu verknüpfen, beispielsweise im Sinne von Geschichten aus persönlichen Erfahrungen. Idealerweise repräsentiert ein Begriff den

Umriss und ein Begriff die Lage des geschwärzten Feldes, je nach Assoziation auch mit Adjektiven. Vermeide dabei neutrale Begriffe wie rechts/links oder oben/unten. Manchmal wirst du auch halbe oder ganze Sätze als Assoziation hilfreich finden.

Einige Beispiele hierzu:

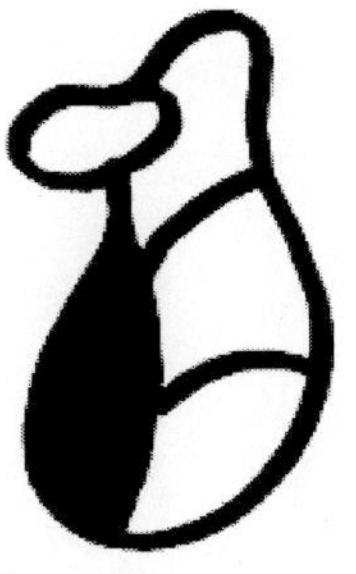

Die Figur sieht etwas aus wie ein Pinguin: Vielleicht hat der Pinguin zu viel faulen Fisch gegessen und hat nun massive Bauchschmerzen oder es ist eine Pinguindame, die im neunten Monat schwanger ist (groteske Informationen speichert das menschliche Gehirn ebenfalls ausgezeichnet). Du könntest dir folglich merken: Pinguin mit Bauchschmerzen. Pinguin repräsentiert den Umriss, und Bauchschmerzen die Lage des geschwärzten Feldes.

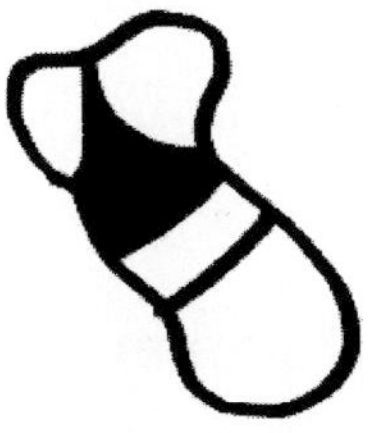

Das könnte ein Fisch sein, der einen Tanga trägt und nicht von seiner Fischfrau erwischt werden will, deshalb in die Tiefe des Meeres (nach unten) taucht. Du könntest dir folglich merken: tauchender Fisch mit Tanga.

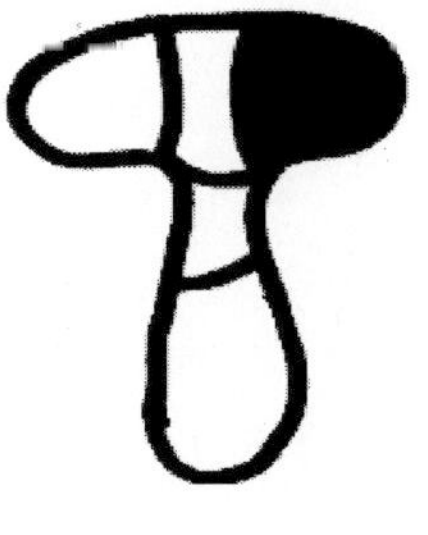

Das könnte ein Hammer sein, der Nationalsozialisten (politisch rechts) auf den Daumen schlägt: Hammer auf Nationalsozialisten oder Hammer schlägt auf Nationalsozialisten.

Diese Merkhilfen erscheinen albern (und tatsächlich: je alberner desto besser) und sind genau auf das menschliche Gehirn zugeschnitten. Du wirst es bei der Anwendung dieser Taktik selber merken. Die Fähigkeit zur phantasievollen Vorstellung bzw. dem Lernen in Bildern ist übrigens sehr gut trainierbar!

Eine abgeänderte Methode ist das Verbinden der weißen Felder zu einem Bild. Man denkt sich hierbei die schwarzen Trennlinien zwischen den weißen Feldern weg und merkt sich nur den weißen und schwarzen Abschnitt.

Hinzu kommt nun noch die Schwierigkeit, dass die 20 Figuren oft in fünf Gruppen thematisch geordnet sind, die sich ähnlich sehen: So sind innerhalb einer Übungsserie beispielsweise vier Figuren sternförmig, vier Figuren fischförmig usw. Die Geschichten sollen also einfallsreich sein, um die verschiedenen ähnlich aussehenden Figuren auseinander halten zu können. Ein Beispiel hierzu:

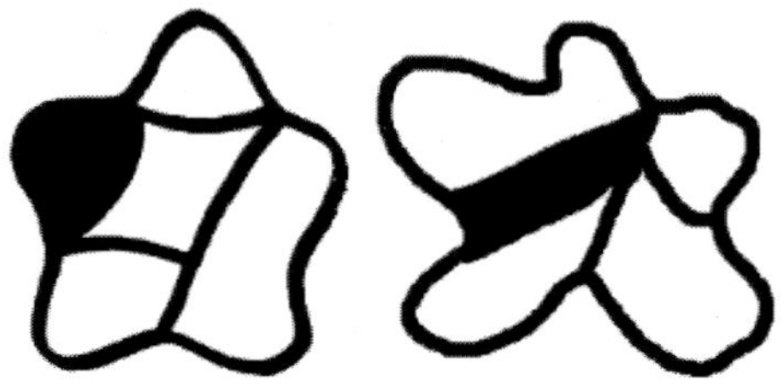

Der linke Stern hat sich vielleicht die Hand gebrochen, weil der rechte dicke und starke Stern ihm zu kräftig die Hand geschüttelt hat; gleichzeitig hat der rechte starke Stern die Miss Universe-Wahlen gewonnen und trägt deshalb nun eine Siegerscherpe.

Bei den letzten Medizinertests wurde es nochmals schwieriger, da alle 20 Figuren einen ähnlichen Umriss hatten und wie Bälle aussahen.

Tipp: Hier hilft es umso mehr, dich auf den ersten markanten Unterschied zu fokussieren, der dir ins Auge springt, und dies für deine Assoziation zu nutzen.

Tipp: Eine weitere Strategie ist es, sich ein Feld in einer bestimmten Ecke wegzudenken, sodass die Figur eine zusätzliche Form erhält, die du assoziieren kannst.

Ein Beispiel für diese Strategie:

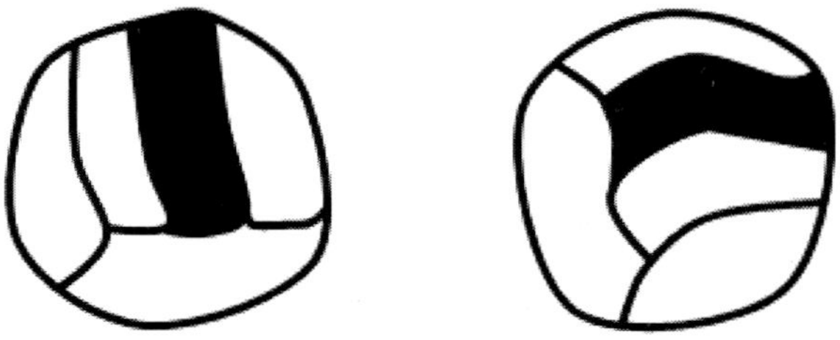

Der Umriss dieser zwei „Bälle" unterscheidet sich kaum. Denke dir die jeweils unterste Fläche weg und verknüpfe die neue Form mit deiner Assoziation. Du könntest dir vorstellen, dass der linke Ball eine Faust enthält, die auf dein Gesicht zuschlägt, und der Ringfinger geschwärzt ist: Ball und Faust mit Ringfinger. Der mittlere Ball enthält eine Flagge, bei der der zweite Streifen geschwärzt ist, z.B. der rote Streifen der Deutschland-Flagge: Ball und Deutschland-Flagge mit Rot.

Bei den folgenden Figuren kannst du dir zur Übung direkt selbst etwas ausdenken:

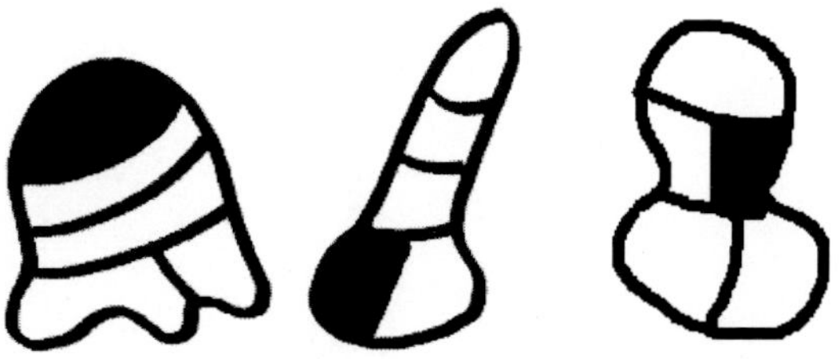

Tipp: Um eine möglichst hohe Punktzahl zu erreichen, solltest du zuerst die Figuren lernen, die am einfachsten sind.

Durch regelmäßiges Training kannst du herausfinden, welche Symbole bzw. Form von Figuren dir am besten liegen. Diese Figuren solltest du zuerst lernen, da sie die höchste Erfolgswahrscheinlichkeit haben. Die Reihenfolge der abgebildeten Figuren kannst du dabei vernachlässigen, da sie in der Reproduktionsphase eh geändert wird. Du solltest also, bevor du mit dem Lernen beginnst, einige Sekunden darauf verwenden dir einen kurzen Überblick über alle Figuren zu machen.

Tipp: Du kannst Zeit sparen, indem du Figuren beim Lernen bewusst weglässt, bei denen das geschwärzte Feld eindeutig in einer bestimmten Ecke liegt.

Überfliege dazu zu Beginn der Einprägephase schnell alle Figuren. Identifiziere eine Gruppe von Figuren, bei denen das geschwärzte Feld eindeutig in einer bestimmten Ecke liegt (z.B. rechts unten). Merke dir nun die entsprechende Ecke und die Anzahl der zutreffenden Figuren. Diese Figuren lässt du in der Einprägephase weg. In der Reproduktionsphase beantwortest du zunächst die Figuren, die du gelernt hast. Die übrig bleibenden Figuren sind dann die Figuren, bei denen sich das geschwärzte Feld in der von dir gemerkten Ecke befindet.

Fakten lernen

Aufgabenstellung

Der Untertest „Fakten lernen" ist wie „Figuren lernen" ein Merkfähigkeitstest und ebenfalls hervorragend trainierbar. Im Unterschied zu „Figuren lernen" werden bei „Fakten lernen" aber nicht bildliche, sondern wörtliche Informationen abgefragt. Der Untertest besteht aus den dir nun bekannten zwei Phasen, der Einprägephase und der Reproduktionsphase. Für die **Einprägephase** hast du nur sechs Minuten Zeit. Dir werden 15 Patientenfälle präsentiert, bestehend aus jeweils fünf bzw. sechs Fakten, die du dir alle merken musst: Name, Alter, Beruf, (Charakter-)Eigenschaft und Diagnose. Durch die Berufsbezeichnung wird außerdem das Geschlecht angegeben (der sechste Fakt). Ein Beispiel:

Weinmeister: ca. 50 Jahre, Psychiater, lustig – Halsschmerzen

Zwischen Einprägephase und Reproduktionsphase liegt wie du weißt noch der 60-minütige Untertest Textverständnis. Für die **Reproduktionsphase** hast du dann sieben Minuten Zeit. In der Reproduktionsphase werden dir 20 Verknüpfungs-Fragen zu den Patientenfällen gestellt. Zu einem Detail eines Patientenfalls musst du das zugehörige Detail desselben Patienten erkennen. Ein Beispiel für die Reproduktionsphase:

Das Alter des Psychiaters ist ...
(A) ca. 25 Jahre.
(B) ca. 30 Jahre.
(C) ca. 40 Jahre.
(D) ca. 50 Jahre.
(E) ca. 65 Jahre.

Die Lösung in diesem Beispiel wäre (D).

Die Fakten bzw. Patientenfälle sind stets in fünf Dreiergruppen aufgebaut, die sich bezüglich Name, Alter und Beruf ähneln. Ein Beispiel für eine solche Dreiergruppe:

Weinmeister:	ca. 50 Jahre,	Psychiater, lustig – Halsschmerzen
Milch:	ca. 50 Jahre,	Eheberaterin, einsam – Beinbruch
Bierenbach:	ca. 50 Jahre,	Psychologe, traditionell – Migräne

Achtung: Zu den Merkfähigkeitstests darfst du dir weder während der Einprägephase noch während des folgenden Untertests Textverständnis Notizen machen!

Bearbeitungsmethoden

Da innerhalb von sechs Minuten 15 Patientenfälle gelernt werden müssen, hast du im Durchschnitt 24 Sekunden pro Fall, oder 4 Sekunden pro Fakt. Das erscheint extrem wenig und ist es auch. Mit einer schnellen und effizienten Strategie ist dies jedoch auch hier zu schaffen.

Gruppen-Strategie

Wie oben beschrieben sind die Patientenfälle in fünf Dreiergruppen sortiert, die sich bezüglich Name, Alter und Beruf ähneln. Nehmen wir das Beispiel von oben. Hier stimmen folgende Fakten überein: Der Name der Patienten hat etwas mit Getränken zu tun (Wein, Milch, Bier), sie sind 50 Jahre alt und sie arbeiten in beratenden Berufen. Wenn du nun anstelle der einzelnen Fakten die Überkategorien „Name = Getränk", „Alter = 50" und „beratende Berufe" lernst, kannst du bereits eine ganze Reihe Fragen korrekt beantworten, wie z.B.:

Frau Milch ist von Beruf...
A. Jura-Studentin.
B. Eheberaterin.
C. Polizistin.
D. Architektin.
E. Bartenderin.

Das Alter des Psychologen ist...
A. 25 Jahre.
B. 30 Jahre.
C. 40 Jahre.
D. 50 Jahre.
E. 65 Jahre.

Es ist also möglich, auf diese Weise einige Fragen korrekt zu beantworten, ohne die einzelnen Fakten zu kennen. Die folgende Frage wäre immerhin mit 50 prozentiger Erfolgswahrscheinlichkeit zu beantworten:

Der 50-jährige Patient heißt...
A. Engel.
B. Weinmeister.
C. Sonntag.
D. Bierenbach.
E. Dreckmann.

Mit dieser Strategie kannst du also mit kurzer Lernzeit einige, jedoch nie alle Fragen beantworten, bzw. bei anderen Fragen zumindest Falschantworten ausschließen. Diese Strategie solltest du daher dann anwenden, wenn du beim Üben feststellst, dass du dir nicht alle 15 Fälle zuverlässig merken kannst. Du kannst die Gruppen-Strategie auch mit der unten beschriebenen Bild-Strategie kombinieren, und z.B. vier Dreiergruppen mit der Bild-Strategie, und eine Dreiergruppe mit der Gruppen-Strategie merken. Versuche, die für dich beste Strategie beim Üben herauszufinden und diese weiter zu trainieren.

Bild-Strategie

Um alle Fragen beantworten zu können, müssen alle Informationen der Patientenfälle gelernt werden. Nur die wenigsten von uns können sich die insgesamt 90 einzelnen Informationen in sechs Minuten durch reines Auswendiglernen merken. Eine gute Strategie ist es, sich lebendige, emotionale oder bildliche Vorstellungen zu den einzelnen Krankengeschichten zu machen, da man sich diese Form von Information stets besser merken kann als reine Fakten.

Dafür folgend einige gute Tipps anhand eines Beispiels:

Licher: ca. 50 Jahre, Polizist, Ambulanz – Schienbeinbruch

Tipp: Denke dir eine fiktive Geschichte aus.

Hierbei denkst du dir eine komplett fiktive Geschichte aus, die du dir aber möglichst detailgenau merken solltest. Es helfen besondere und auch skurrile Ideen sehr gut weiter, da diese gut eingeprägt werden können. Stelle dir z.B. vor, dass dich ein Polizist beim Fahrradfahren ohne Licht („Licht“ wegen des Namens „Licher“) verwarnt hat und du ihm vor Wut gegen das Schienbein getreten hast. Aus Mitleid hast du ihn dann aber auf deinem Gepäckträger bis in die Ambulanz gefahren.

Tipp: Stelle dir eine dir bekannte Person vor und verbinde die Geschichte mit dieser.

Du wendest hierbei das oben beschriebene Vorgehen an, verbindest die Geschichte aber mit einer dir bekannten oder prominenten Person. Je mehr Emotionen du mit der Person verbindest (enge Freunde, geliebte Familienmitglieder, der gehasste Mathelehrer usw.), umso besser können die Informationen behalten werden. Nutze hierbei mindestens einen „echten

Fakt", um die Informationen mit der Person verbinden zu können. Vielleicht hast du gerade einen guten Bekannten, der Polizist ist, oder der sich das Schienbein gebrochen hat?

Tipp: Denke an dich in einer der beschriebenen Situationen oder verbinde Fakten mit dir widerfahrenen (emotionalen) Ereignissen.

Eine ebenfalls sehr gute Strategie ist es, sich selbst in die beschriebene Situation hineinzuversetzen. Stelle dir z.B. vor, wie sich ein Schienbeinbruch anfühlt und erzeuge so Emotionen. Hattest du z.B. bereits eine der beschriebenen Krankheiten oder übst einen der genannten Berufe aus? Warst du bereits in der Ambulanz? Das sind sehr gute Einstiegspunkte für dein Bild/deine Geschichte.

Tipp: Verwende vereinfachte Bilder.

Du kannst für deine Bilder nur den Wortanfang oder andere Wortteile verwenden, z.B. Schiene für Schienbeinbruch, oder das Spielgerät Diabolo für Diabetes mellitus. Manche Fakten kannst du mit einfachen Objekten verknüpfen, z.B. eine Pistole für Polizist, oder eine Brille für Optiker, oder ein Lutschbonbon für Halsschmerzen. Außerdem können banale Reime helfen, z.B. Sandsturm für Bandwurm. Wenn du diese Techniken kombinierst, kannst du dir z.B. Lungenkrebs merken, indem du dir vorstellst, dass die Person die Zunge herausstreckt (Reim Lunge-Zunge), oder die Eigenschaft kinderlos, indem du dir ein Kind mit Lotterielos vorstellst.

Tipp: Optimiere deine Assoziationen.

Erstelle dir eigene Muster, die du schnell anpassen kannst. Durch wiederholtes Üben der Assoziationen kannst du dir so feste Muster zurechtlegen, die du nur noch füllen musst: Wird z.B. eine Krankengeschichte einer 50-jährigen Frau beschrieben, so denke z.B. immer an deine Mutter und stelle sie dir in der Situation (mit dem Beruf und dem Krankheitsbild) vor.

Tipp: Baue nur ein Geschlecht in deine Bilder ein.

Entscheide dich für ein Geschlecht, z.B. weiblich. Füge deinem Bild dann immer eine Frau hinzu, wenn es sich um eine weibliche Patientin handelt. Das andere Geschlecht, in diesem Fall männliche Patienten, kannst du so vernachlässigen. In deinen Bildern für männliche Patienten dürfen entsprechend keine Frauen auftauchen.

Tipp: Lerne die Reihenfolge der Gruppen anstatt das Alter.

Bei Fragen nach dem Alter enthielten die Testfragen bisher immer genau alle fünf Altersgruppen. In diesem Fall musst du dir nur die Reihenfolge der fünf Gruppen nach dem Alter (CAVE: entspricht zuletzt nicht mehr der Reihenfolge von oben nach unten) und die Zuordnung der Patienten zu den Gruppen merken, und nicht das genaue Alter. Es kann natürlich sein, dass dies bei zukünftigen Testfragen nicht mehr so sein wird. Daher haben wir in den Übungsaufgaben ein paar Fragen eingebaut, bei denen die angegebenen Altersgruppen nicht vollständig den Altersgruppen der Patientenfälle entsprechen.

Tipp: Wiederhole deine Bilder nach jeder Dreiergruppe, bevor du zur nächsten Gruppe gehst.

Tipp: Bleibe flexibel.

In den letzten Jahren wurde der Schwierigkeitsgrad durch verschiedene Neuerungen erhöht, die wir in unseren Aufgaben berücksichtigt haben. Manche Patientenamen konnten nicht mehr so einfach mit bestimmten Worten assoziiert werden (z.B. ausländische Namen). Charaktereigenschaften oder Diagnosen kamen mehrfach vor. Und manche Diagnosen waren so speziell, dass sie schwierig in ein Bild zu bringen waren.

Tipps für den Start

- ✓ Lass dir zu Beginn mehr Zeit bei der Einprägephase, und steigere dich dann schrittweise. Wir empfehlen mit einer Lernzeit von 10 min für die Figuren und 12 min für die Fakten anzufangen, und dann die Lernzeit Minuten-weise bis zur offiziellen Lernzeit von 4 min für die Figuren und 6 min für die Fakten zu kürzen.
- ✓ Lass dich anfangs nicht entmutigen! Die ersten Serien werden schwierig zu lösen sein. Du wirst aber merken, dass es von Tag zu Tag besser geht, bis du sogar eine ganze Serie richtig in der vorgegebenen Zeit lösen kannst.
- ✓ Regelmäßiges Training ist dabei der Schlüssel zum Erfolg! Durch die Regelmäßigkeit gewöhnt sich das Gehirn an die praktizierte Tätigkeit. So lässt sich das Wissen bzw. die Fähigkeit unter Stress besser abrufen – genau das, was beim Test gebraucht wird.
- ✓ Um möglich realistische Voraussetzungen zu schaffen, solltest du in der Stunde zwischen Einprägephase und Reproduktionsphase etwas geistig Anspruchsvolles unternehmen. Beispielsweise kannst du während dieser Zeit andere Untertests üben (z.B. Textverständnis) oder etwas Anspruchsvolles lesen. Fernsehen, Surfen, Chatten oder Ähnliches solltest du nicht während dieser Zeit.
- ✓ Die Testhersteller haben den Schwierigkeitsgrad in den letzten Jahren teilweise bewusst erhöht, zum Beispiel mit sehr ähnlichen Figurformen wie Volleyball-ähnliche Figuren innerhalb einer Serie oder nicht nach aufsteigendem Alter sortierten Dreiergruppen. Wir haben diese Entwicklungen berücksichtigt und entsprechende Aufgaben in unseren Übungsaufgaben eingefügt.

Übungsaufgaben

1. Test

Figuren lernen (Einprägephase) **Lernzeit: 10 Minuten**

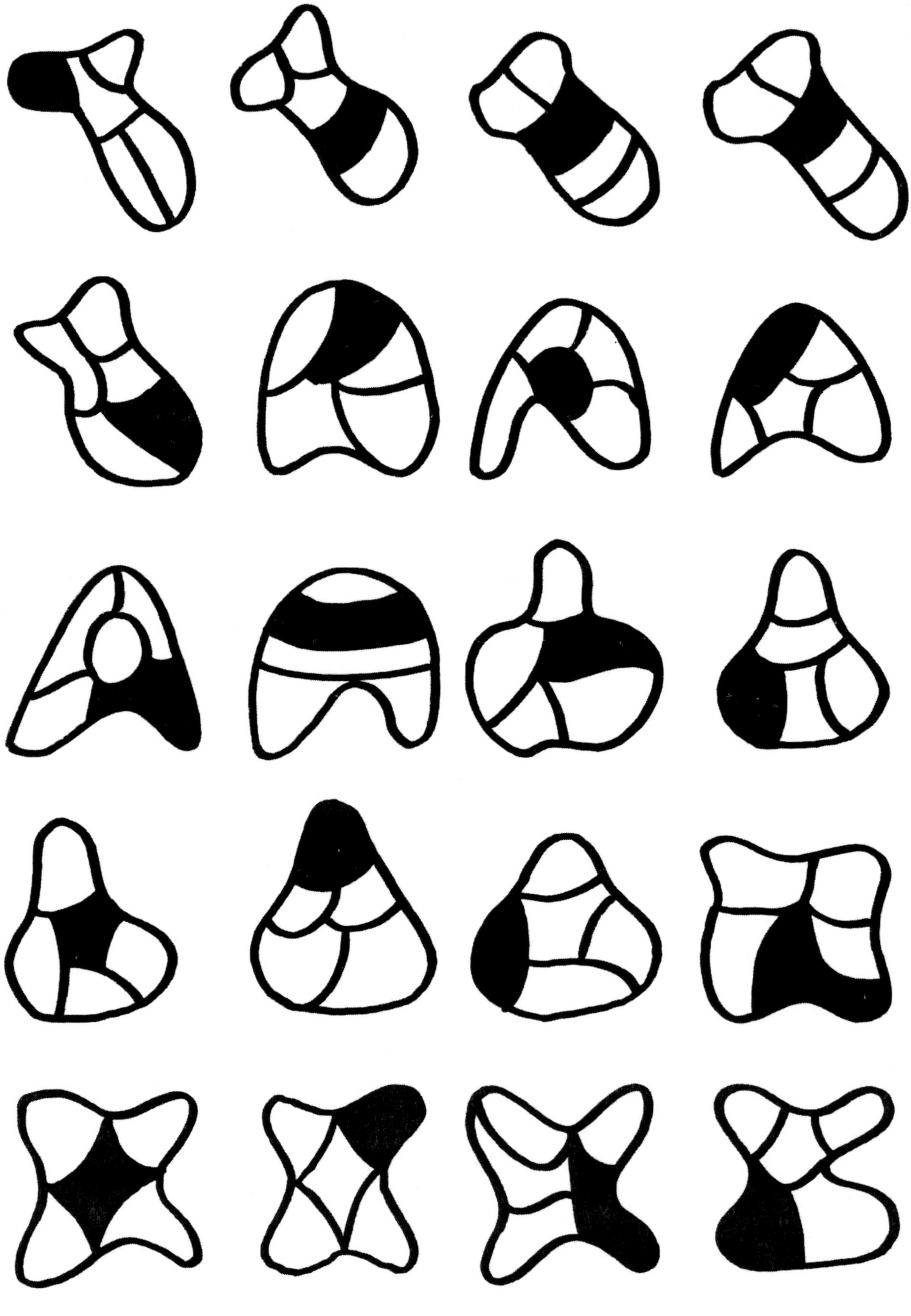

Fakten lernen (Einprägephase) **Lernzeit: 12 Minuten**

Berner:	ca. 25 Jahre	Polizist, nervös – Stirnhöhlenentzündung
Zürcher:	ca. 25 Jahre	Jura-Student, ledig – Schuppen
Hamburger:	ca. 25 Jahre	Gerichtspraktikant, Notfall – Asthmaanfall
Samstag:	ca. 30 Jahre	Gärtnerin, alleinerziehend – Grippe
Sonntag:	ca. 30 Jahre	Architekt, Ambulanz – Armbruch
Freitag:	ca. 30 Jahre	Bauarbeiter, gestresst – Hörsturz
Teufel:	ca. 40 Jahre	Stewardess, verheiratet – Hautausschlag
Engel:	ca. 40 Jahre	Serviertochter, misstrauisch – Husten
Gott :	ca. 40 Jahre	Bartender, Psychiatrie – Durchfall
Laufs:	ca. 50 Jahre	Optiker, verwitwet – Akne
Renner:	ca. 50 Jahre	Augenarzt, einsam – Schizophrenie
Springer:	ca. 50 Jahre	Med. Praxisassistentin, adipös – Allergie
Dreckmann:	ca. 65 Jahre	Psychiaterin, optimistisch – Lungenkrebs
Staub:	ca. 65 Jahre	Eheberater, pensioniert – Nasenbluten
Russ:	ca. 65 Jahre	Psychologe, schlank – Migräne

Nicht umblättern! Zuerst 60 Min. Pause/Textverständnis! **STOP**

Figuren lernen (Reproduktionsphase) **Bearbeitungszeit: 5 Minuten**

1)

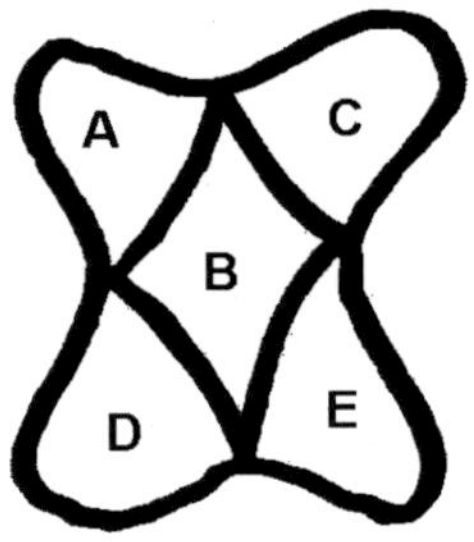

2)

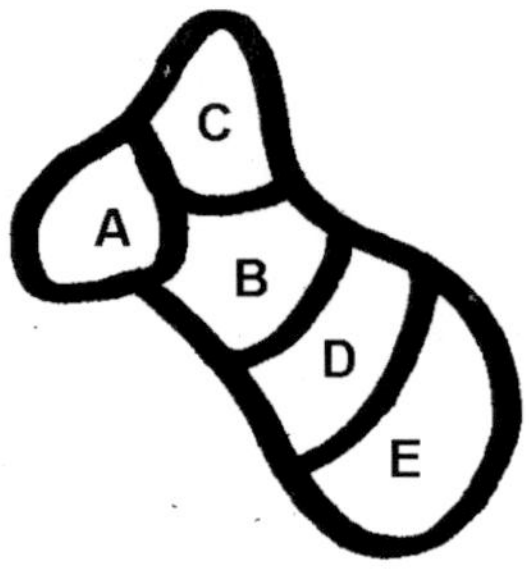

3)

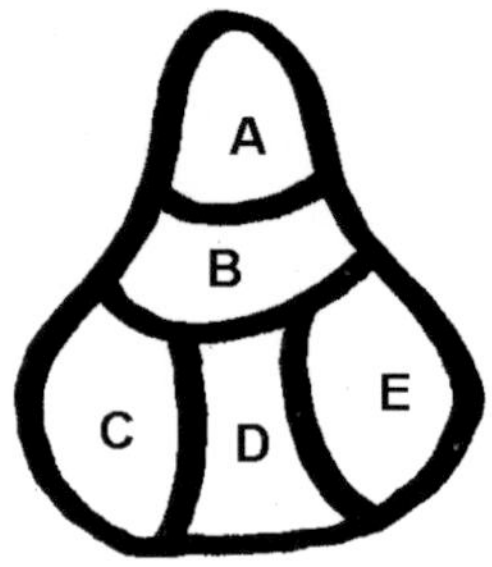

4)

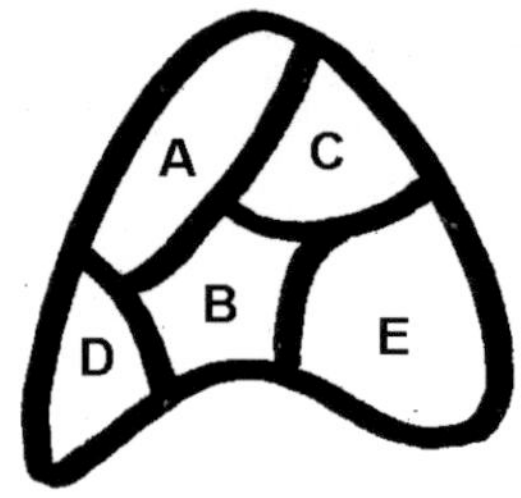

5)

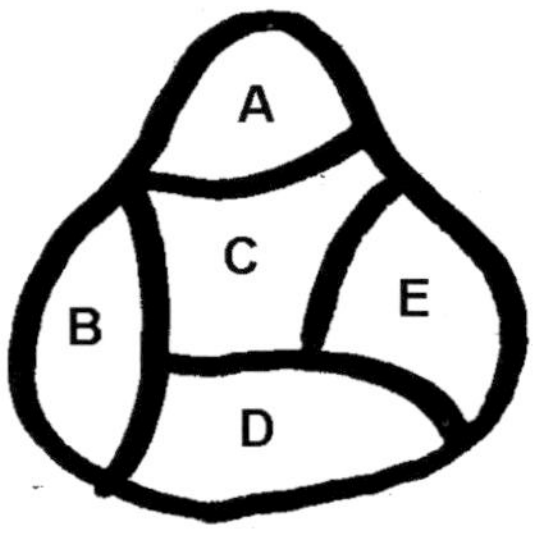

6)

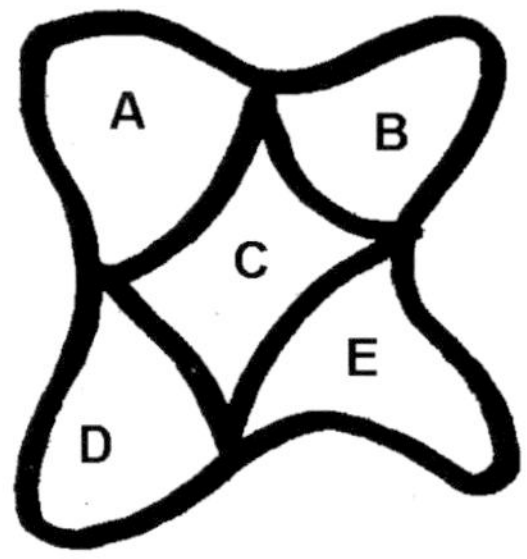

7)

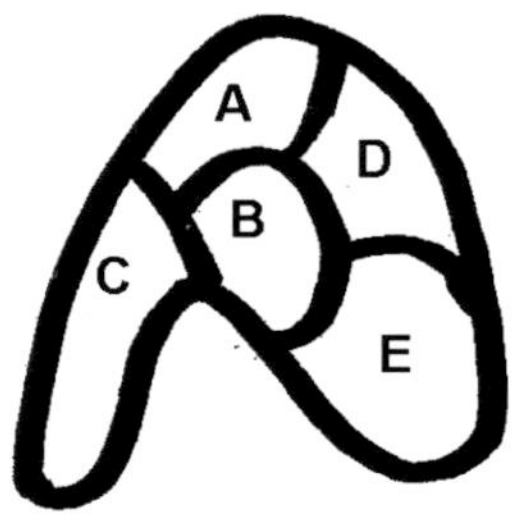

8)

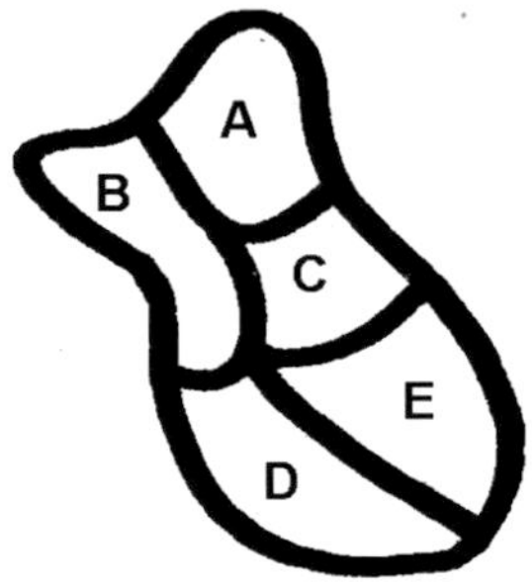

9)

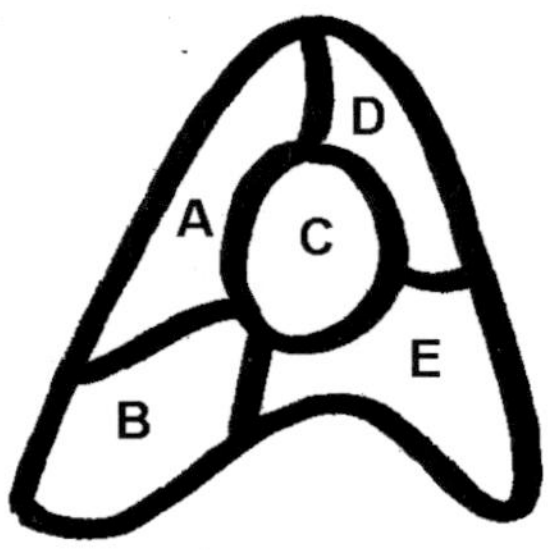

10)

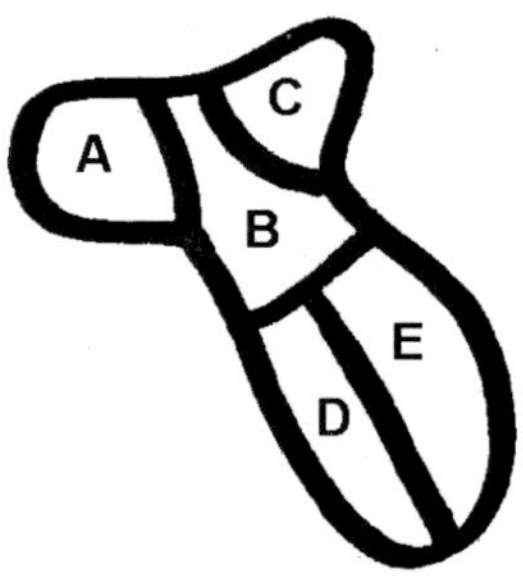

11)

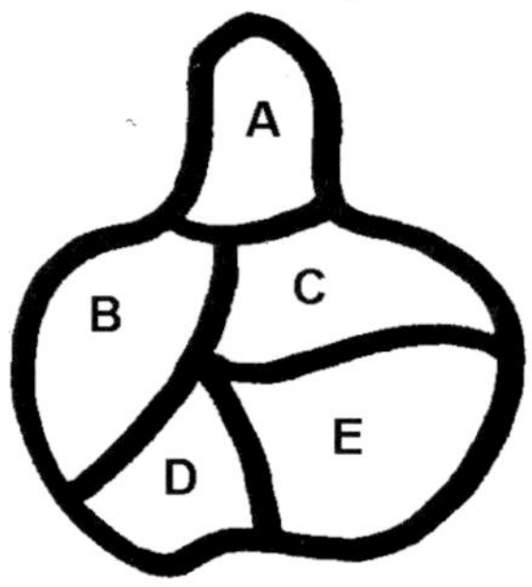

12)

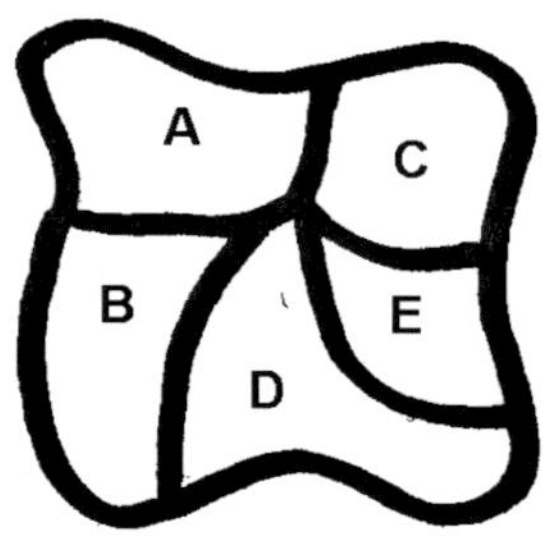

13)

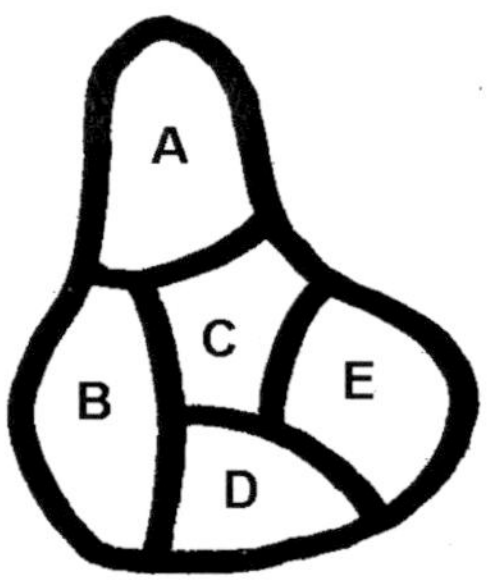

14)

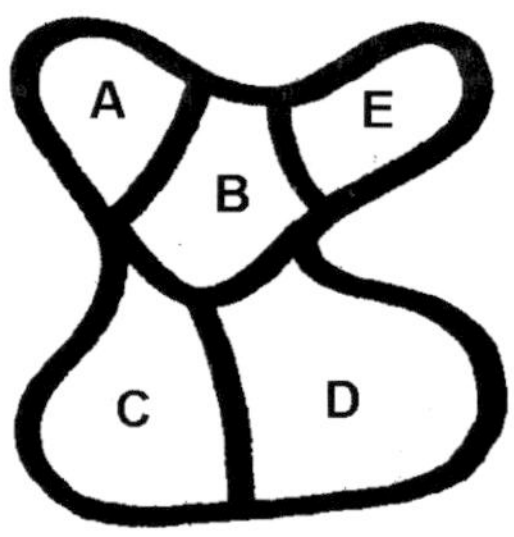

15)

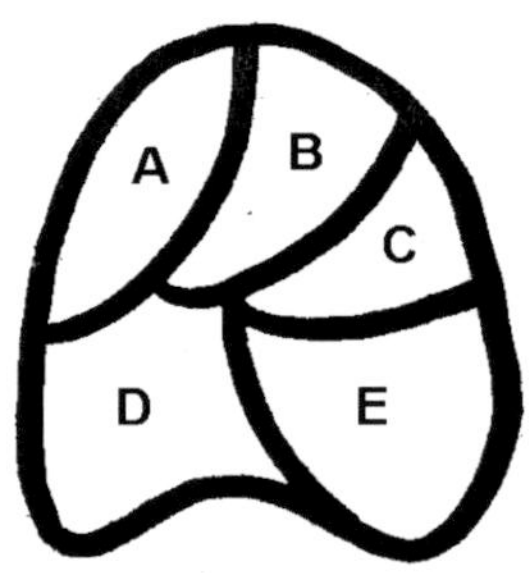

16)

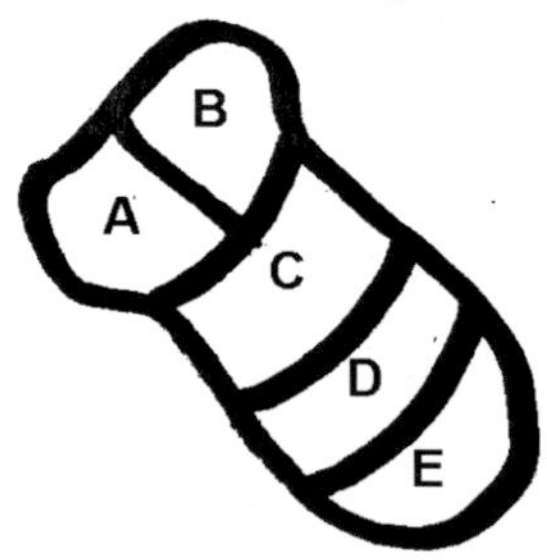

17)

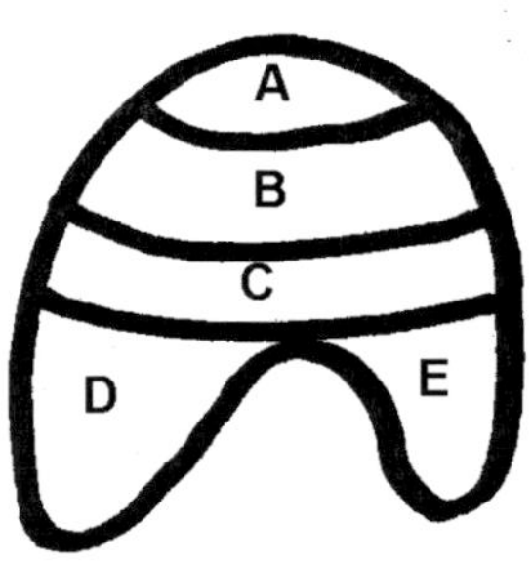

18)

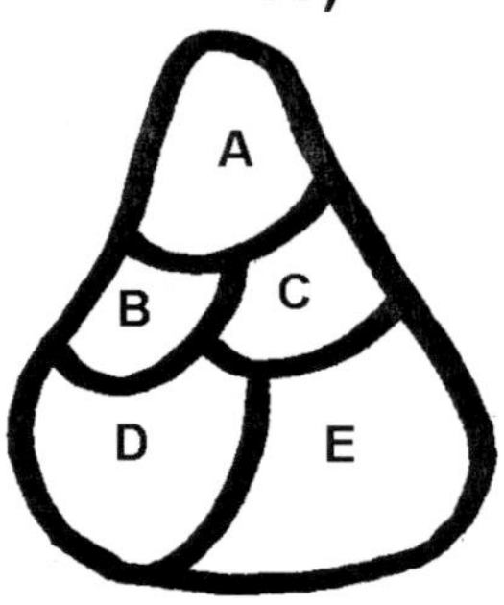

19)

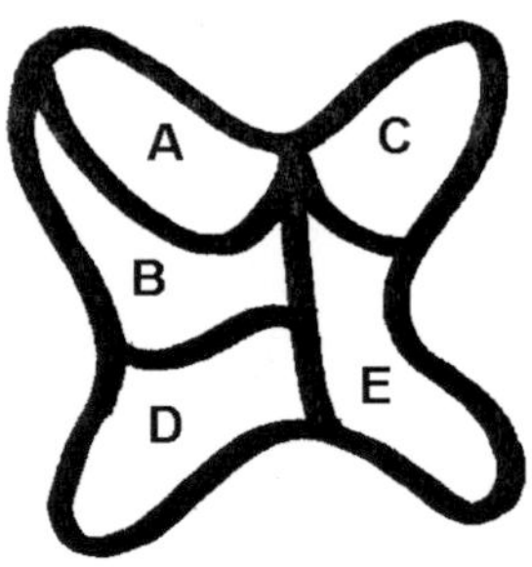

20)

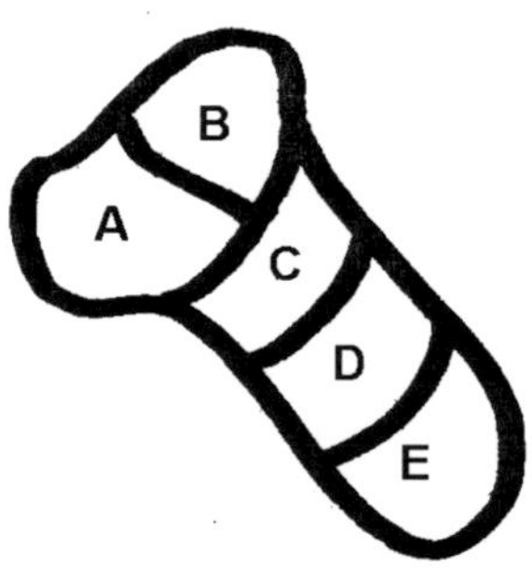

Fakten lernen (Reproduktionsphase) Bearbeitungszeit: 7 Minuten

1) Der ledige Patient ist von Beruf ...

(A) Jura-Student.
(B) Eheberater.
(C) Polizist.
(D) Architekt.
(E) Bartender.

2) Die Diagnose für die Serviertochter lautet ...

(A) Husten.
(B) Durchfall.
(C) Asthmaanfall.
(D) Hautausschlag.
(E) Allergie.

3) Die Psychiaterin ist ...

(A) nervös.
(B) alleinerziehend.
(C) ist schlank.
(D) ist verheiratet.
(E) optimistisch.

4) Der ca. 30-jährige Patient leidet an ...

(A) Grippe.
(B) Armbruch.
(C) Stirnhöhlenentzündung.
(D) Akne.
(E) Lungenkrebs.

5) Die Serviertochter heißt ...

(A) Samstag.
(B) Laufs.
(C) Staub.
(D) Engel.
(E) Gott.

6) Der Patient in der Ambulanz heißt ...

(A) Engel.
(B) Laufs.
(C) Sonntag.
(D) Russ.
(E) Dreckmann.

7) Der schlanke Patient heißt ...

(A) Engel.
(B) Berner.
(C) Zürcher.
(D) Dreckmann.
(E) Russ.

8) Herr Berner ist ...

(A) ledig.
(B) nervös.
(C) auf der Ambulanz.
(D) einsam.
(E) misstrauisch.

9) Das Alter des Optikers beträgt ...

(A) 25 Jahre.
(B) 30 Jahre.
(C) 40 Jahre.
(D) 50 Jahre.
(E) 65 Jahre.

10) Die Diagnose für den einsamen Patienten lautet ...

(A) Schizophrenie.
(B) Akne.
(C) Hautausschlag.
(D) Migräne.
(E) Schuppen.

11) Der Optiker heißt ...

(A) Samstag.
(B) Renner.
(C) Gott.
(D) Hamburger.
(E) Laufmann.

12) Die adipöse Patientin hat ...

(A) Migräne.
(B) Nasenbluten.
(C) Allergie.
(D) Hautausschlag.
(E) Husten.

13) Der 65-jährige Patient ist ...

(A) Bartender.
(B) Eheberater.
(C) Architekt.
(D) Polizist.
(E) Optiker.

14) Die med. Praxisassistentin ist ...

(A) gestresst.
(B) alleinerziehend.
(C) einsam.
(D) misstrauisch.
(E) adipös.

15) Die Person in der Ambulanz heißt ...

(A) Samstag.
(B) Zürcher.
(C) Engel.
(D) Sonntag.
(E) Springer.

16) Der Psychologe leidet an ...

(A) Nasenbluten.
(B) Migräne.
(C) Allergie.
(D) Husten.
(E) Hautausschlag.

17) Der Polizist heißt ...

(A) Zürcher.
(B) Springer.
(C) Staub.
(D) Gott.
(E) Berner.

18) Die Diagnose für den Optiker lautet ...

(A) Lungenkrebs.
(B) Hautausschlag.
(C) Akne.
(D) Allergie.
(E) Stirnhöhlenentzündung.

19) Frau Engel ist von Beruf ...

(A) Serviertochter.
(B) Gärtnerin.
(C) Stewardess.
(D) Med. Praxisassistentin.
(E) Psychiaterin.

20) Der Patient auf dem Notfall ist von Beruf ...

(A) Gerichtspraktikant.
(B) Eheberater.
(C) Architekt.
(D) Jura-Student.
(E) Bauarbeiter.

2. Test

Figuren lernen (Einprägephase) **Lernzeit: 9 Minuten**

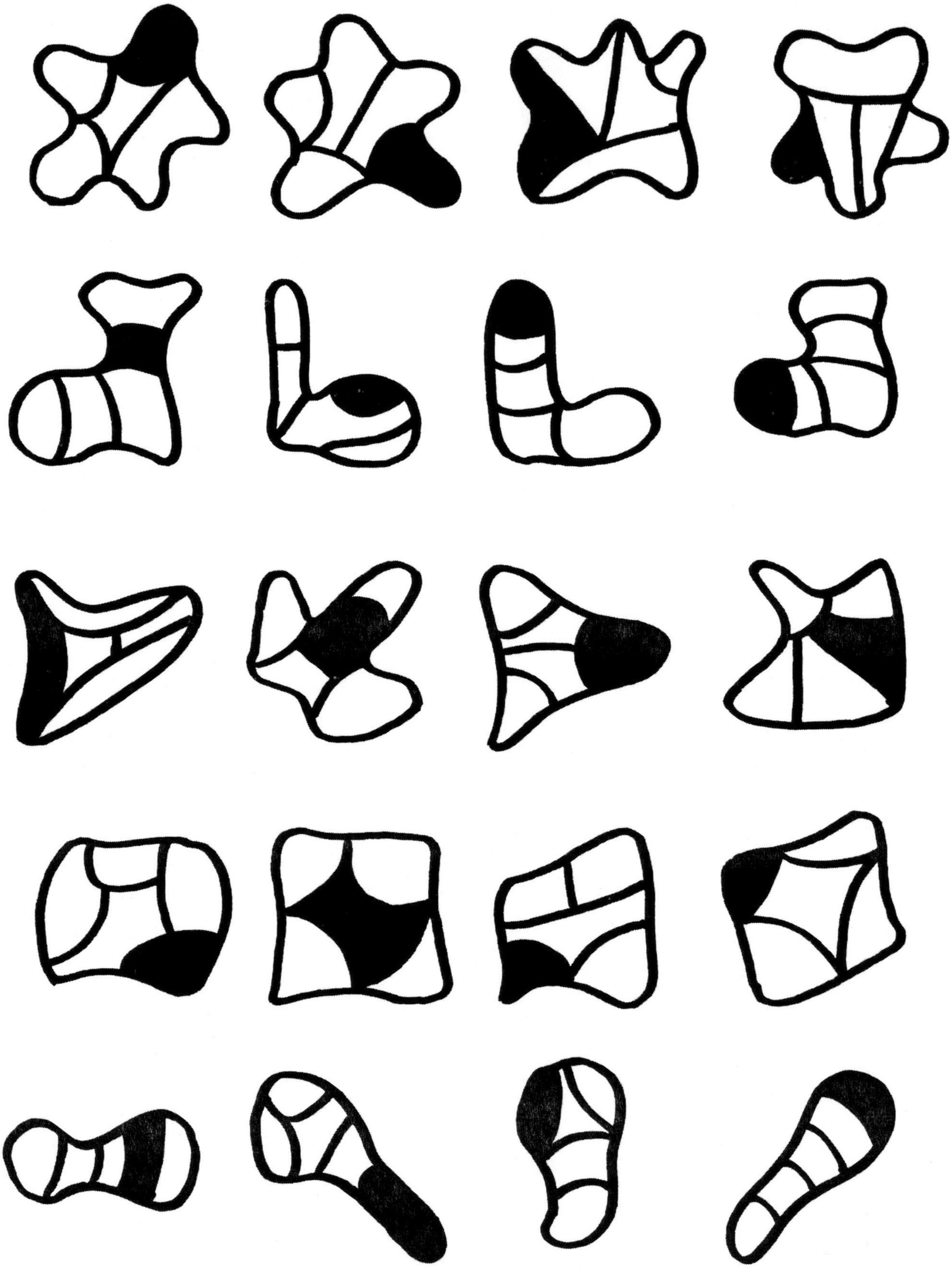

Fakten lernen (Einprägephase) **Lernzeit: 11 Minuten**

Schweizer:	ca. 18 Jahre	Schüler, impulsiv – Kopfschmerzen
Deutsch:	ca. 18 Jahre	Studentin, nervös – Muskelzerrung
Schwed:	ca. 18 Jahre	Praktikantin, Gynäkologie – Armlähmung
Haas:	ca. 30 Jahre	Pilot, Notfall – Blähungen
Fuchs:	ca. 30 Jahre	Buschauffeur, verwitwet – Migräne
Wolff:	ca. 30 Jahre	Taxifahrerin, zwei Kinder – Herzinfarkt
Furch:	ca. 40 Jahre	Mathematiker, streitsüchtig – Durchfall
Angst:	ca. 40 Jahre	Physikerin, kinderlos – Halsschmerzen
Zitterbart	ca. 40 Jahre	Ingenieur, stationär – Magenkrebs
Bauer:	ca. 50 Jahre	Lehrer, pessimistisch – Armbruch
Thier:	ca. 50 Jahre	Kindergärtnerin, gesellig – Gehirntumor
Milch:	ca. 50 Jahre	Sozialpädagogin, belastbar – Hautausschlag
Sommerhalder:	ca. 65 Jahre	Physiotherapeut, ledig – Akne
Winter:	ca. 65 Jahre	Masseur, sportlich – Grippe
Herbster:	ca. 65 Jahre	Podologe, ruhig – Bindehautentzündung

Nicht umblättern! Zuerst 60 Min. Pause/Textverständnis! **STOP**

Figuren lernen (Reproduktionsphase) **Bearbeitungszeit: 5 Minuten**

21)

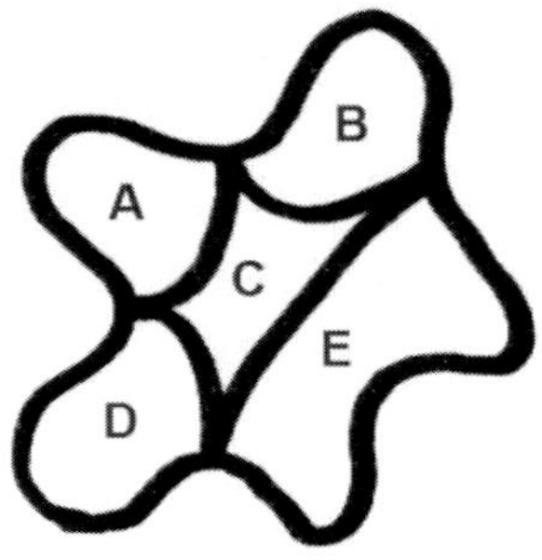

22)

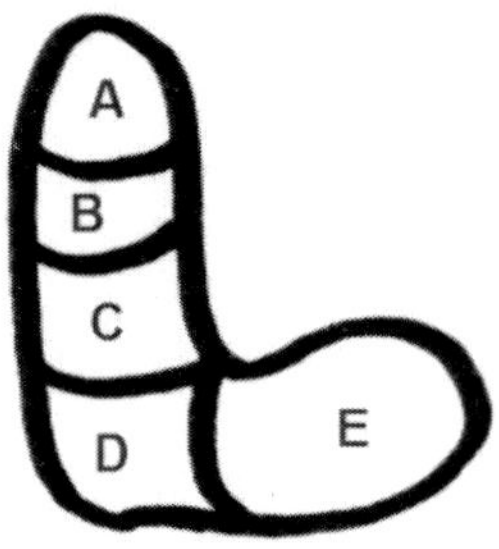

23)

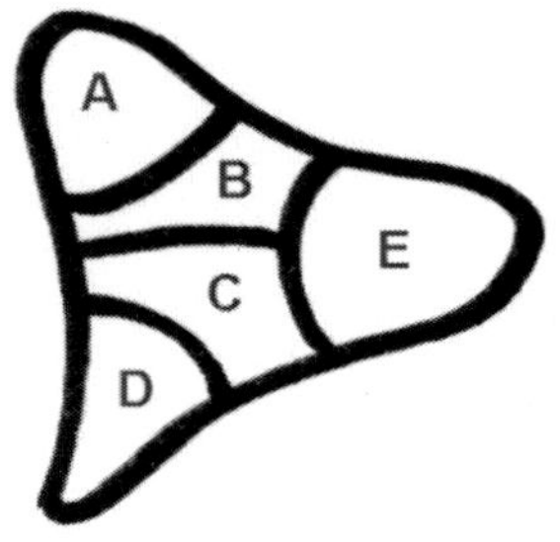

24)

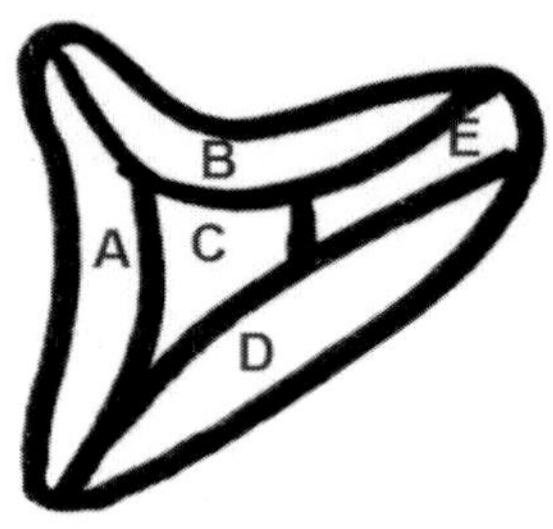

25)

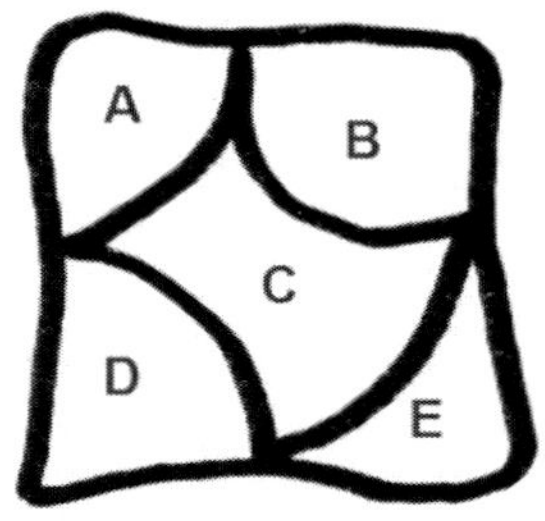

26)

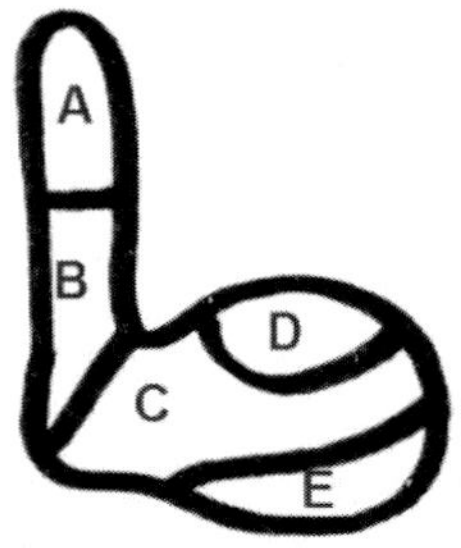

27)

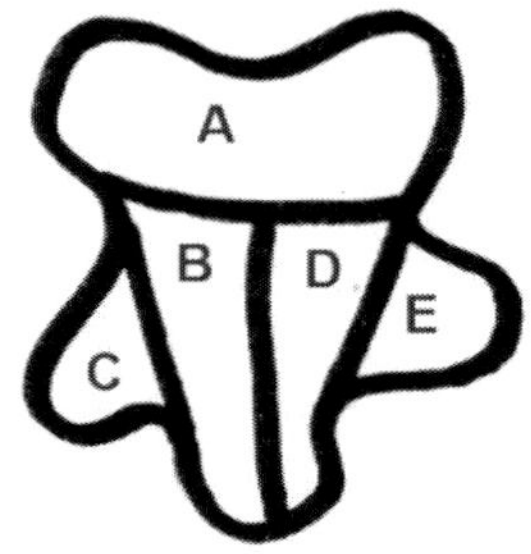

28)

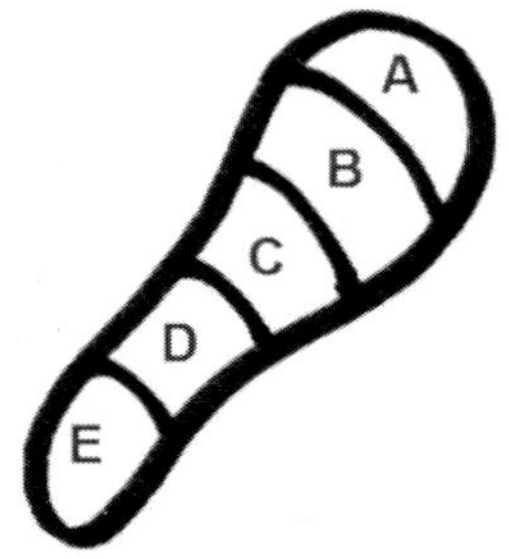

29)

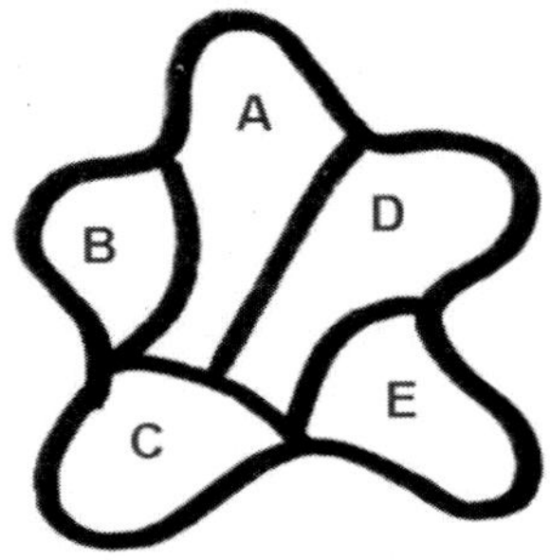

30)

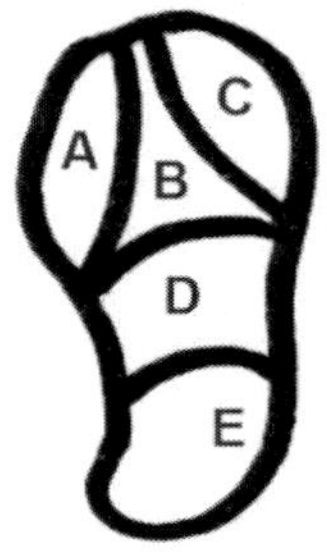

31)

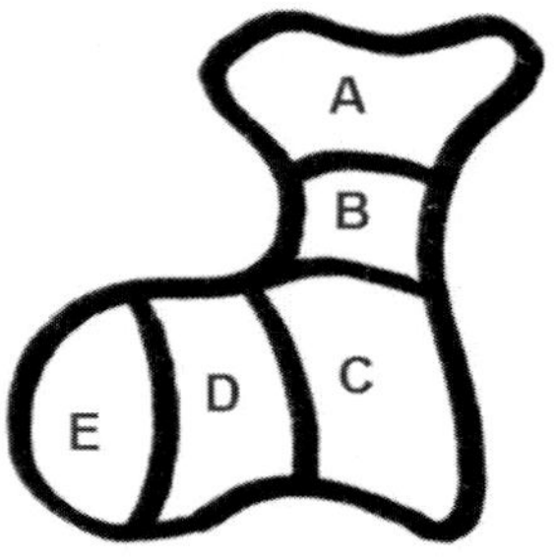

32)

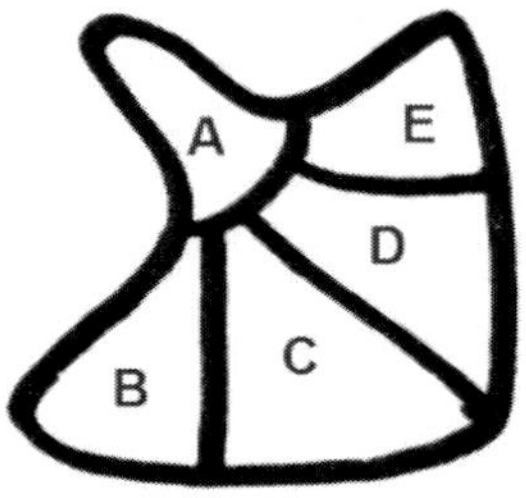

33)

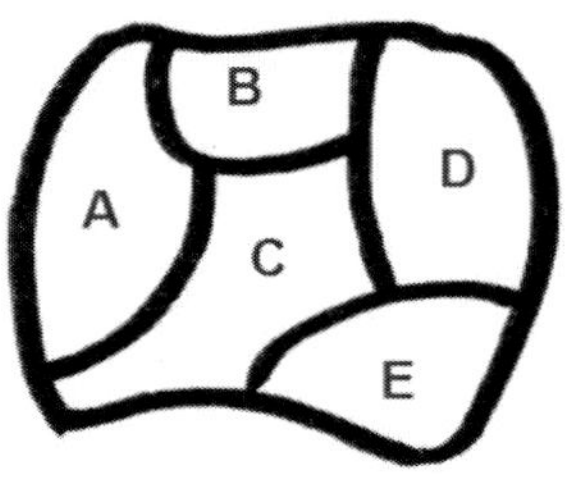

34)

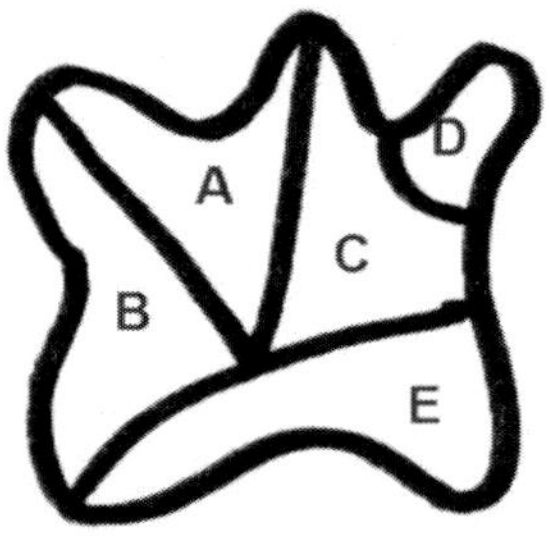

35)

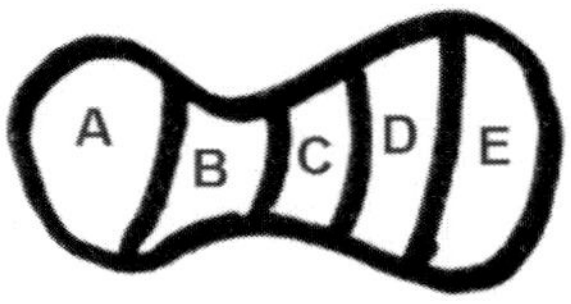

36)

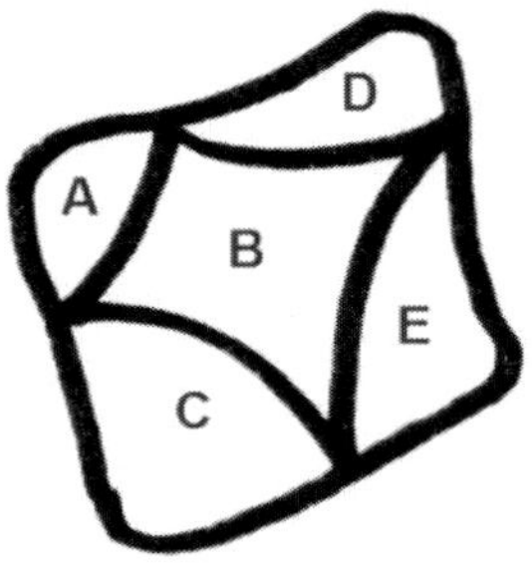

37)

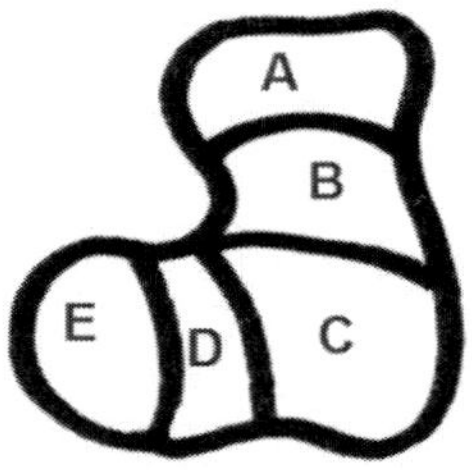

38)

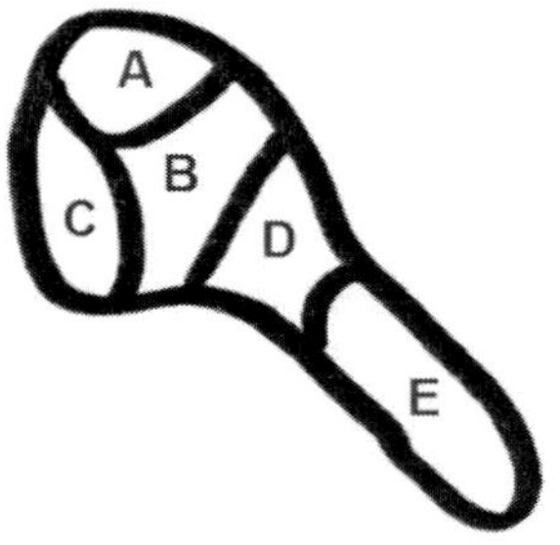

39)

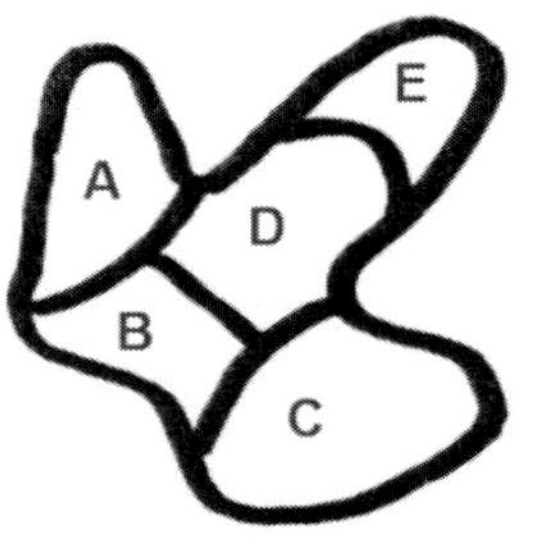

40)

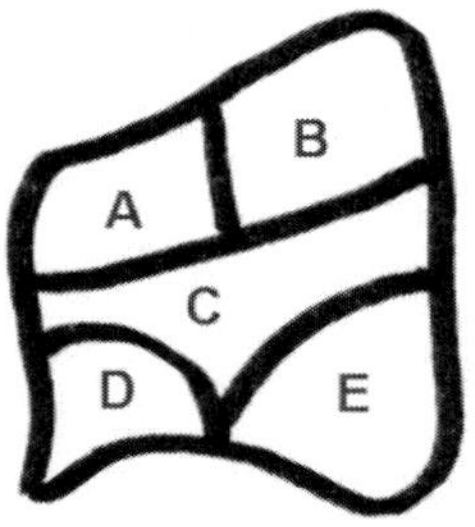

Fakten lernen (Reproduktionsphase) Bearbeitungszeit: 7 Minuten

21) Der Patient mit dem Armbruch ist von Beruf ...

(A) Bauer.
(B) Lehrer.
(C) Praktikant.
(D) Gynäkologe.
(E) Physiotherapeut.

22) Das Alter der Taxifahrerin beträgt ...

(A) ca. 18 Jahre.
(B) ca. 30 Jahre.
(C) ca. 40 Jahre.
(D) ca. 50 Jahre.
(E) ca. 65 Jahre.

23) Der Mathematiker hat ...

(A) Durchfall.
(B) Blähungen.
(C) Halsschmerzen.
(D) Armbruch.
(E) Armlähmung.

24) Herr Haas ist von Beruf ...

(A) Ingenieur.
(B) Physiotherapeut.
(C) Masseur.
(D) Buschauffeur.
(E) Pilot.

25) Der streitsüchtige Patient hat ...

(A) Gehirntumor.
(B) Magenkrebs.
(C) Durchfall.
(D) Blähungen.
(E) Migräne.

26) Die Patientin mit dem Gehirntumor ist ...

(A) auf dem Notfall.
(B) nervös.
(C) belastbar.
(D) gesellig.
(E) kinderlos.

27) Der Masseur ist ...

(A) sportlich.
(B) gesellig.
(C) ledig.
(D) kinderlos.
(E) verwitwet.

28) Die Diagnose für Frau Sommerhalder lautet...

(A) Akne.
(B) Hautausschlag.
(C) Grippe.
(D) Halsschmerzen.
(E) Kopfschmerzen.

29) Der Patient mit Magenkrebs ist von Beruf...

(A) Mathematiker.
(B) Physiotherapeut.
(C) Ingenieur.
(D) Podologe.
(E) Lehrer.

30) Der Buschauffeur ist...

(A) kinderlos.
(B) geschieden.
(C) ledig.
(D) gesellig.
(E) verwitwet.

31) Der stationäre Patient hat ...

(A) Gehirntumor.
(B) Magenkrebs.
(C) Halsschmerzen.
(D) Kopfschmerzen.
(E) Blähungen.

32) Die Patientin auf der Gynäkologie ist von Beruf ...

(A) Studentin.
(B) Sozialpädagogin.
(C) Kindergärtnerin.
(D) Praktikantin.
(E) Physikerin.

33) Der Patient mit Kopfschmerzen ist von Beruf ...

(A) Buschauffeur.
(B) Physikerin.
(C) Studentin.
(D) Kindergärtnerin.
(E) Schüler.

34) Die Patientin Deutsch ist ...

(A) impulsiv.
(B) nervös.
(C) verwitwet.
(D) streitsüchtig.
(E) sportlich.

35) Der Podologe leidet an ...

(A) Migräne.
(B) einem Gehirntumor.
(C) einer Bindehautentzündung.
(D) Akne.
(E) Hautausschlag.

36) Das Alter des ledigen Patienten beträgt ...

(A) ca. 18 Jahre.
(B) ca. 30 Jahre.
(C) ca. 40 Jahre.
(D) ca. 50 Jahre.
(E) ca. 65 Jahre.

37) Der Physiotherapeut ist ...

(A) ledig.
(B) kinderlos.
(C) verwitwet.
(D) sportlich.
(E) belastbar.

38) Herr Fuchs ist von Beruf ...

(A) Buschauffeur.
(B) Pilot.
(C) Lehrer.
(D) Mathematiker.
(E) Ingenieur.

39) Die an Armlähmung erkrankte Patientin ist ...

(A) Studentin.
(B) Kindergärtnerin.
(C) Praktikantin.
(D) Physikerin.
(E) Sozialpädagogin.

40) Frau Angst ist ...

(A) verwitwet.
(B) ledig.
(C) kinderlos.
(D) streitsüchtig.
(E) pessimistisch.

3. Test

Figuren lernen (Einprägephase) **Lernzeit: 8 Minuten**

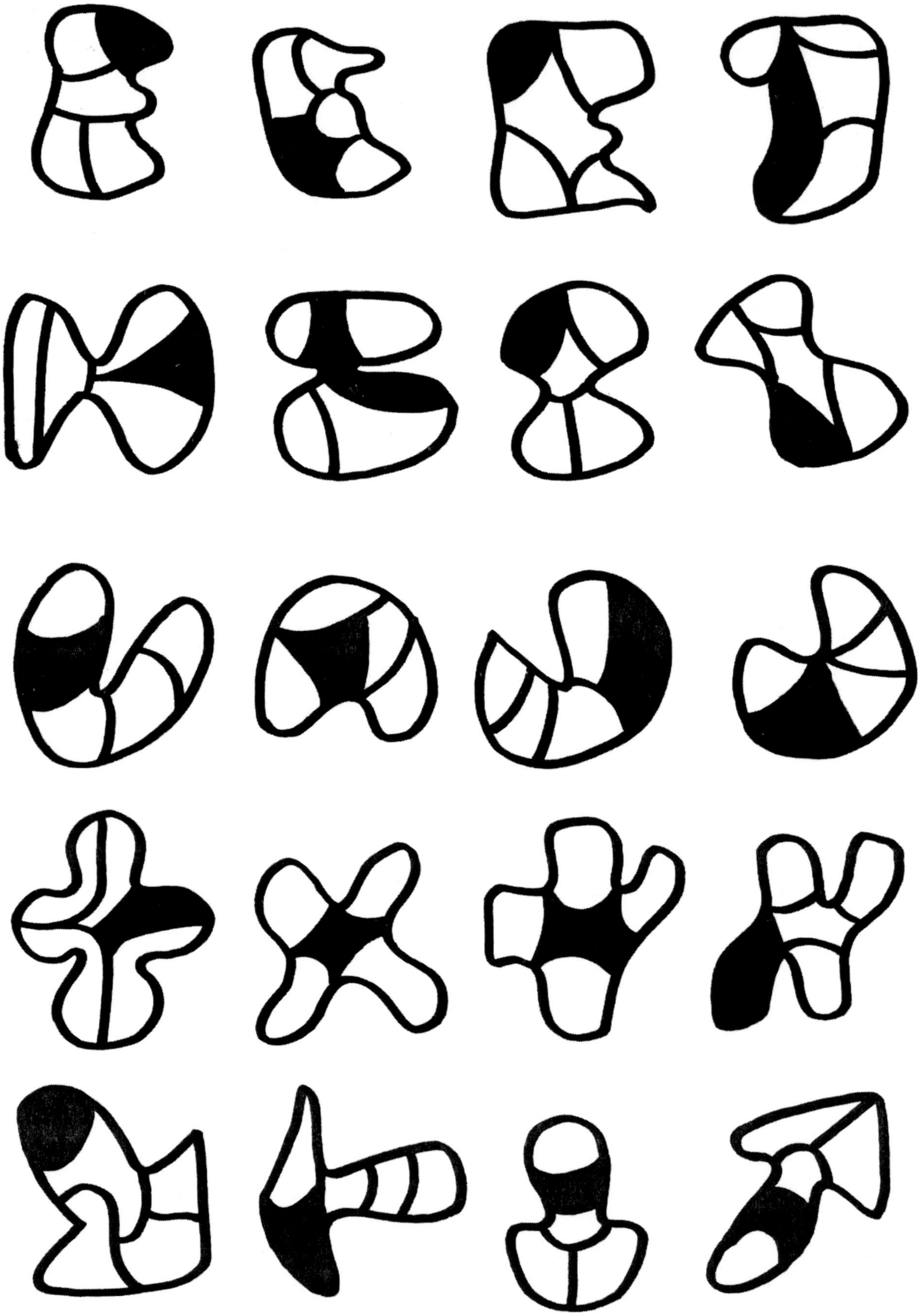

Fakten lernen (Einprägephase) **Lernzeit: 10 Minuten**

Hofmann:	ca. 20 Jahre	Auszubildender, chaotisch – Bauchweh
Häusermann:	ca. 20 Jahre	Maturand, verheiratet – Schluckweh
Casanova:	ca. 20 Jahre	Praktikantin, engstirnig – Fehlgeburt
Blau:	ca. 35 Jahre	Staatsanwalt, arrogant – Heiserkeit
Weisslich:	ca. 35 Jahre	Richterin, nett – Rückenschmerzen
Roth:	ca. 35 Jahre	Kriminalpolizistin, sozial – Grippe
Witzthum:	ca. 40 Jahre	Gynäkologe, Ambulanz – Rötungen
Joker:	ca. 40 Jahre	Hebamme, ein Kind – Asthma
Lustig:	ca. 40 Jahre	Pädiaterin, einsam – Magenverschluss
Steinmann:	ca. 55 Jahre	Sekretärin, Intensivstation – Allergie
Fels:	ca. 55 Jahre	Sachbearbeiter, kinderlos – Typhus
Bergmann:	ca. 55 Jahre	Buchhalterin, verwitwet – Abort
Prinz:	ca. 60 Jahre	Verwaltungsratsmitglied, stolz – Aids
König:	ca. 60 Jahre	Direktorin, kontaktarm – Herzinfarkt
Kaiser:	ca. 60 Jahre	Geschäftsleiter, überarbeitet – Kolik

Nicht umblättern! Zuerst 60 Min. Pause/Textverständnis! **STOP**

Figuren lernen (Reproduktionsphase) **Bearbeitungszeit: 5 Minuten**

41)

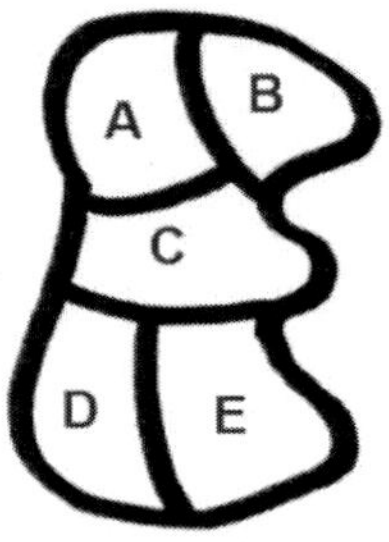

42)

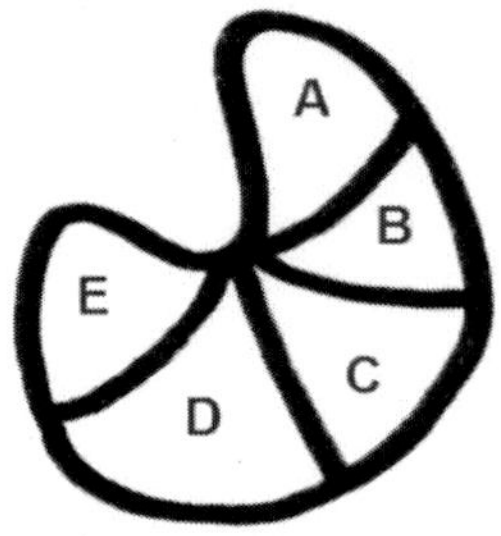

43)

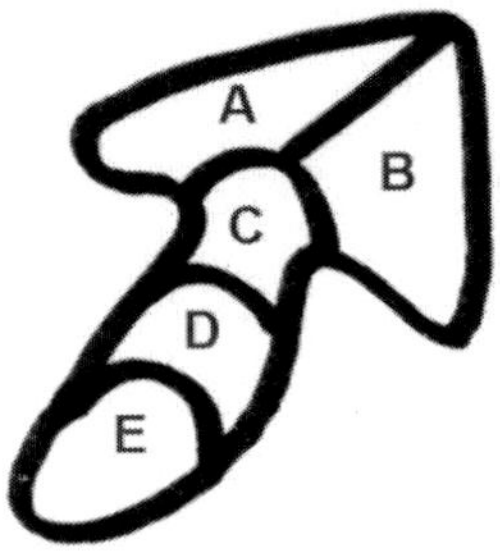

44)

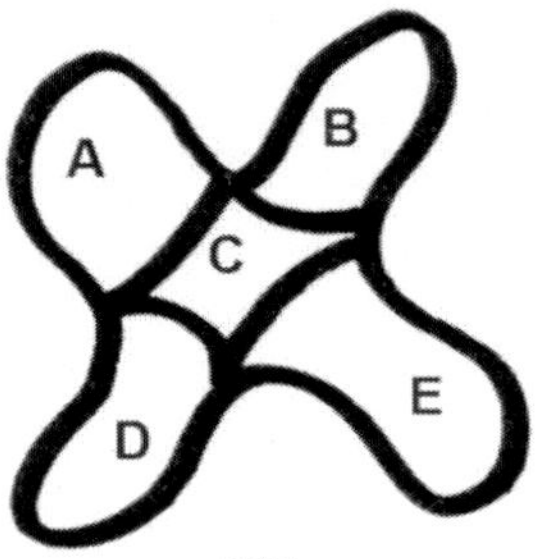

45)

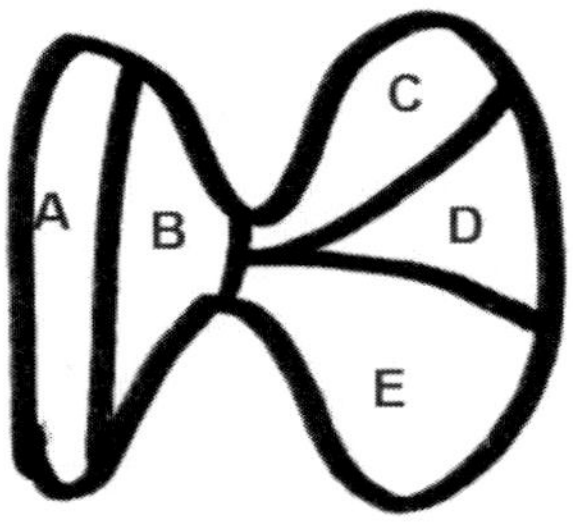

46)

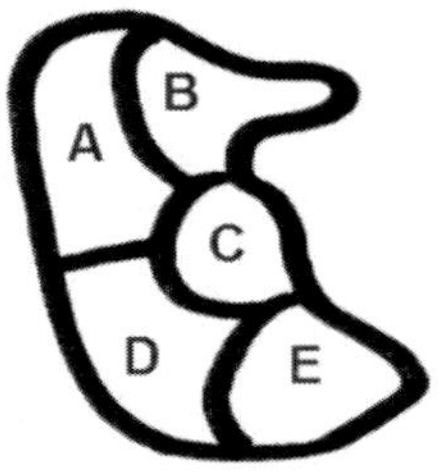

47)

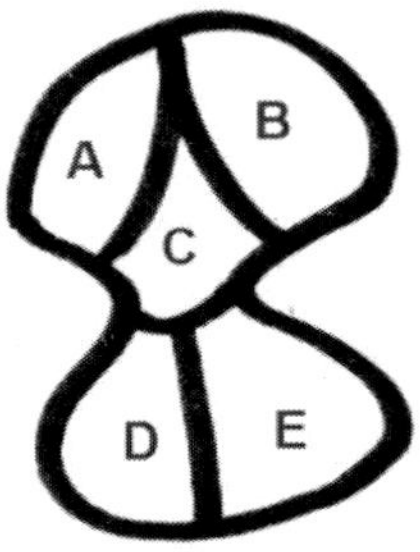

48)

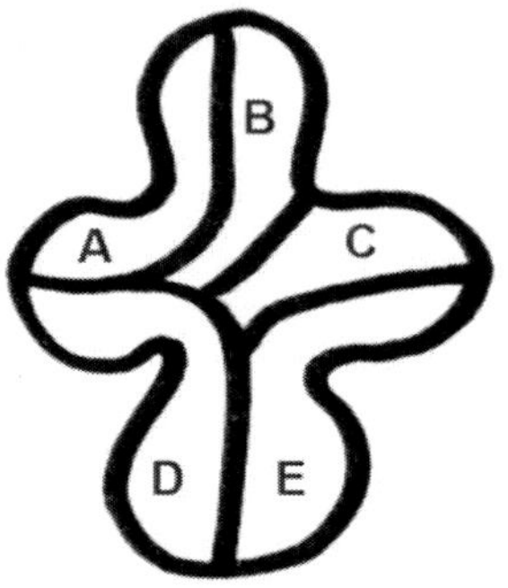

49)

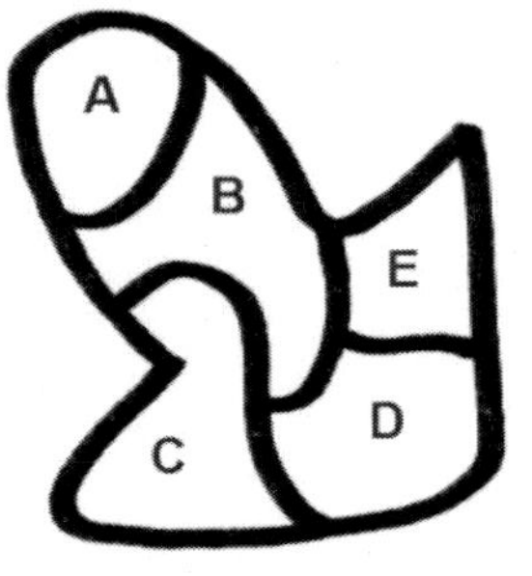

50)

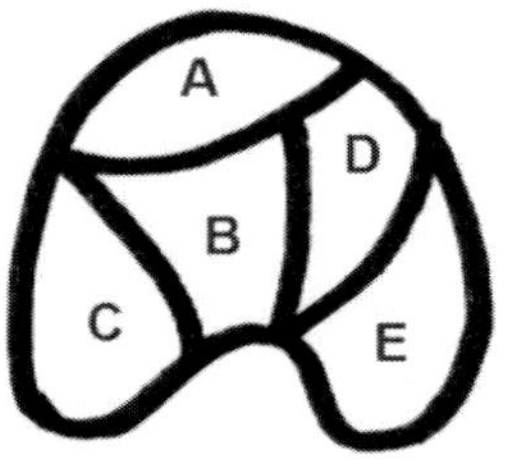

51)

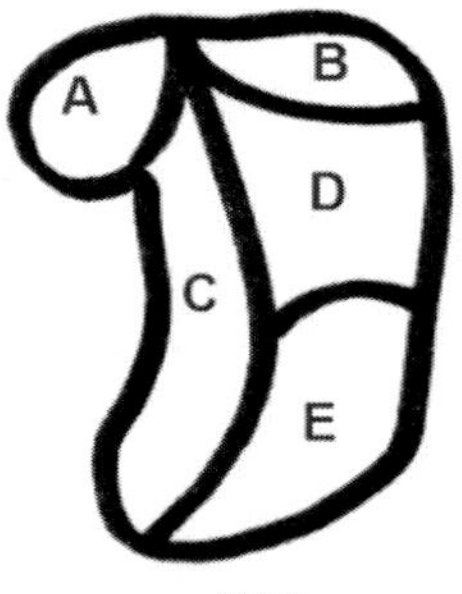

52)

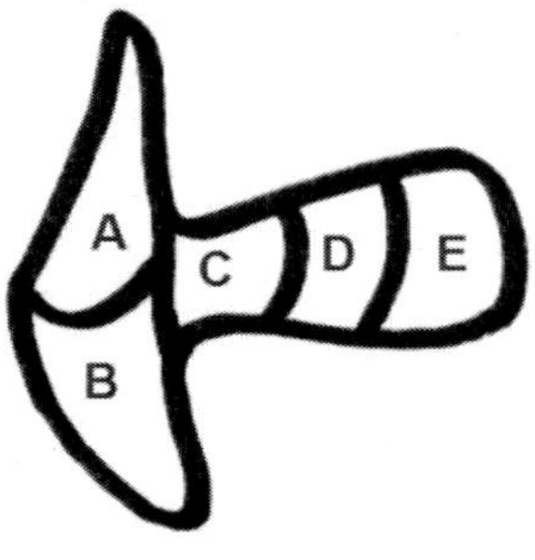

53)

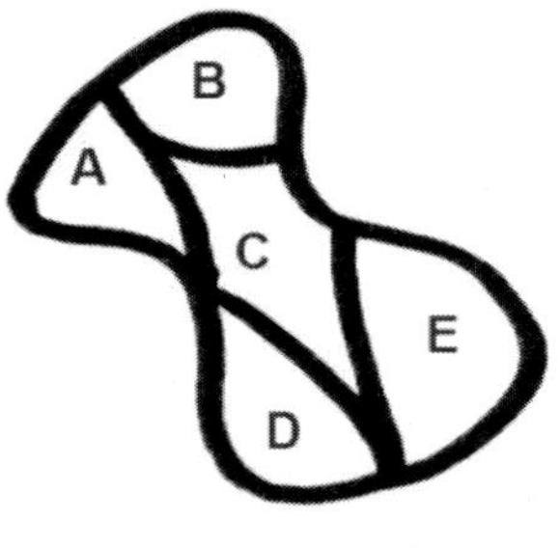

54)

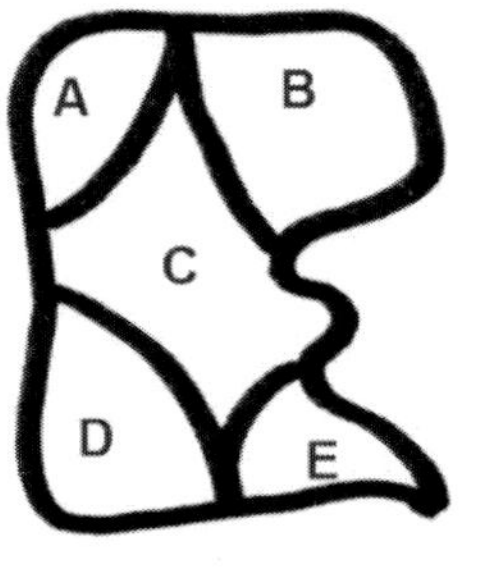

55)

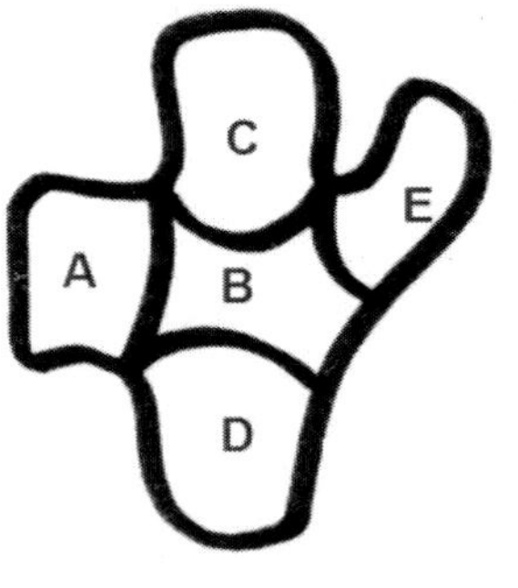

56)

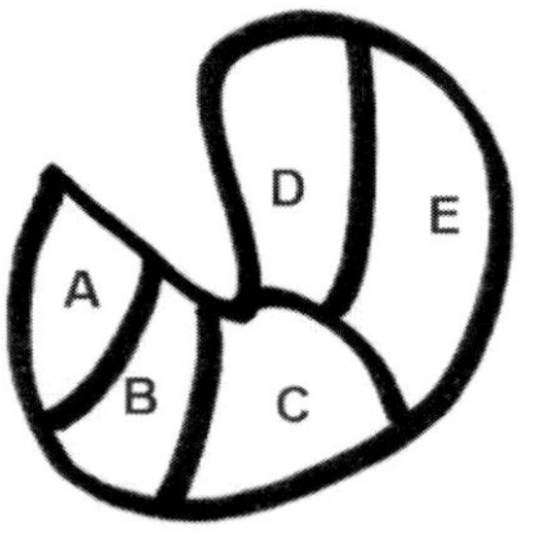

57)

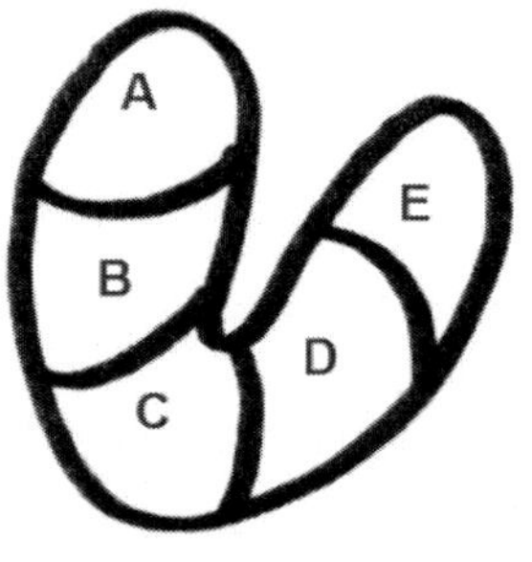

58)

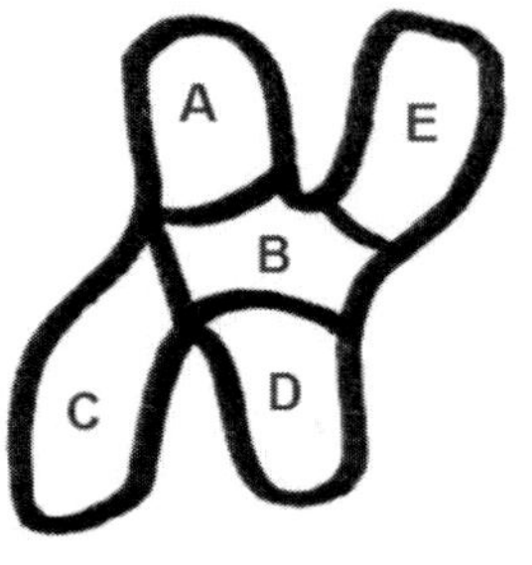

59)

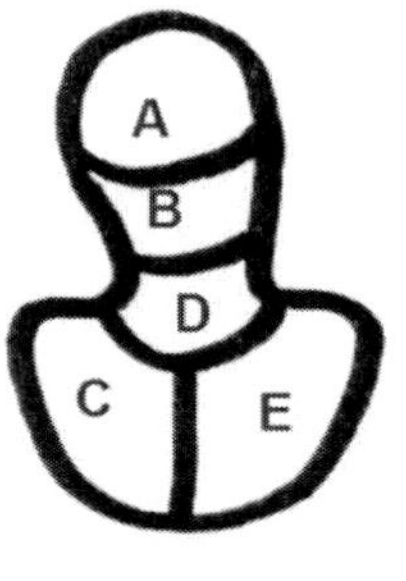

60)

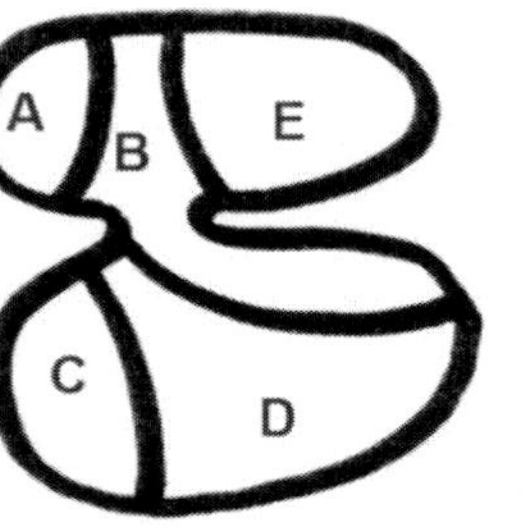

Fakten lernen (Reproduktionsphase) Bearbeitungszeit: 7 Minuten

41) Herr Häusermann leidet an ...

(A) Schluckweh.
(B) Heiserkeit.
(C) Asthma.
(D) Bauchweh.
(E) Grippe.

42) Der Staatsanwalt ist ...

(A) stolz.
(B) arrogant.
(C) einsam.
(D) kontaktarm.
(E) überarbeitet.

43) Das Alter der Hebamme ist ...

(A) ca. 20 Jahre.
(B) ca. 35 Jahre.
(C) ca. 40 Jahre.
(D) ca. 55 Jahre.
(E) ca. 60 Jahre.

44) Der Sachbearbeiter ist ...

(A) kinderlos.
(B) einsam.
(C) verwitwet.
(D) kontaktarm.
(E) überarbeitet.

45) Der an Schluckweh erkrankte Patient ist ...

(A) chaotisch.
(B) nett.
(C) sozial.
(D) stolz.
(E) verheiratet.

46) Die Diagnose für die Direktorin lautet ...

(A) Aids.
(B) Herzinfarkt.
(C) Typhus.
(D) Abort.
(E) Magenverschluss.

47) Frau Weisslich ist von Beruf ...

(A) Hebamme.
(B) Kriminalpolizistin.
(C) Richterin.
(D) Direktorin.
(E) Praktikantin.

48) Herr Prinz ist ...

(A) arrogant.
(B) kontaktarm.
(C) überarbeitet.
(D) stolz.
(E) einsam.

49) Der Patient/die Patientin, welcher an Bauchweh leidet, heißt ...

(A) Lustig.
(B) Kaiser.
(C) Steinmann.
(D) Hofmann.
(E) Joker.

50) Die Buchhalterin ist ...

(A) verwitwet.
(B) kinderlos.
(C) überarbeitet.
(D) einsam.
(E) kontaktarm.

51) Frau Casanova ist ...

(A) Richterin.
(B) Praktikantin.
(C) Direktorin.
(D) Schülerin.
(E) Sekretärin.

52) Die Pädiaterin leidet an ...

(A) Abort.
(B) Fehlgeburt.
(C) Rötungen.
(D) Magenverschluss.
(E) Bauchweh.

53) Auf der Intensivstation liegt ...

(A) die Buchhalterin.
(B) das Verwaltungsratsmitglied.
(C) die Hebamme.
(D) der Gynäkologe.
(E) die Sekretärin.

54) Die Person, welche einen Abort hat ist ...

(A) ca. 20 Jahre.
(B) ca. 35 Jahre.
(C) ca. 40 Jahre.
(D) ca. 55 Jahre.
(E) ca. 60 Jahre.

55) Der verheiratete Patient ist von Beruf ...

(A) Maturand.
(B) Gynäkologe.
(C) Auszubildender.
(D) Sachbearbeiter.
(E) Buchhalter.

56) Frau König ist ...

(A) einsam.
(B) verwitwet.
(C) kontaktarm.
(D) engstirnig.
(E) chaotisch.

57) Der an Aids erkrankte Patient ist ...

(A) stolz.
(B) arrogant.
(C) engstirnig.
(D) verwitwet.
(E) kinderlos.

58) Der Patient/die Patientin mit einem Kind ist von Beruf...

(A) Gynäkologe.
(B) Hebamme.
(C) Sachbearbeiter.
(D) Maturand.
(E) Buchhalterin.

59) Herr Prinz ist von Beruf ...

(A) Gynäkologe.
(B) Verwaltungsratsmitglied.
(C) Geschäftsführer.
(D) Staatsanwalt.
(E) Auszubildender.

60) Der an Rötungen erkrankte Patient ist ...

(A) auf der Ambulanz.
(B) auf der Intensivstation.
(C) einsam.
(D) kinderlos.
(E) verwitwet.

4. Test

Figuren lernen (Einprägephase) **Lernzeit: 7 Minuten**

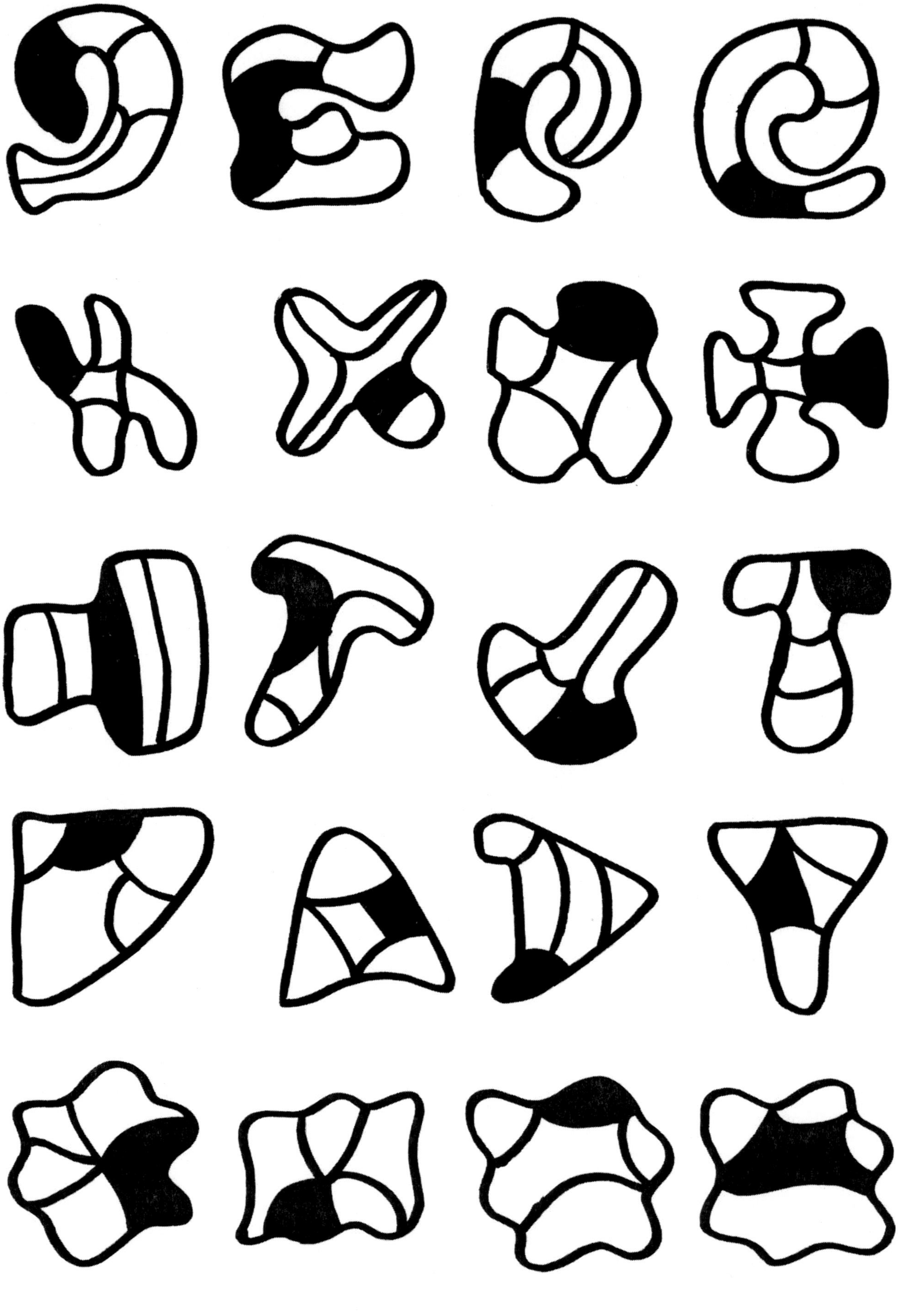

Fakten lernen (Einprägephase) **Lernzeit: 9 Minuten**

Eisenring:	ca. 20 Jahre	Tankwart, sensibel – Herzinfarkt
Goldmann:	ca. 20 Jahre	Autohändler, aggressiv – Embolie
Silbereisen:	ca. 20 Jahre	Mechaniker, glücklich – Raucher
Ernst:	ca. 30 Jahre	Schauspieler, einfühlsam – Hämatom
Fröhlich:	ca. 30 Jahre	Sängerin, Notfall – Hirninfarkt
Oberhammer:	ca. 30 Jahre	Model, schreckhaft – Leberzirrhose
Weber:	ca. 45 Jahre	Germanistin, langweilig – Alkoholikerin
Müller:	ca. 45 Jahre	Lektor, stationär – Nasenbluten
Käser:	ca. 45 Jahre	Journalistin, ängstlich – Sonnenstich
Pärli:	ca. 55 Jahre	Buchhalter, optimistisch – Kopfschmerzen
Krebs:	ca. 55 Jahre	Wirtschaftsprüfer, einsam – Sonnenbrand
Schefer:	ca. 55 Jahre	Börsianer, verliebt – Kurzsichtigkeit
Ritter:	ca. 65 Jahre	Zahnärztin, verlobt – Rheuma
König:	ca. 65 Jahre	Dentalhygieniker, nett – Kieferbruch
Knecht:	ca. 65 Jahre	Kieferchirurg, stolz – Grüner Star

Nicht umblättern! Zuerst 60 Min. Pause/Textverständnis! **STOP**

Figuren lernen (Reproduktionsphase) **Bearbeitungszeit: 5 Minuten**

61)

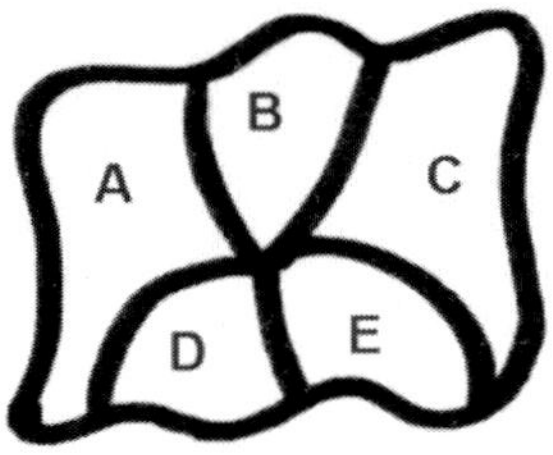

62)

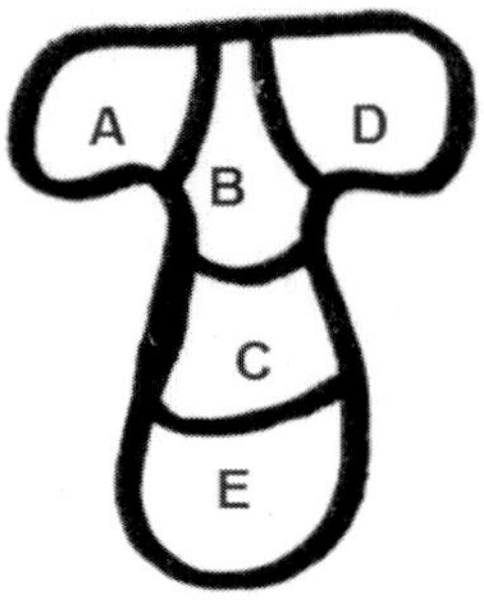

63)

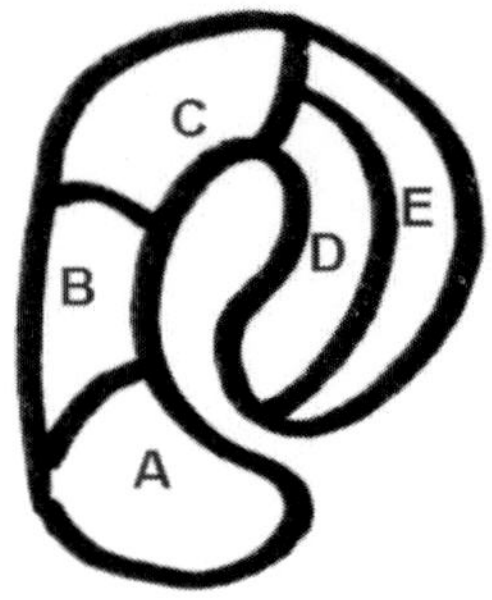

64)

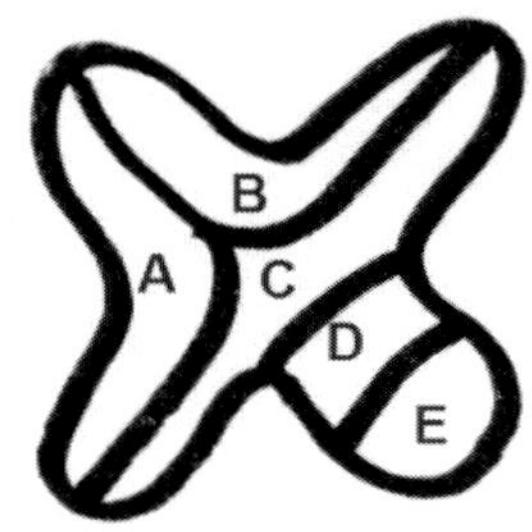

65)

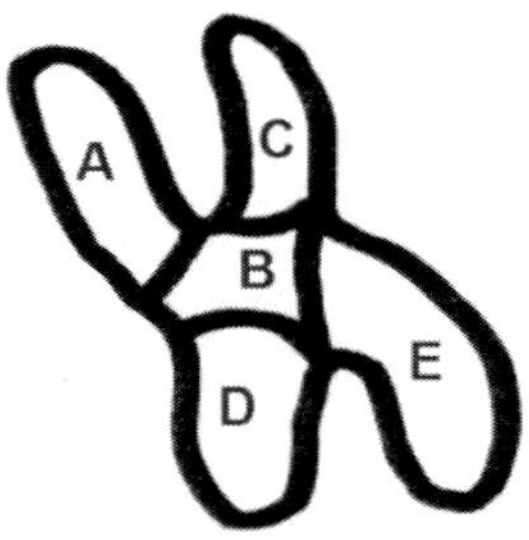

66)

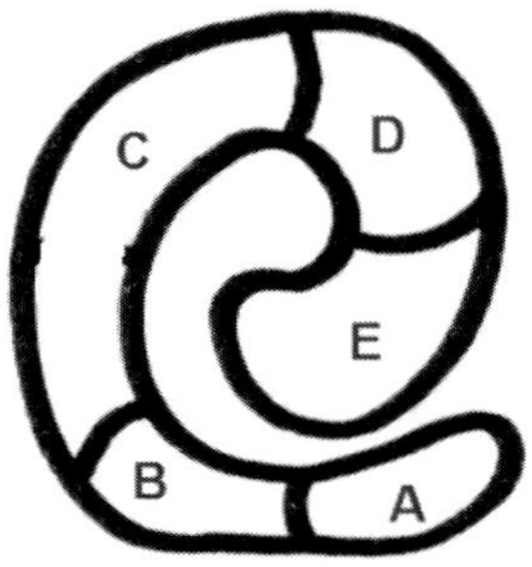

67)

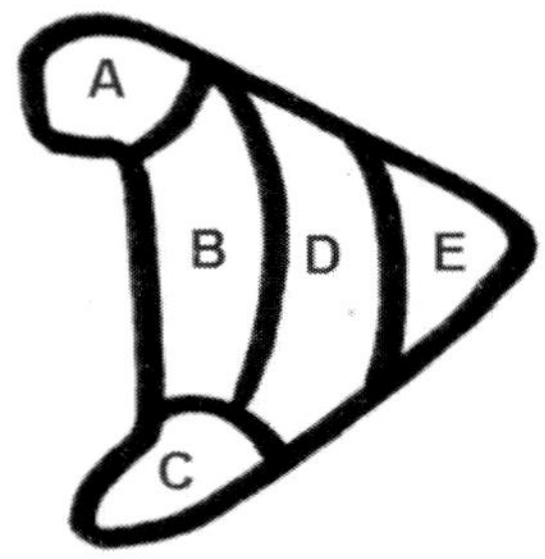

68)

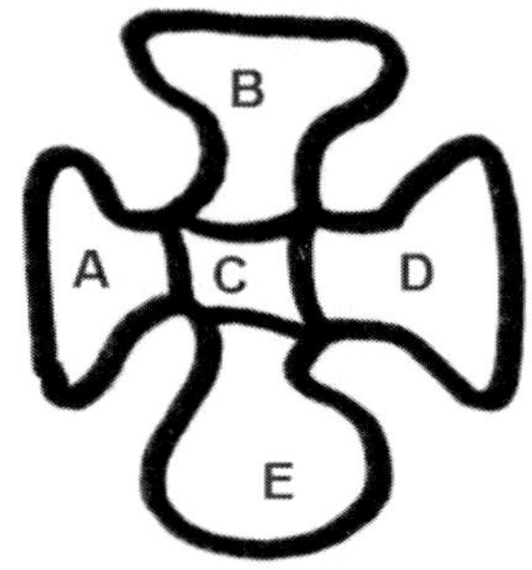

69)

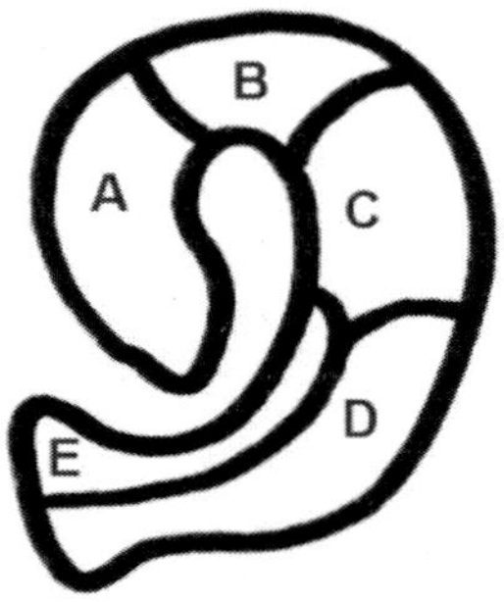

70)

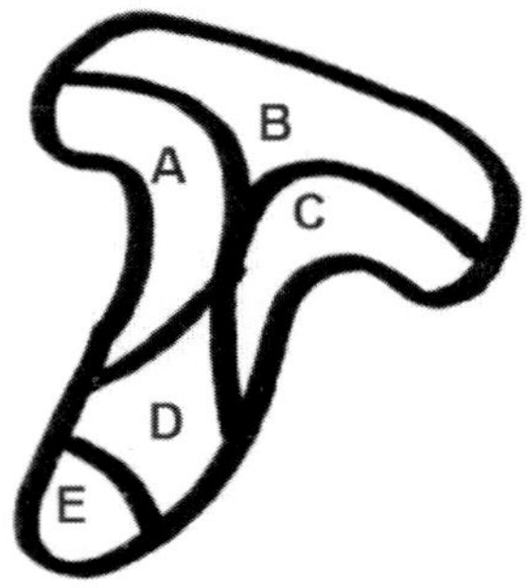

71)

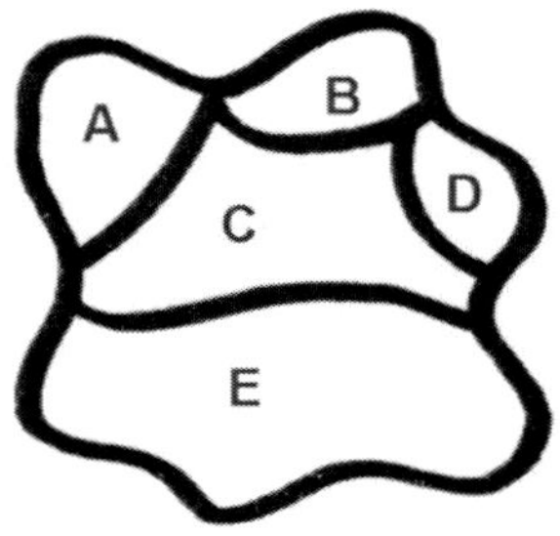

72)

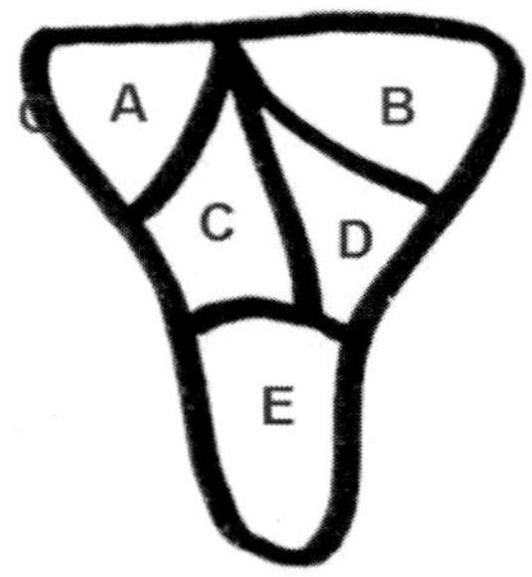

73)

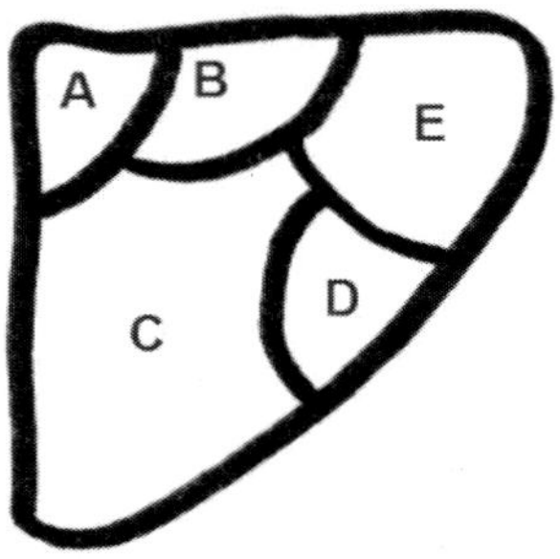

74)

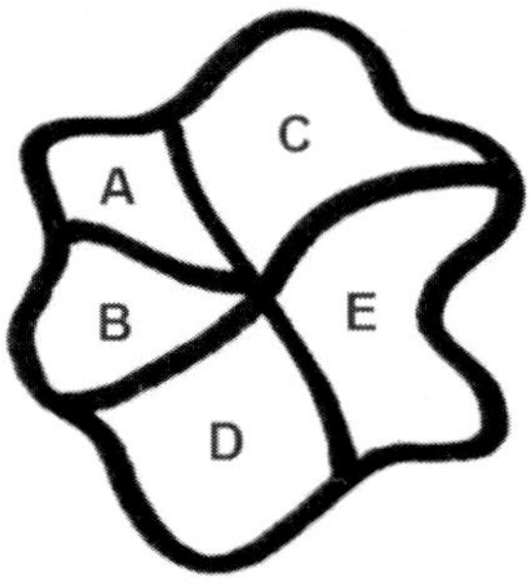

75)

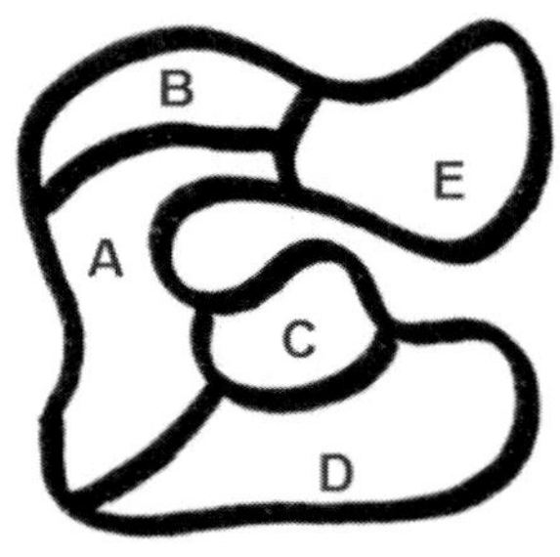

76)

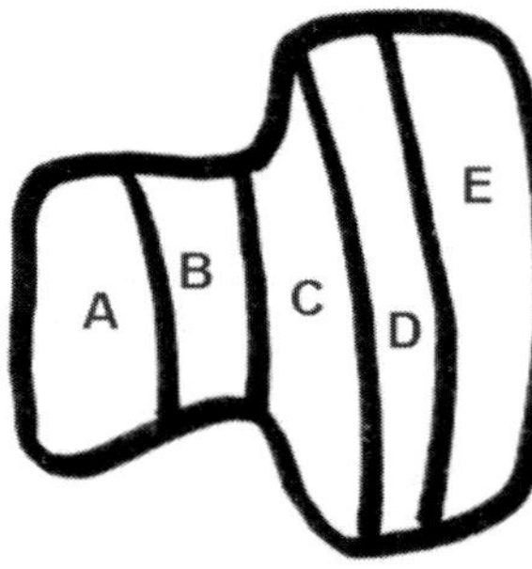

77)

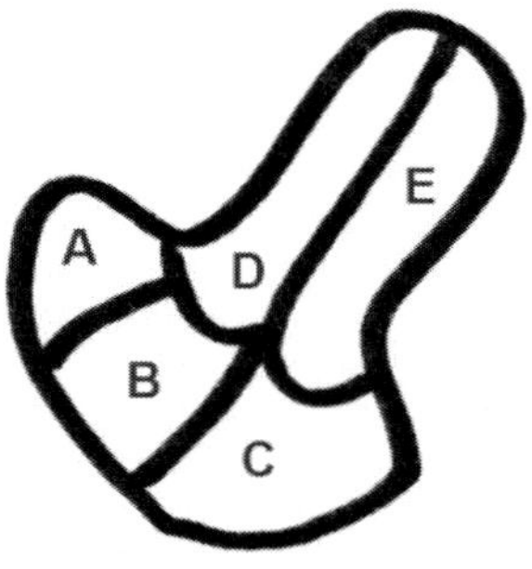

78)

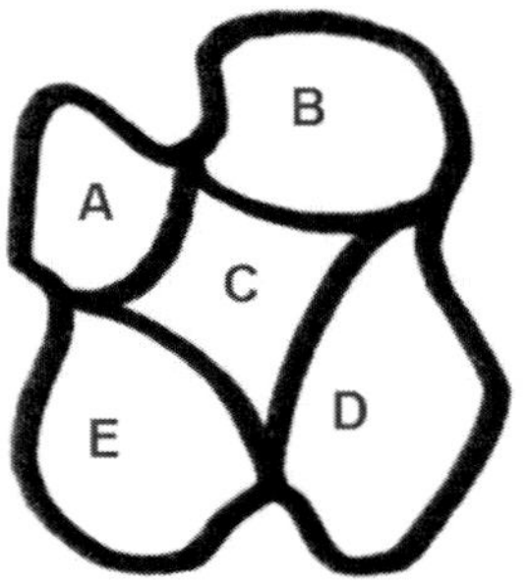

79)

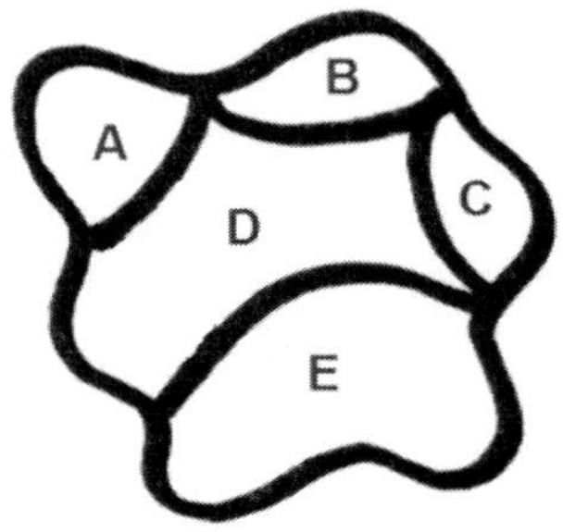

80)

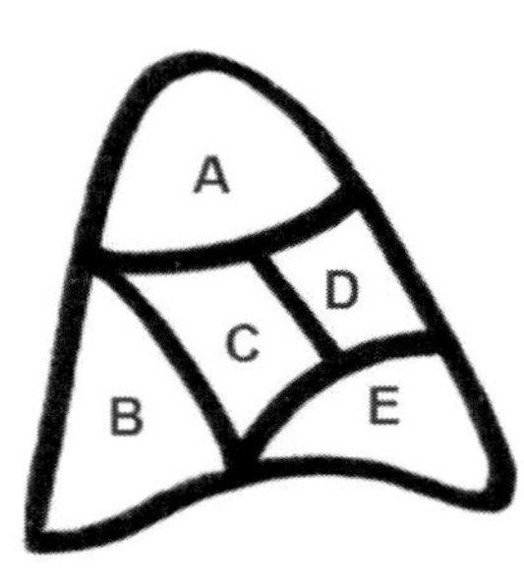

Fakten lernen (Reproduktionsphase) — Bearbeitungszeit: 7 Minuten

61) Das Alter des Buchhalters beträgt ...

(A) ca. 20 Jahre.
(B) ca. 30 Jahre.
(C) ca. 45 Jahre.
(D) ca. 55 Jahre.
(E) ca. 65 Jahre.

62) Die Germanistin ist ...

(A) langweilig.
(B) einsam.
(C) ängstlich.
(D) optimistisch.
(E) sensibel.

63) Herr König ist von Beruf ...

(A) Kieferchirurg.
(B) Wirtschaftsprüfer.
(C) Lektor.
(D) Börsianer.
(E) Dentalhygieniker.

64) Die Sängerin leidet an ...

(A) Kopfschmerzen.
(B) Hirninfarkt.
(C) Herzinfarkt.
(D) Kieferbruch.
(E) Sonnenstich.

65) Frau Weber ist von Beruf ...

(A) Buchhalterin.
(B) Sängerin.
(C) Germanistin.
(D) Model.
(E) Journalistin.

66) Der einfühlsame Patient ist von Beruf ...

(A) Tankwart.
(B) Schauspieler.
(C) Mechaniker.
(D) Dentalhygieniker.
(E) Lektor.

67) Herr Schefer ist von Beruf ...

(A) Kieferchirurg.
(B) Mechaniker.
(C) Autohändler.
(D) Börsianer.
(E) Wirtschaftsprüfer
.

68) Der Patient mit dem Sonnenbrand ist ...

(A) ängstlich.
(B) langweilig.
(C) einsam.
(D) schreckhaft.
(E) stolz.

69) Frau Oberhammer ist ...

(A) ängstlich.
(B) schreckhaft.
(C) stationär.
(D) auf dem Notfall.
(E) langweilig.

70) Der/die verlobte PatientIn heißt ...

(A) Knecht.
(B) Käser.
(C) Krebs.
(D) Schefer.
(E) Ritter.

71) Der Patient, der an einer Kurzsichtigkeit leidet, ist ...

(A) ca. 20 Jahre alt.
(B) ca. 30 Jahre alt.
(C) ca. 45 Jahre alt.
(D) ca. 55 Jahre alt.
(E) ca. 65 Jahre alt.

72) Die Diagnose für den Schauspieler lautet ...

(A) Hämatom.
(B) Nasenbluten.
(C) Rheuma.
(D) Leberzirrhose.
(E) Kopfschmerzen.

73) Die Diagnose für den Kieferchirurg lautet ...

(A) Grüner Star.
(B) Kopfschmerzen.
(C) Kurzsichtigkeit.
(D) Nasenbluten.
(E) Hirninfarkt.

74) Herr Silbereisen ist von Beruf ...

(A) Tankwart.
(B) Mechaniker.
(C) Kieferchirurg.
(D) Wirtschaftsprüfer.
(E) Börsianer.

75) Verliebt ist ...

(A) der Tankwart.
(B) die Zahnärztin.
(C) der Börsianer.
(D) der Mechaniker.
(E) der Schauspieler.

76) Der optimistische Patient heißt ...

(A) Käser.
(B) Müller.
(C) Ritter.
(D) Pärli.
(E) Silbereisen.

77) Der Lektor heißt ...

(A) Ritter.
(B) Ernst.
(C) Krebs.
(D) Schefer.
(E) Müller.

78) Die Diagnose für die Journalistin lautet ...

(A) Leberzirrhose.
(B) Embolie.
(C) Kieferbruch.
(D) Rheuma.
(E) Sonnenstich.

79) Das Model ist ...

(A) schreckhaft.
(B) aggressiv.
(C) langweilig.
(D) stolz.
(E) einsam.

80) Der stolze Patient ist von Beruf ...

(A) Börsianer.
(B) Kieferchirurg.
(C) Autohändler.
(D) Dentalhygieniker.
(E) Buchhalter.

5. Test

Figuren lernen (Einprägephase) **Lernzeit: 6 Minuten**

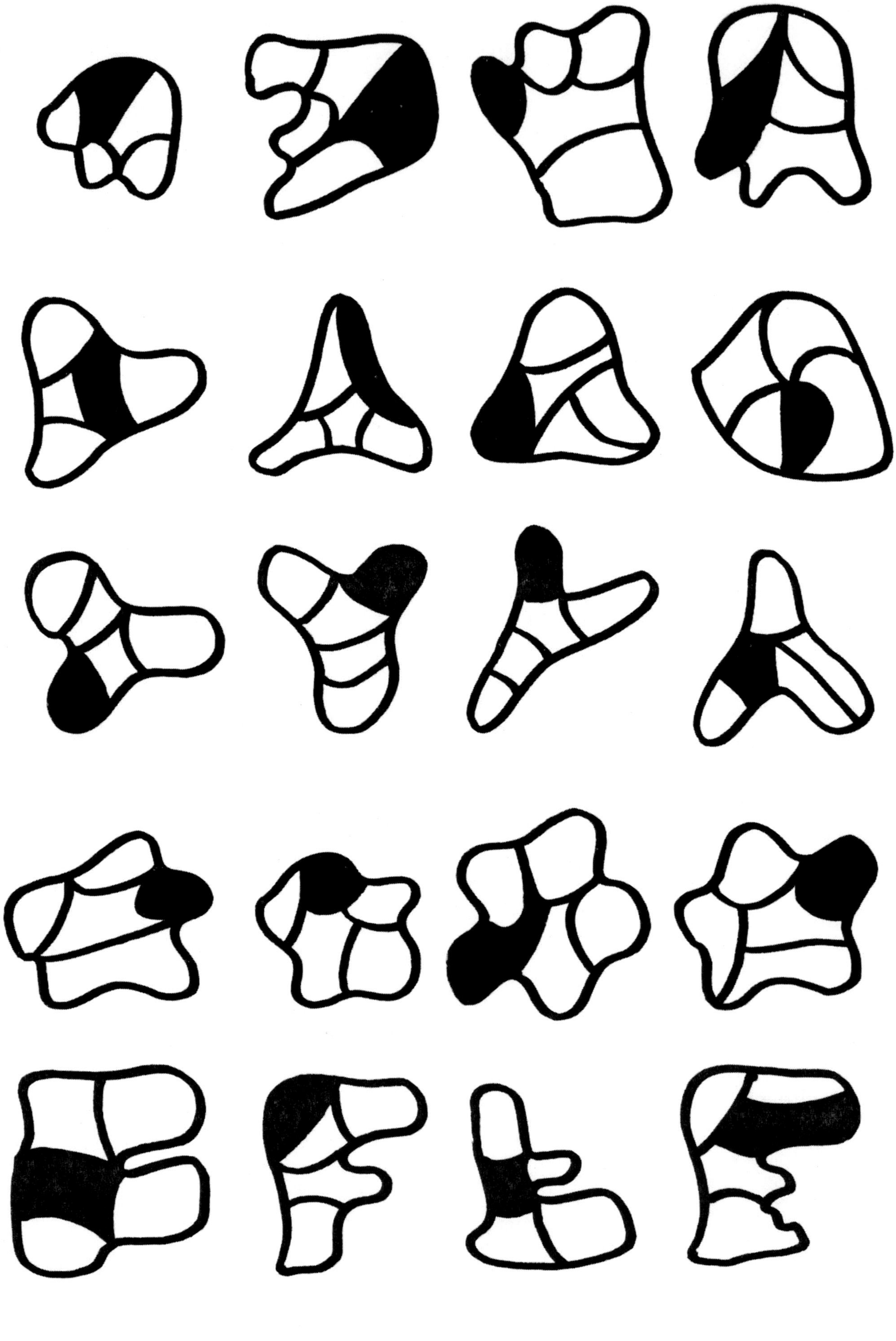

Fakten lernen (Einprägephase) **Lernzeit: 8 Minuten**

Vonlanthen:	ca. 18 Jahre	KV-Lehrling, hübsch – Querschnittlähmung
Vonarx:	ca. 18 Jahre	Bürokauffrau, stark – Mandelentzündung
Vonalmen:	ca. 18 Jahre	Sachbearbeiter, verwöhnt – Knochenkrebs
Steiner	ca. 25 Jahre	Fußballspieler, einsam – Herzrasen
Felser:	ca. 25 Jahre	Schwimmerin, verliebt – Hautkrebs
Bergmann:	ca. 25 Jahre	Basketballspieler, geizig – Husten
Schöni:	ca. 35 Jahre	Pianistin, Notfall – Mittelohrentzündung
Herzig:	ca. 35 Jahre	Violinist, verlobt – Herzrhythmusstörung
Geilinger:	ca. 35 Jahre	Cellist, überarbeitet – Rückenschmerzen
Bucher:	ca. 50 Jahre	Historiker, Ambulanz – Ausschlag
Eichmann:	ca. 50 Jahre	Archäologe, verwitwet – Schluckweh
Tanner:	ca. 50 Jahre	Restauratorin, schwanger – Fieber
Rosemann:	ca. 60 Jahre	Personal Trainer, misstrauisch – Halsweh
Blum:	ca. 60 Jahre	Fitnesstrainerin, Kurklinik – Lungenkrebs
Veil:	ca. 60 Jahre	Ernährungsberater, pensioniert – Rötungen

Nicht umblättern! Zuerst 60 Min. Pause/Textverständnis!

STOP

Figuren lernen (Reproduktionsphase) **Bearbeitungszeit: 5 Minuten**

81)

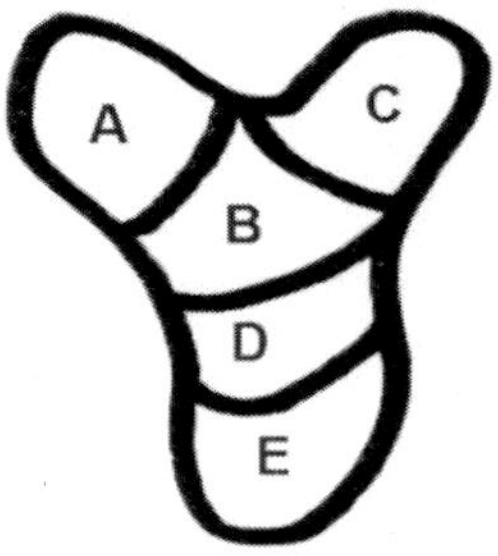

82)

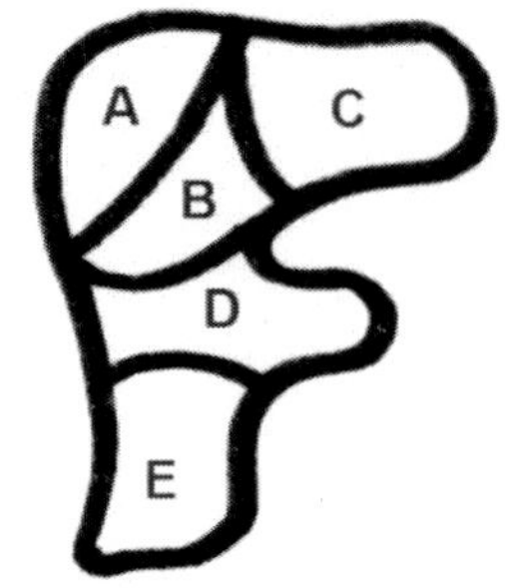

83)

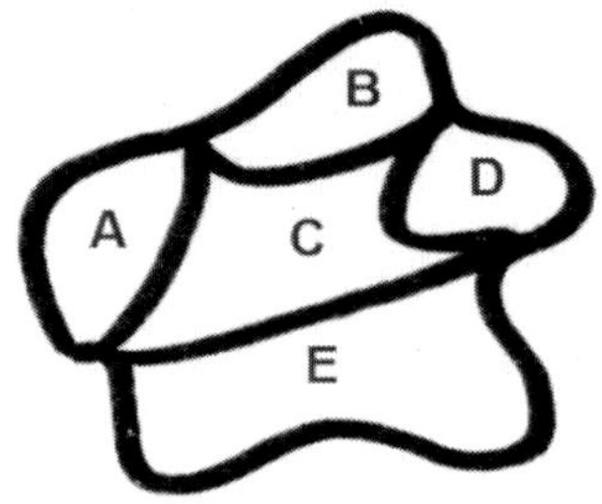

84)

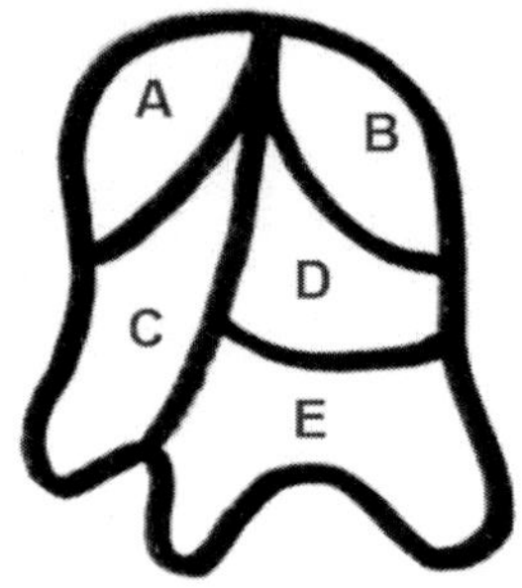

85)

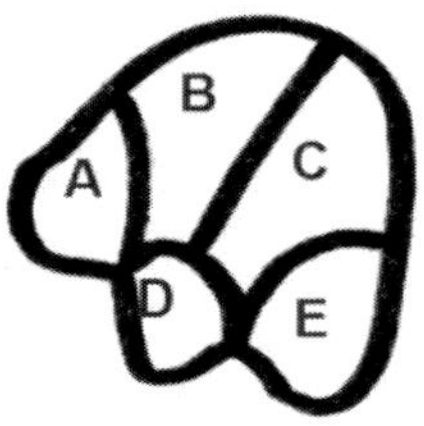

86)

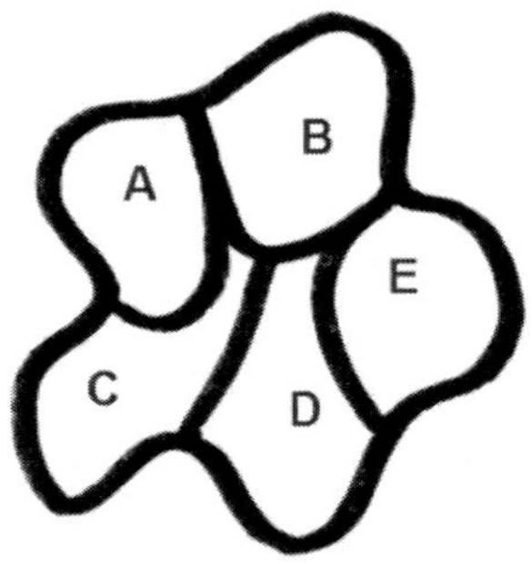

87)

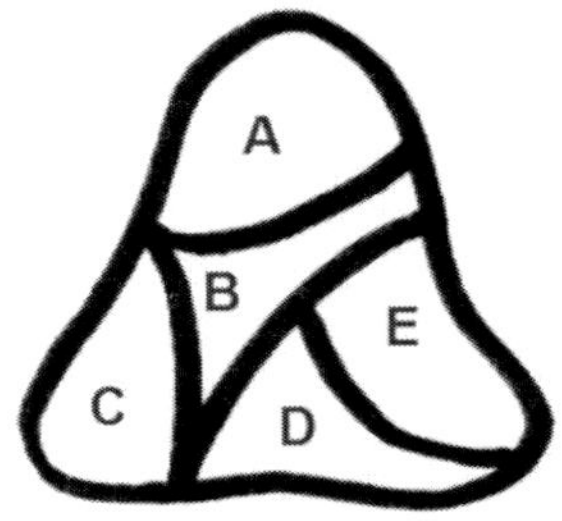

88)

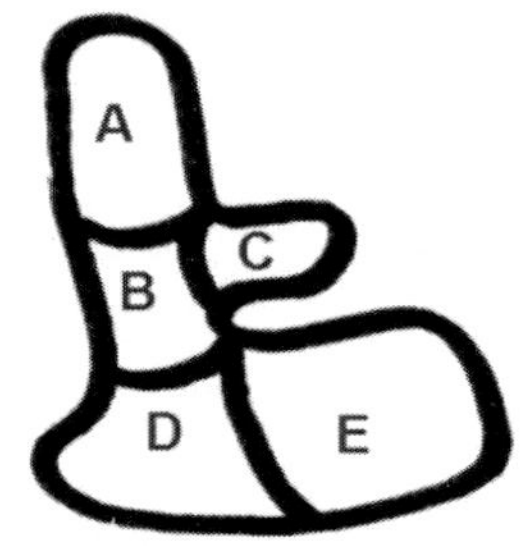

89)

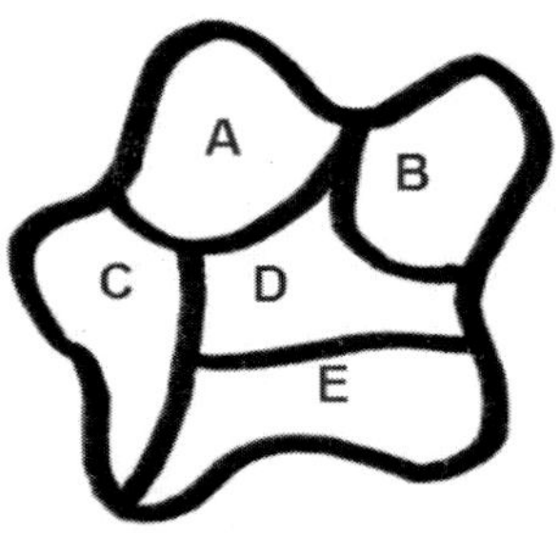

90)

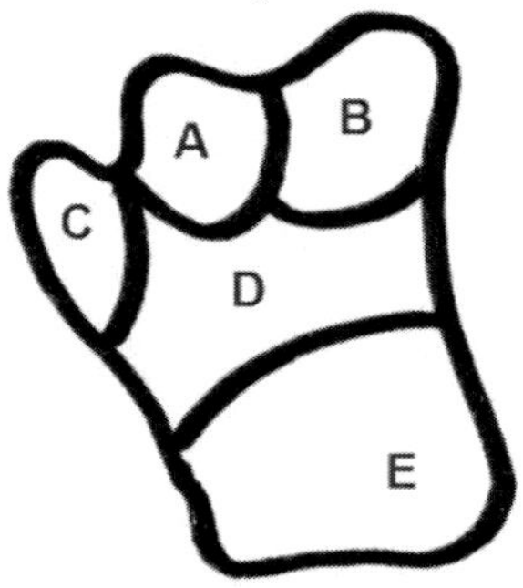

91)

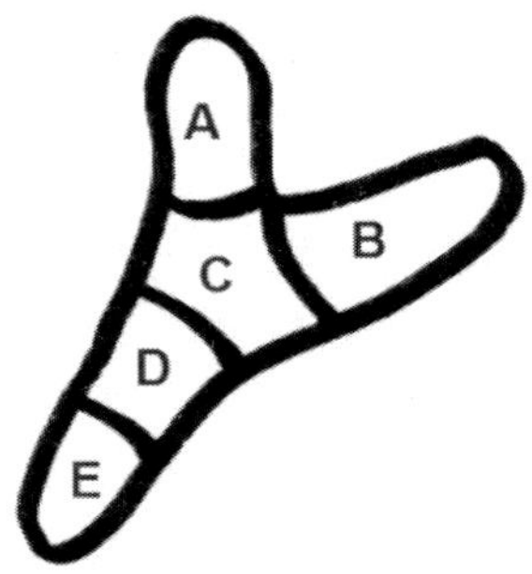

92)

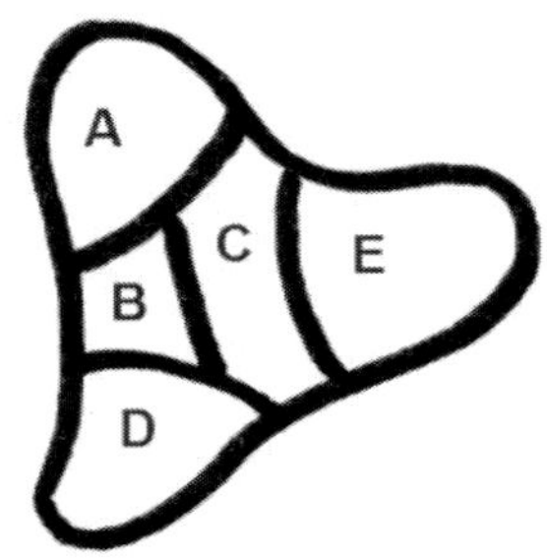

93)

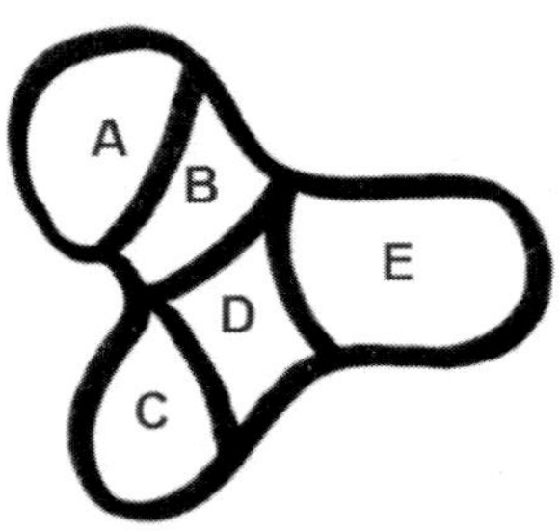

94)

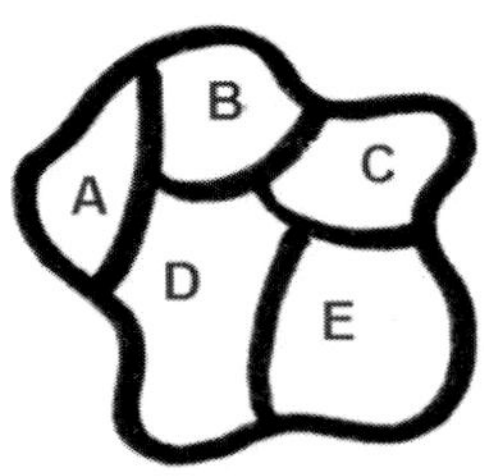

95)

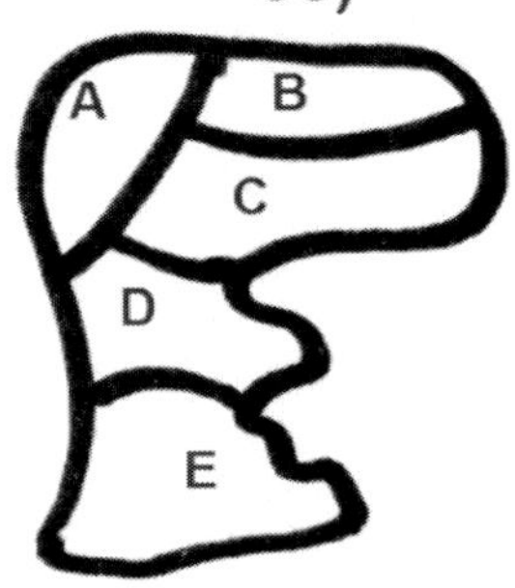

96)

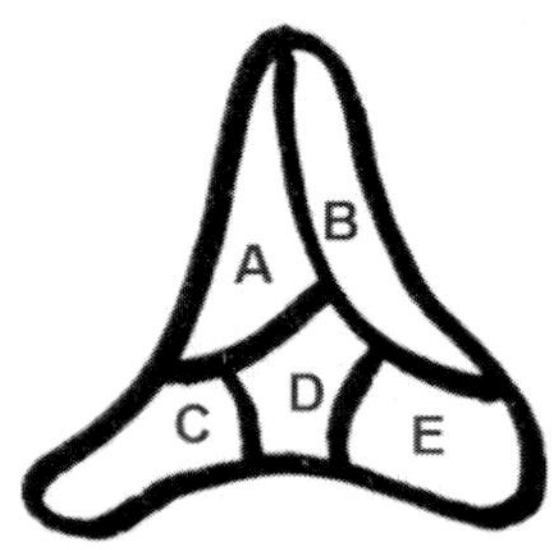

97)

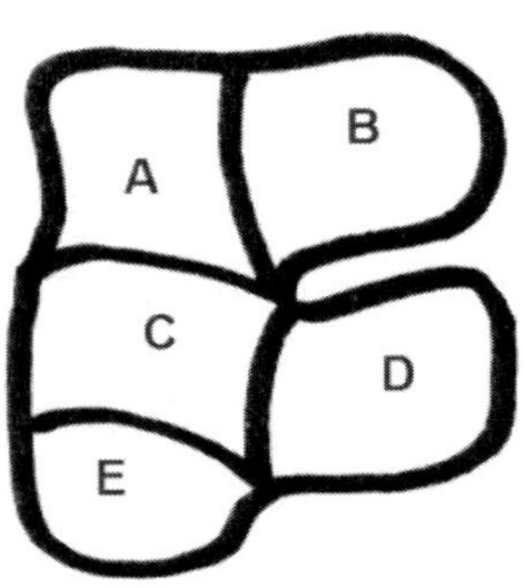

98)

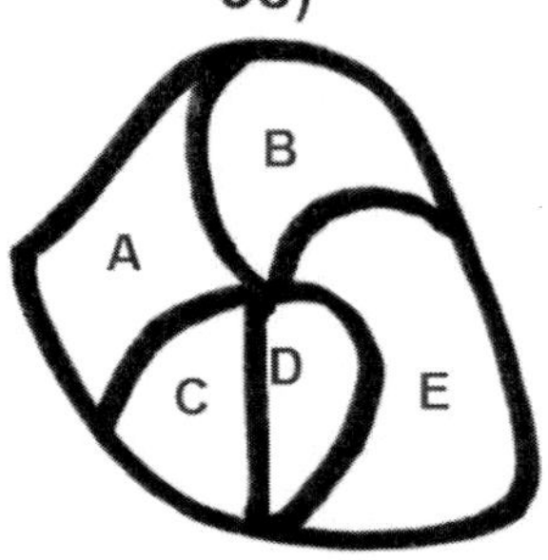

99)

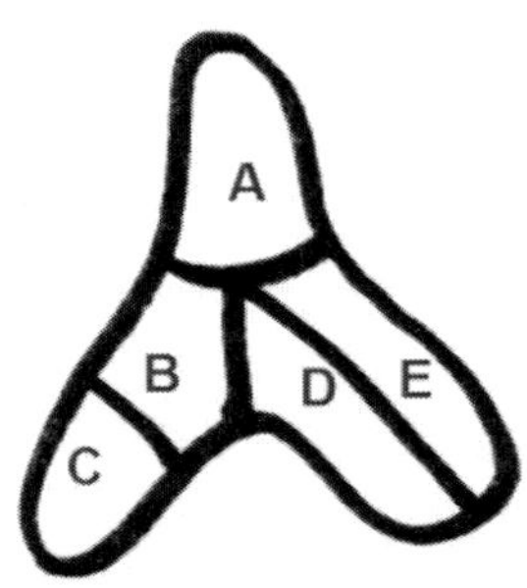

100)

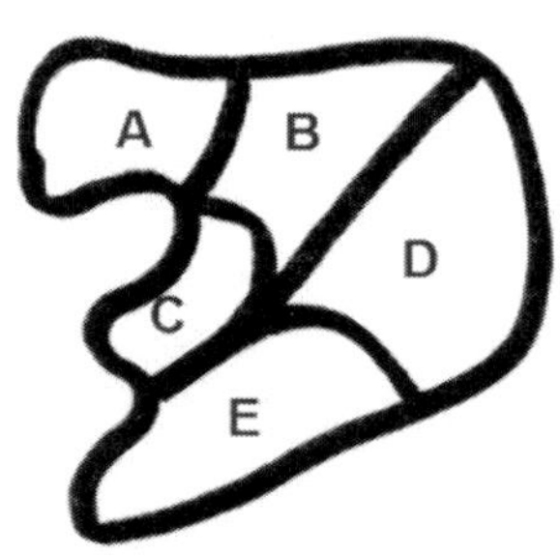

Fakten lernen (Reproduktionsphase) Bearbeitungszeit: 7 Minuten

81) Herr Herzig ist von Beruf ...

(A) Cellist.
(B) Historiker.
(C) Archäologe.
(D) Violinist.
(E) Fitnesstrainer.

82) Der Archäologe ist ...

(A) verwitwet.
(B) verheiratet.
(C) verlobt.
(D) verwöhnt.
(E) pensioniert.

83) Der einsame Patient ist ...

(A) ca. 18 Jahre alt.
(B) ca. 25 Jahre alt.
(C) ca. 35 Jahre alt.
(D) ca. 50 Jahre alt.
(E) ca. 60 Jahre alt.

84) An Schluckweh leidet ...

(A) Bergmann.
(B) Tanner.
(C) Eichmann.
(D) Rosemann.
(E) Veil.

85) Frau Geilinger ist ...

(A) überarbeitet.
(B) misstrauisch.
(C) pensioniert.
(D) geizig.
(E) einsam.

86) Der verlobte Patient leidet an ...

(A) Herzrasen.
(B) Herzrhythmusstörung.
(C) Schluckweh.
(D) Hautkrebs.
(E) Fieber.

87) Die schwangere Patientin ist ...

(A) Pianistin.
(B) Restauratorin.
(C) Bürokauffrau.
(D) Fitnesstrainerin.
(E) Schwimmern.

88) Herr Veil ist ...

(A) Archäologe.
(B) Historiker.
(C) Fußballspieler.
(D) Personal Trainer.
(E) Ernährungsberater.

89) Der geizige Patient leidet an ...

(A) Fieber.
(B) Schluckweh.
(C) Ausschlag.
(D) Halsweh.
(E) Husten.

90) An einer Mittelohrentzündung leidet ...

(A) Schöni.
(B) Eichmann.
(C) Rosemann.
(D) Vonlanthen.
(E) Bergmann.

91) Die verliebte Patientin ist ...

(A) ca. 18 Jahre alt.
(B) ca. 25 Jahre alt.
(C) ca. 35 Jahre alt.
(D) ca. 50 Jahre alt.
(E) ca. 60 Jahre alt.

92) Die Patientin auf dem Notfall ist ...

(A) ca. 18 Jahre alt.
(B) ca. 25 Jahre alt.
(C) ca. 35 Jahre alt.
(D) ca. 50 Jahre alt.
(E) ca. 60 Jahre alt.

93) Die Bürokauffrau ist ...

(A) stark.
(B) hübsch.
(C) geizig.
(D) einsam.
(E) verwöhnt.

94) Der Patient mit dem Ausschlag ist ...

(A) einsam.
(B) verwitwet.
(C) auf dem Notfall.
(D) auf der Ambulanz.
(E) verwöhnt.

95) Herr Rosemann ist ...

(A) auf dem Notfall.
(B) auf der Ambulanz.
(C) misstrauisch.
(D) pensioniert.
(E) in der Kurklinik.

96) Überarbeitet ist der Patient ...

(A) Geilinger.
(B) Eichmann.
(C) Rosemann.
(D) Vonarx.
(E) Vonlanthen.

97) Der Sachbearbeiter heißt ...

(A) Vonarx.
(B) Vonalmen.
(C) Steiner.
(D) Felser.
(E) Tanner.

98) Frau Felser ist ...

(A) verliebt.
(B) verlobt.
(C) verwitwet.
(D) schwanger.
(E) verwöhnt.

99) Die Schwimmerin leidet an ...

(A) Lungenkrebs.
(B) Husten.
(C) Schluckweh.
(D) Fieber.
(E) Hautkrebs.

100) An einer Mandelentzündung leidet ...

(A) die Bürokauffrau.
(B) der Sachbearbeiter.
(C) der Ernährungsberater.
(D) der Personal Trainer.
(E) der Fußballspieler.

6. Test

Figuren lernen (Einprägephase) **Lernzeit: 5 Minuten**

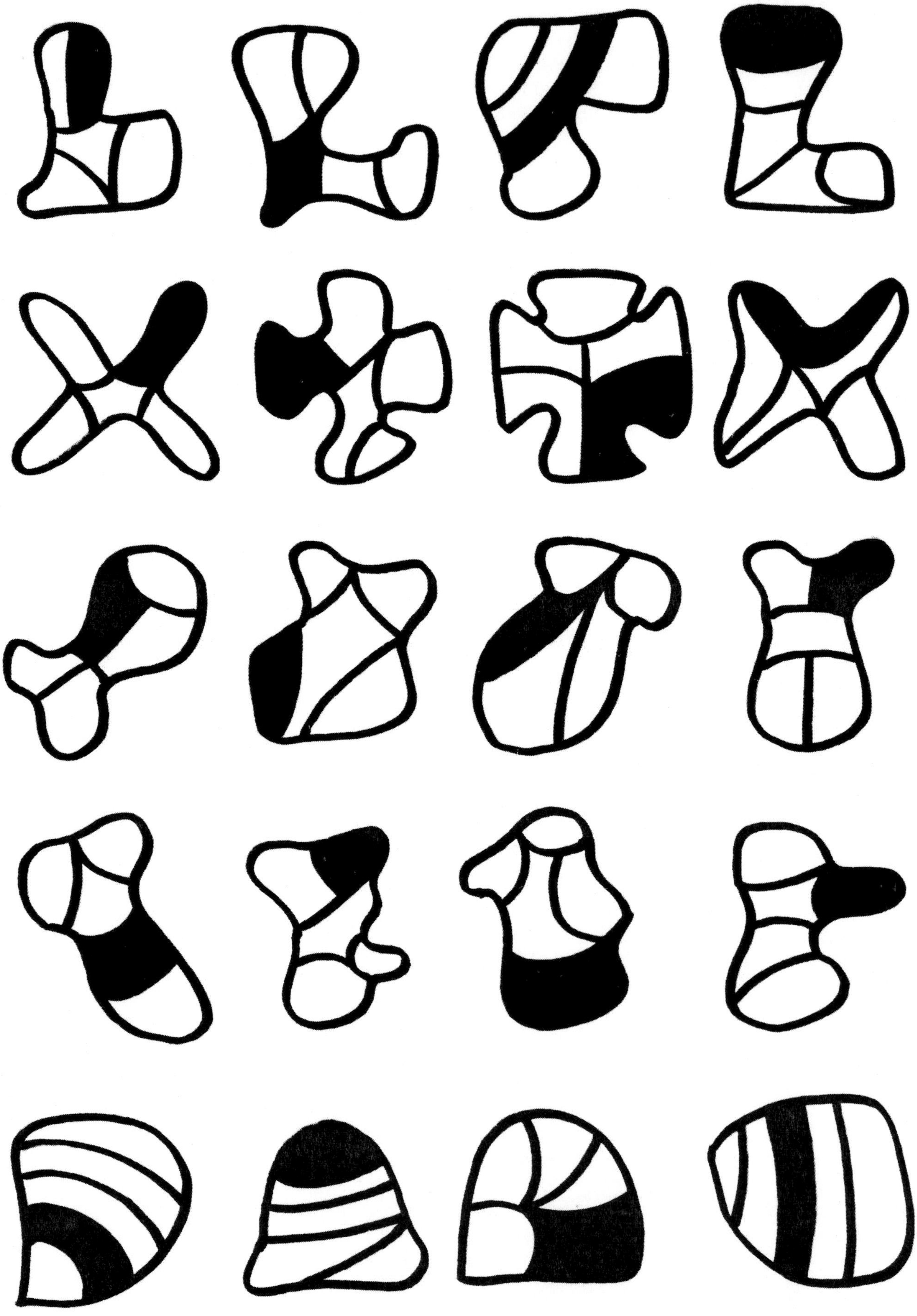

Fakten lernen (Einprägephase) Lernzeit: 7 Minuten

Samma:	ca. 20 Jahre	Arzthelferin, ehrgeizig – Heuschnupfen
Jäger:	ca. 20 Jahre	Altenpflegerin, vornehm – Lungenkrebs
Killer:	ca. 20 Jahre	Zahnarzthelfer, ernst – Kopfschmerzen
Bleibtreu:	ca. 30 Jahre	Kaufmann, attraktiv – Diabetes
Friedmann:	ca. 30 Jahre	Buchhalterin, warmherzig – Fieber
Seel:	ca. 30 Jahre	Sachbearbeiter, großmütig – Haarausfall
Rubin:	ca. 45 Jahre	Friseur, langsam – Erkältung
Steiner:	ca. 45 Jahre	Podologe, optimistisch – Rheuma
Metzler:	ca. 45 Jahre	Kosmetikerin, stolz – Brustkrebs
Krähenbühl:	ca. 55 Jahre	Maurer, herrschsüchtig – Übergewicht
Amsler:	ca. 55 Jahre	Zimmermann, pessimistisch – Durchfall
Vögeli:	ca. 55 Jahre	Dachdecker, kleinlich – Hämorrhoiden
Traub :	ca. 65 Jahre	Allgemeinarzt, egoistisch – Darmkrebs
Kirsch:	ca. 65 Jahre	Chirurgin, aktiv – Bluthochdruck
Apfel:	ca. 65 Jahre	Internistin, vertraulich – Herzinfarkt

Nicht umblättern! Zuerst 60 Min. Pause/Textverständnis! **STOP**

Figuren lernen (Reproduktionsphase) **Bearbeitungszeit: 5 Minuten**

101)

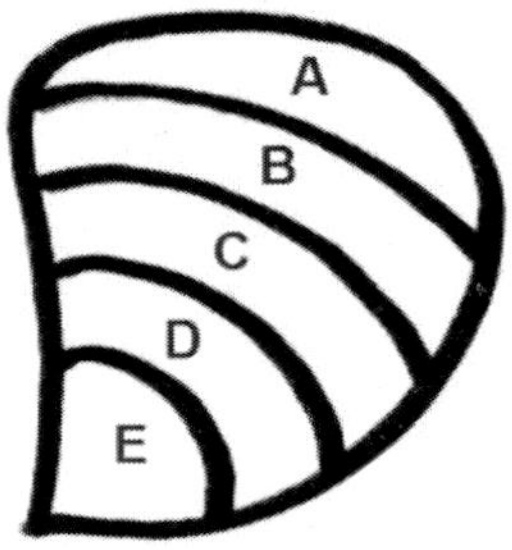

102)

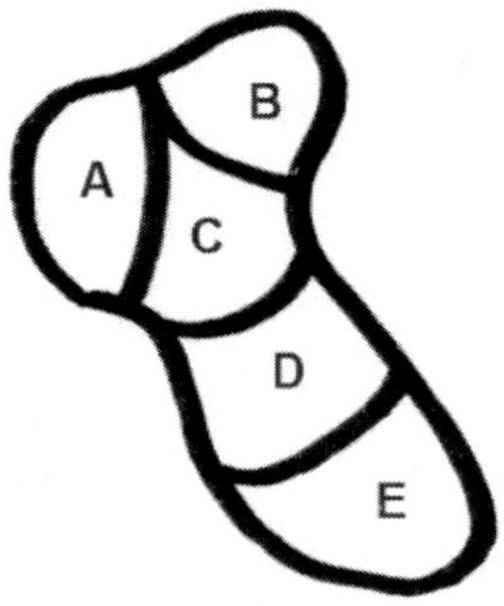

103)

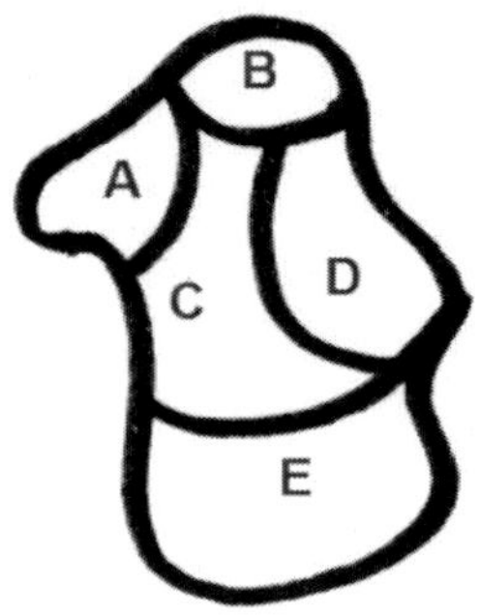

104)

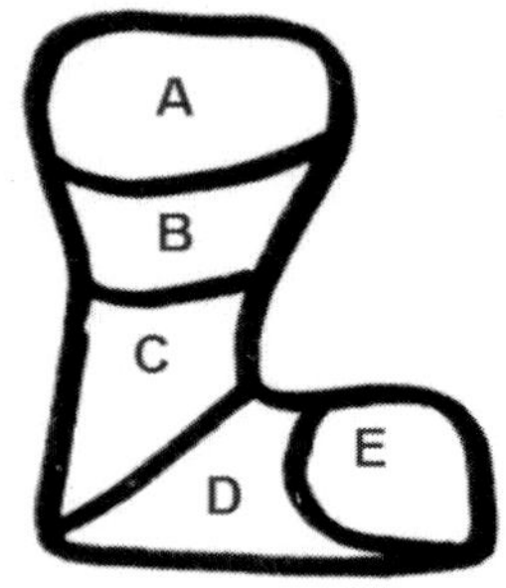

105)

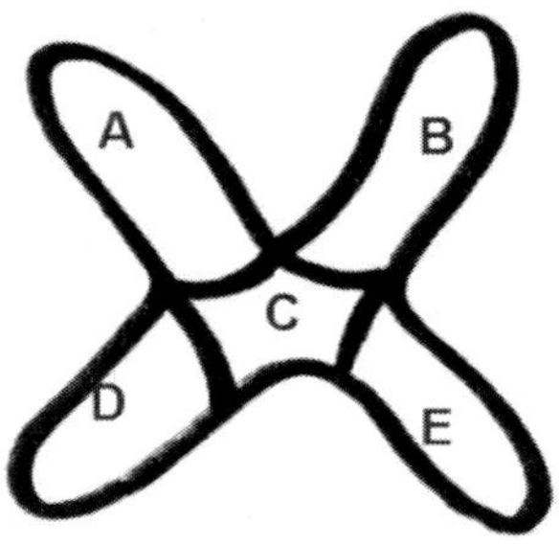

106)

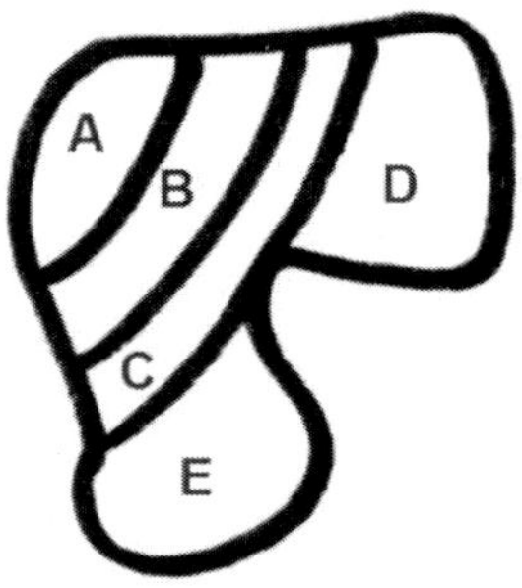

107)

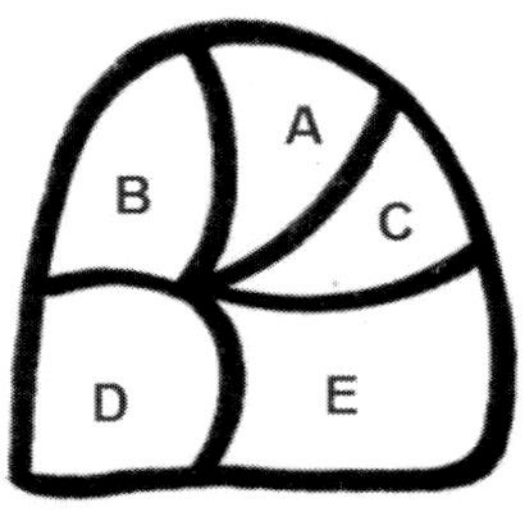

108)

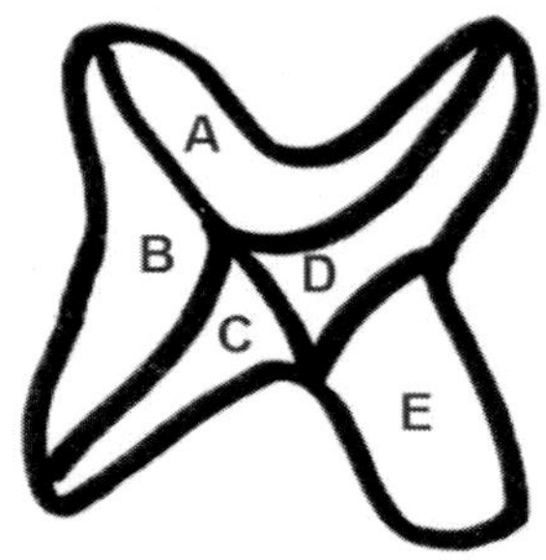

109)

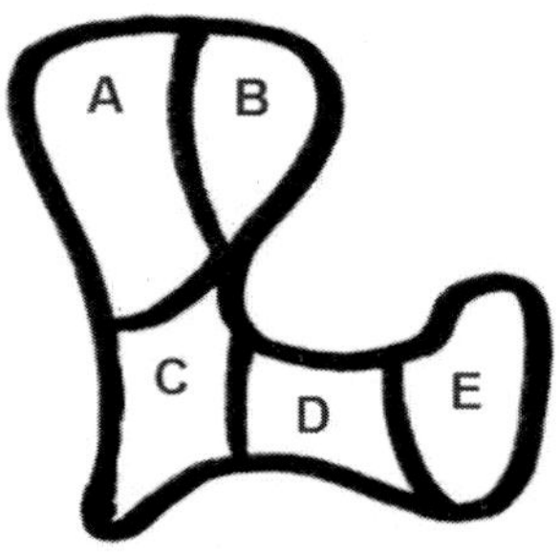

110)

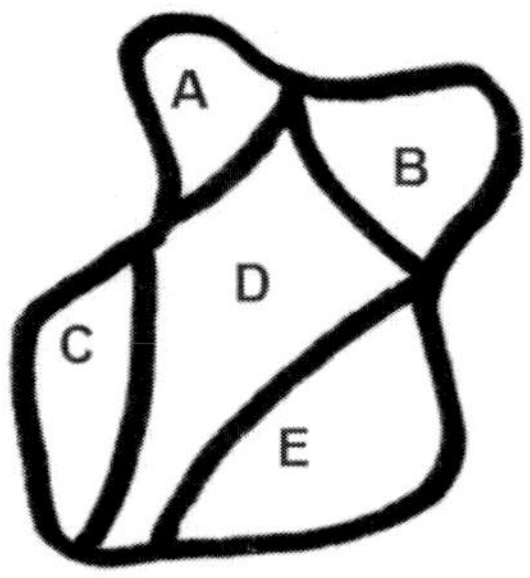

111)

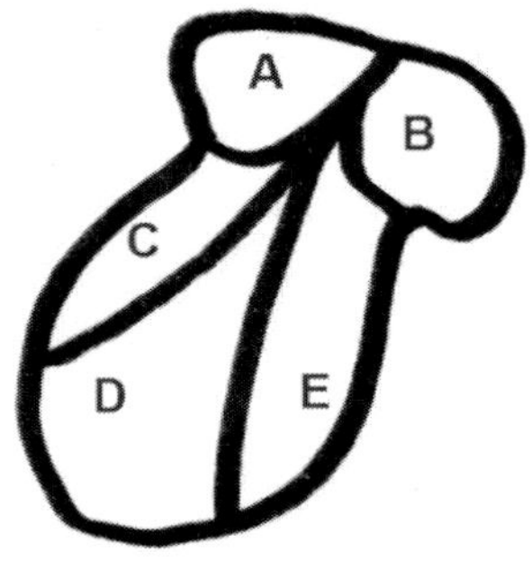

112)

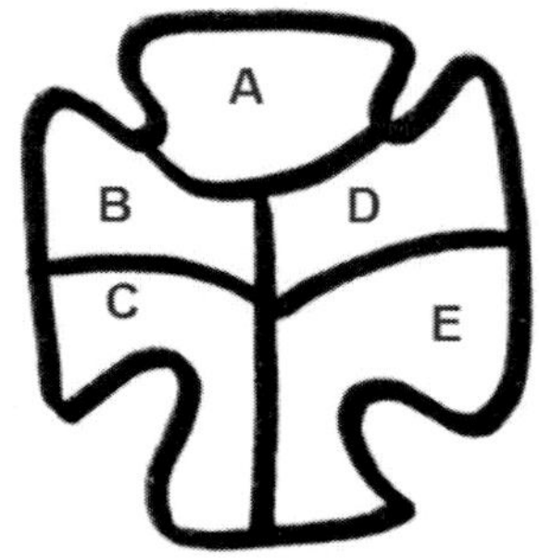

113)

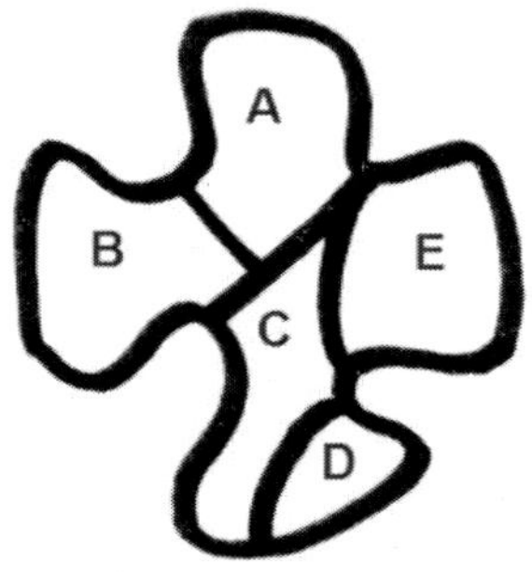

114)

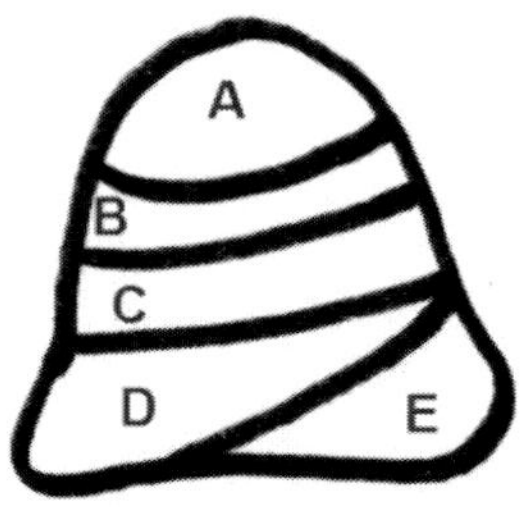

115)

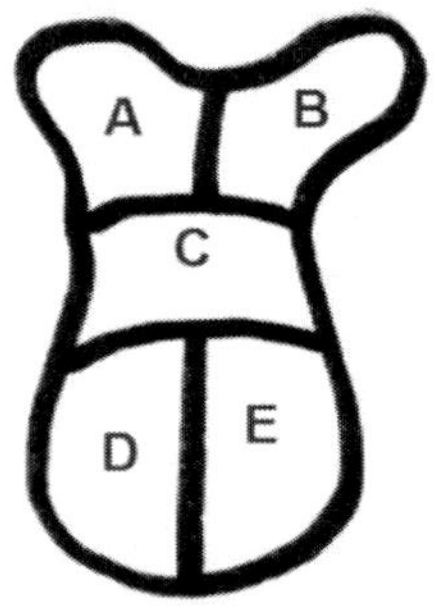

116)

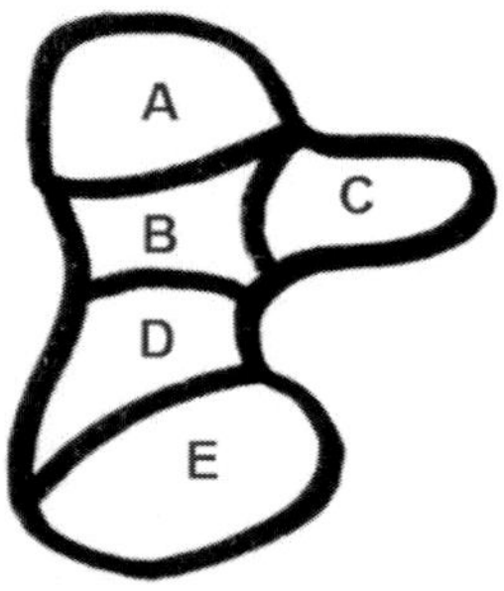

117)

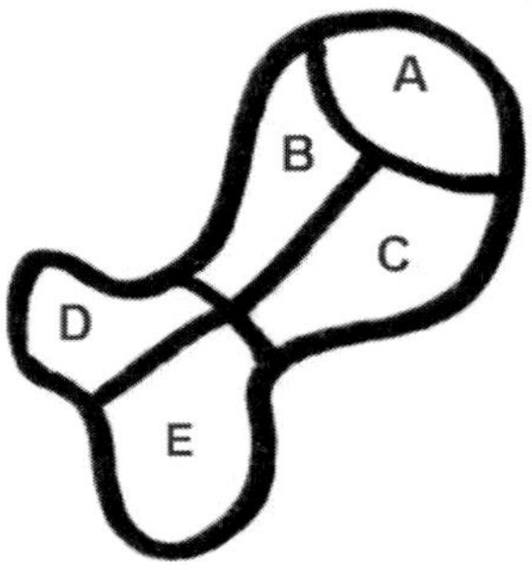

118)

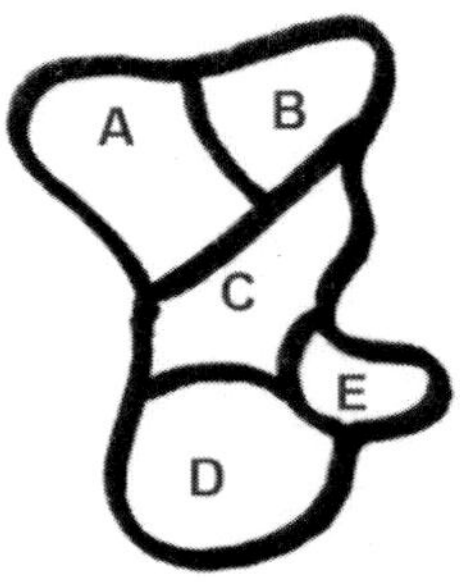

119)

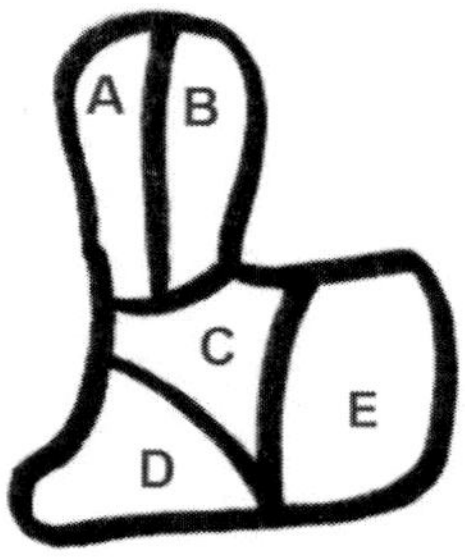

120)

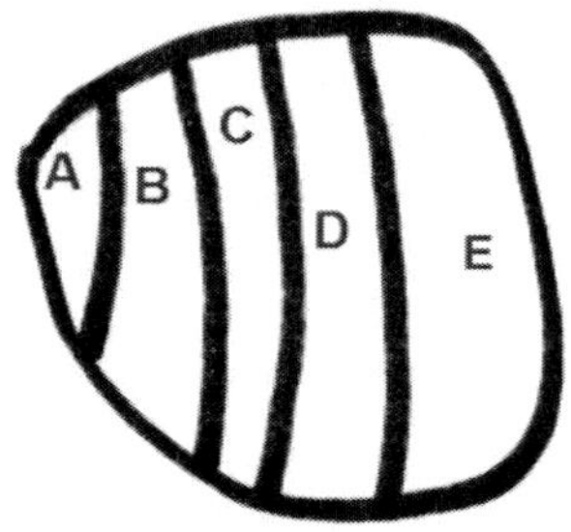

Fakten lernen (Reproduktionsphase) Bearbeitungszeit: 7 Minuten

101) Der Patient Steiner ist ...
(A) warmherzig.
(B) großmütig.
(C) optimistisch.
(D) stolz.
(E) ehrgeizig.

102) Der herrschsüchtige Patient ist ...
(A) ca. 20 Jahre alt.
(B) ca. 30 Jahre alt.
(C) ca. 45 Jahre alt.
(D) ca. 55 Jahre alt.
(E) ca. 65 Jahre alt.

103) Der Patient mit Durchfall heißt ...
(A) Vögeli.
(B) Amsler.
(C) Steiner.
(D) Traub.
(E) Kirsch.

104) Die aktive Patientin leidet an ...
(A) Herzinfarkt.
(B) Bluthochdruck.
(C) Brustkrebs.
(D) Darmkrebs.
(E) Lungenkrebs.

105) Der Friseur heißt ...
(A) Rubin.
(B) Killer.
(C) Metzler.
(D) Vogler.
(E) Kirsch.

106) Der kleinliche Patient leidet an ...
(A) Durchfall.
(B) Hämorrhoiden.
(C) Fieber.
(D) Kopfschmerzen.
(E) Bluthochdruck.

107) Die stolze Patientin ist von Beruf ...
(A) Coiffeuse.
(B) Arzthelferin.
(C) Altenpflegerin.
(D) Kosmetikerin.
(E) Chirurgin.

108) Herr Krähenbühl ist ...
(A) ernst.
(B) vornehm.
(C) herrschsüchtig.
(D) egoistisch.
(E) kleinlich.

109) Die Altenpflegerin leidet an ...
(A) Diabetes.
(B) Rheuma.
(C) Brustkrebs.
(D) Darmkrebs.
(E) Lungenkrebs.

110) Die warmherzige Patientin heißt ...
(A) Samma.
(B) Traub.
(C) Kirsch.
(D) Seel.
(E) Friedmann.

111) Der Sachbearbeiter heißt ...
(A) Seel.
(B) Traub.
(C) Steiner.
(D) Amsler.
(E) Vögeli.

112) Das Alter des Friseurs beträgt ...
(A) ca. 20 Jahre.
(B) ca. 30 Jahre.
(C) ca. 45 Jahre.
(D) ca. 55 Jahre.
(E) ca. 65 Jahre.

113) Frau Kirsch ist ...
(A) großzügig.
(B) aktiv.
(C) vertraulich.
(D) kleinlich.
(E) egoistisch.

114) Die vornehme Patientin ist ...
(A) ca. 20 Jahre.
(B) ca. 30 Jahre.
(C) ca. 45 Jahre.
(D) ca. 55 Jahre.
(E) ca. 65 Jahre.

115) Der pessimistische Patient leidet an ...
(A) Rheuma.
(B) Fieber.
(C) Diabetes.
(D) Darmkrebs.
(E) Durchfall.

116) Herr Killer ist ...
(A) egoistisch.
(B) langsam.
(C) ernst.
(D) herrschsüchtig.
(E) kleinlich.

117) Frau Apfel ist ...
(A) Podologin.
(B) Arzthelferin.
(C) Kosmetikerin.
(D) Internistin.
(E) Chirurgin.

118) Der attraktive Patient heißt ...
(A) Bleibtreu.
(B) Seel.
(C) Metzler.
(D) Vogler.
(E) Kirsch.

119) Der Allgemeinarzt ist ...
(A) langsam.
(B) egoistisch.
(C) ernst.
(D) pessimistisch.
(E) stolz.

120) Herr Rubin leidet an ...
(A) Fieber.
(B) Erkältung.
(C) Rheuma.
(D) Diabetes.
(E) Haarausfall.

7. Test

Figuren lernen (Einprägephase) **Lernzeit: 4 Minuten**

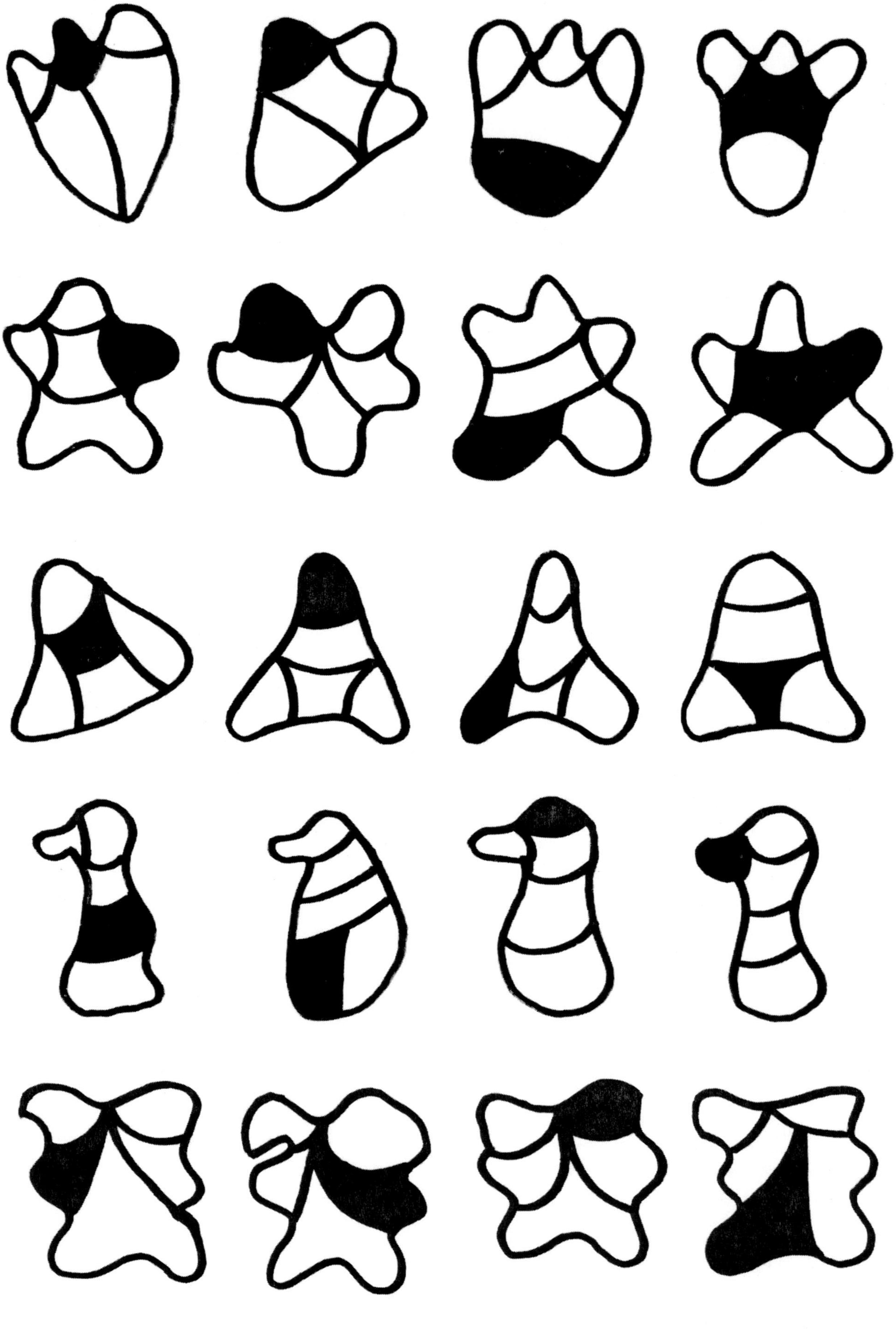

Fakten lernen (Einprägephase) **Lernzeit: 6 Minuten**

Sanda:	ca. 20 Jahre	Call-Center-Agent, launisch – Mumps
Schuhmann:	ca. 20 Jahre	Receptionistin, hilfsbereit – Kolik
Stiefel:	ca. 20 Jahre	Telefonistin, tolerant – Zahnweh
Vogt:	ca. 30 Jahre	Verteidigerin, verträumt – Scharlach
Herrmann:	ca. 30 Jahre	Richter, witzig – Masern
König:	ca. 30 Jahre	Staatsanwalt, intelligent – Schluckweh
Gross:	ca. 40 Jahre	Bodyguard, freiheitsliebend – Warzen
Lang:	ca. 40 Jahre	Polizistin, idealistisch – Tinnitus
Junge:	ca. 40 Jahre	Soldat, sportlich – Hepatitis
Schubert:	ca. 50 Jahre	Zoologin, treu – Alzheimer
Mozart:	ca. 50 Jahre	Veterinärin, stur – Arteriosklerose
Chopin:	ca. 50 Jahre	Biologe, unberechenbar – Brustkrebs
Fischer:	ca. 65 Jahre	Butler, verständnisvoll – Demenz
Schneider:	ca. 65 Jahre	Taxifahrer, originell – Darmkrebs
Schmidt:	ca. 65 Jahre	Concierge, aufrichtig – Depression

Nicht umblättern! Zuerst 60 Min. Pause/Textverständnis!

STOP

Figuren lernen (Reproduktionsphase) **Bearbeitungszeit: 5 Minuten**

121)

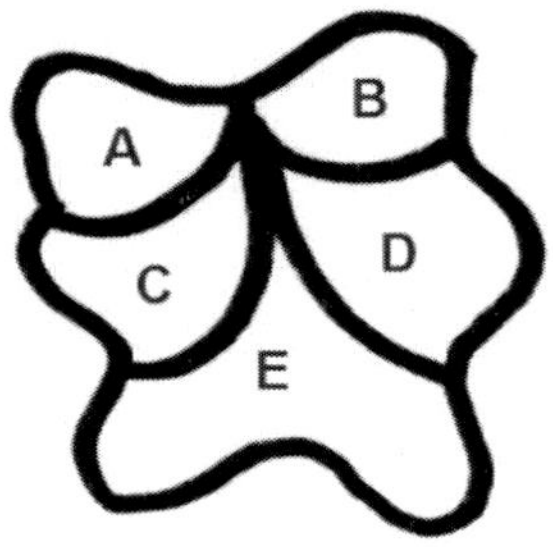

122)

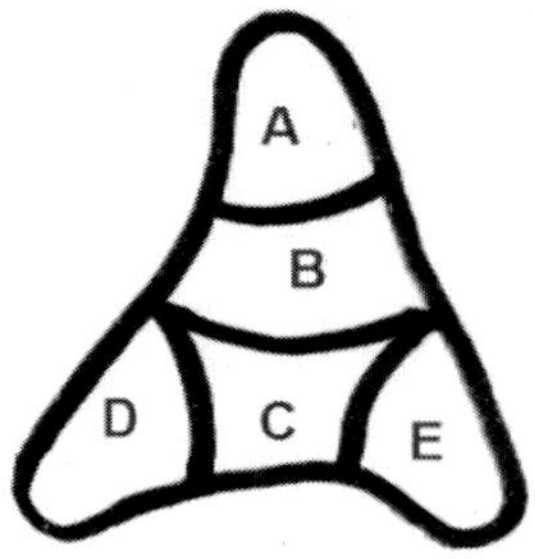

123)

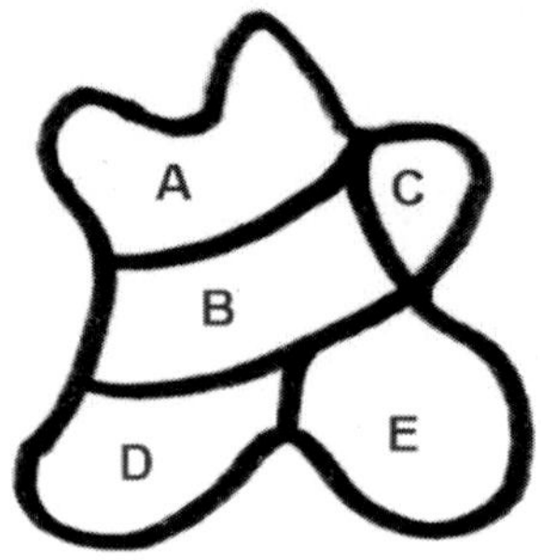

124)

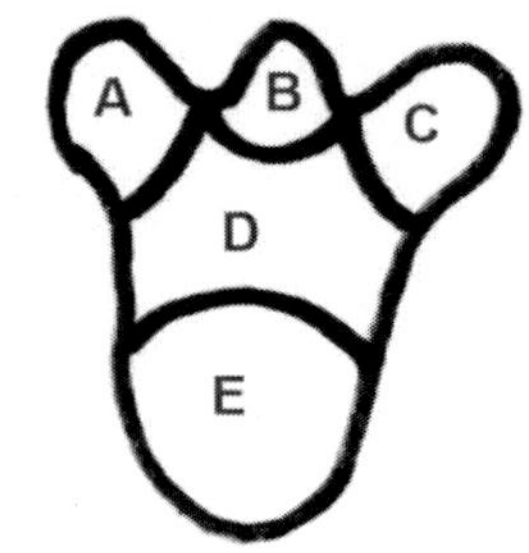

125)

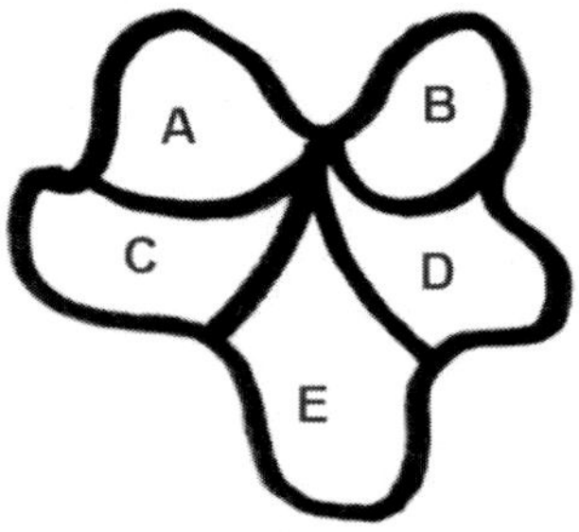

126)

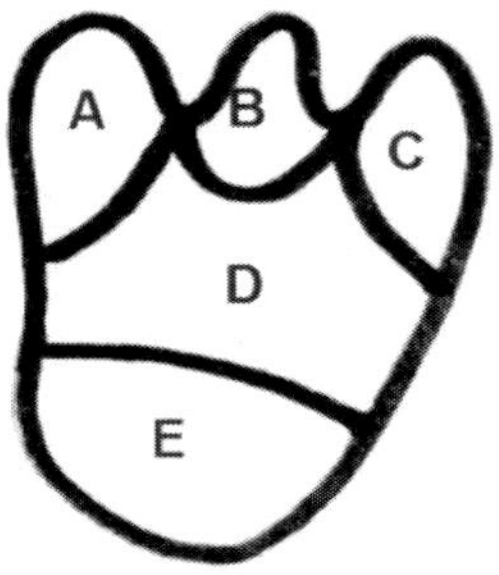

127)

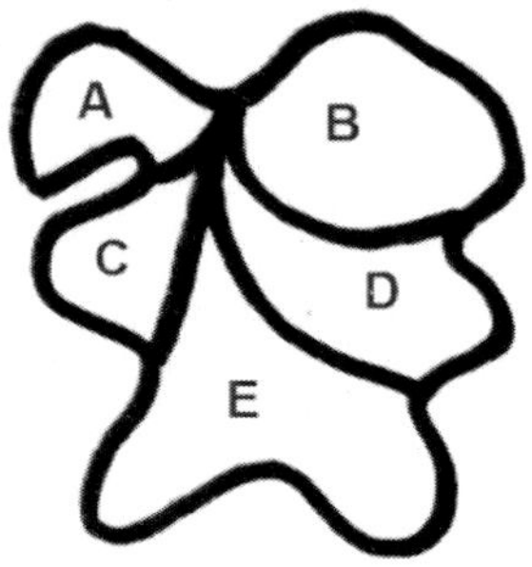

128)

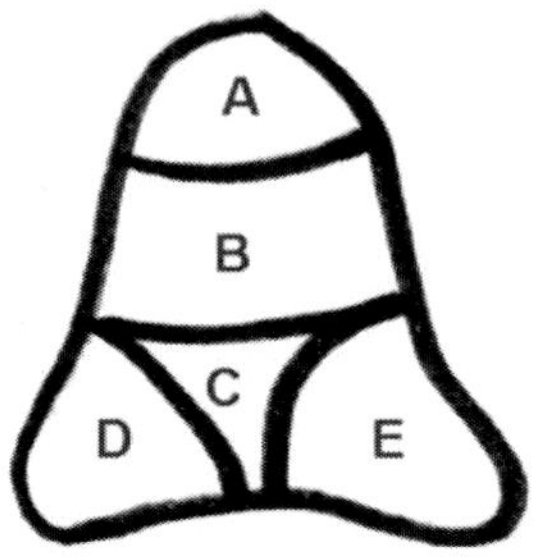

129)

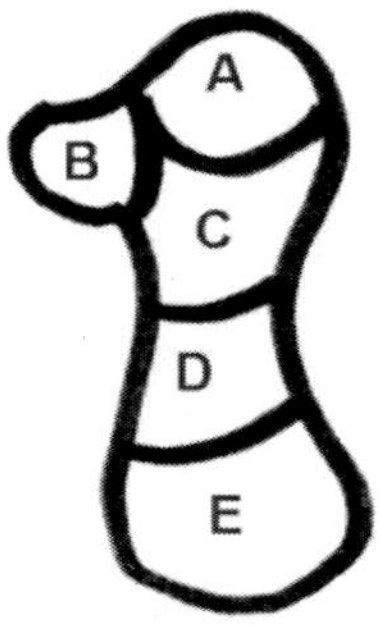

130)

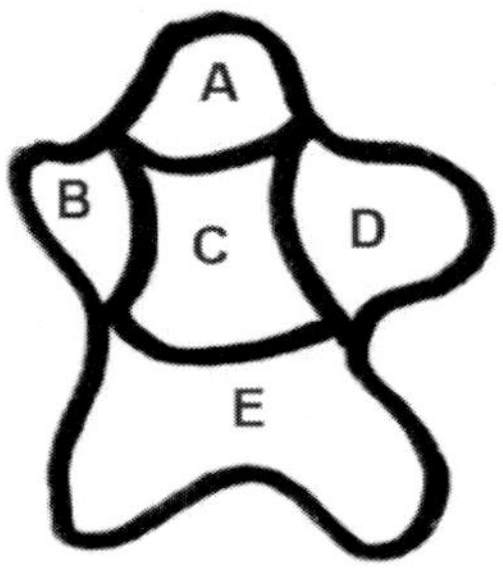

131)

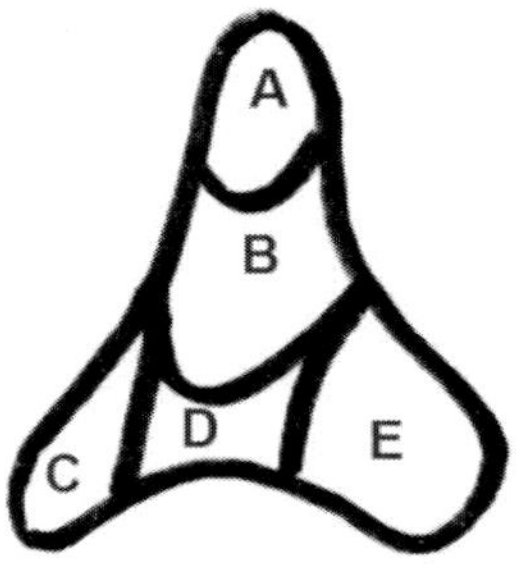

132)

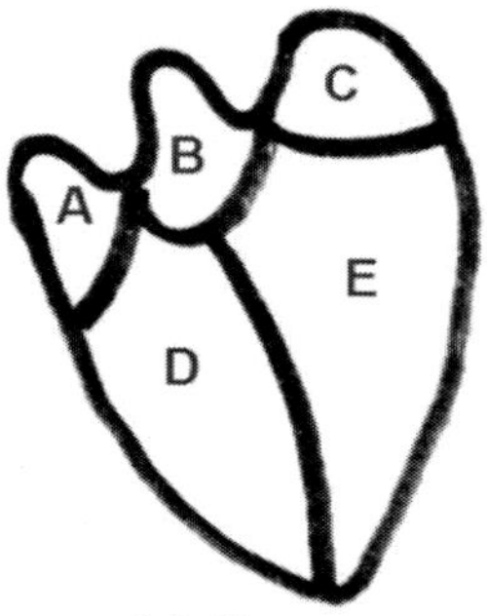

133)

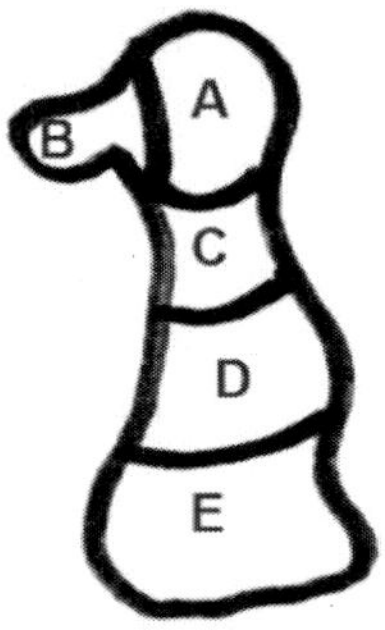

134)

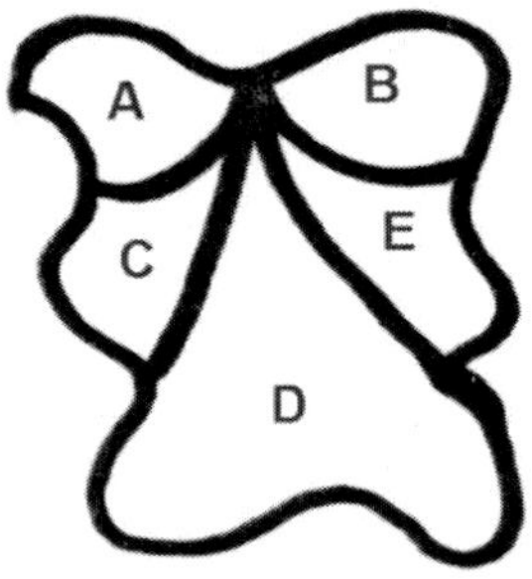

135)

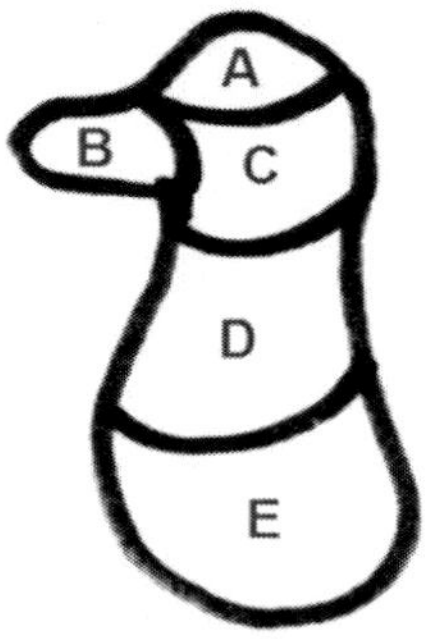

136)

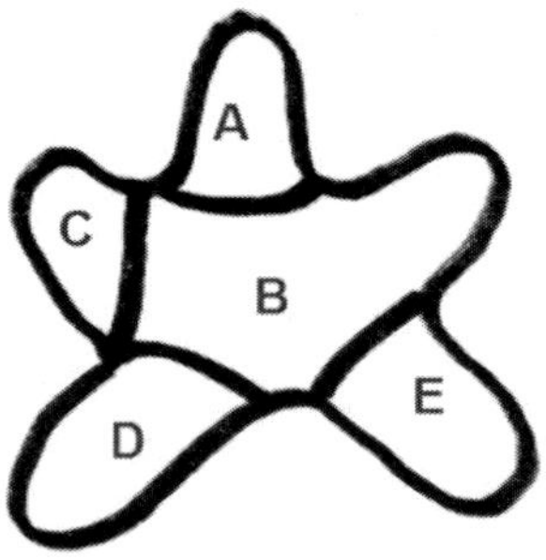

137)

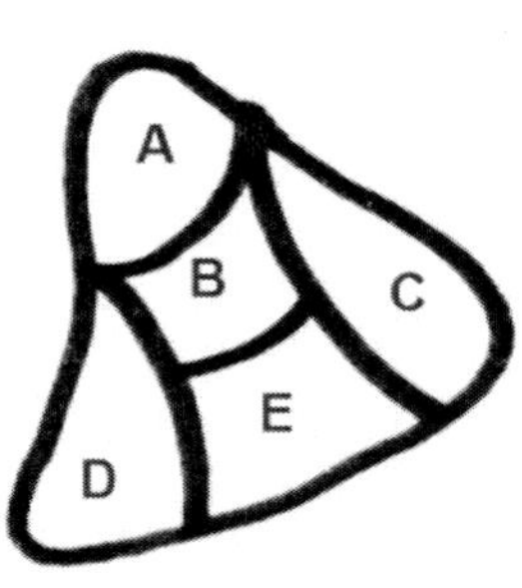

138)

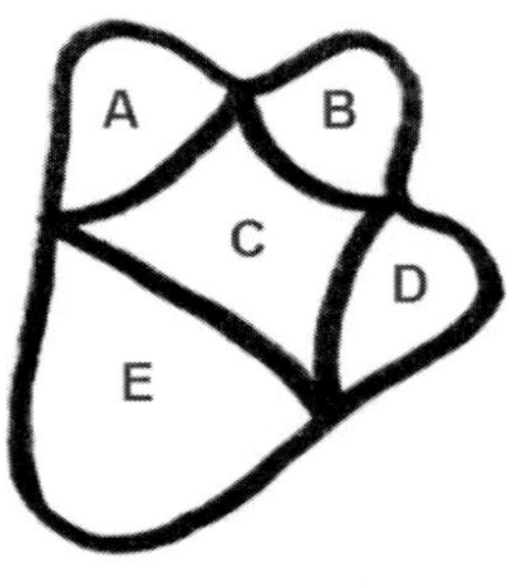

139)

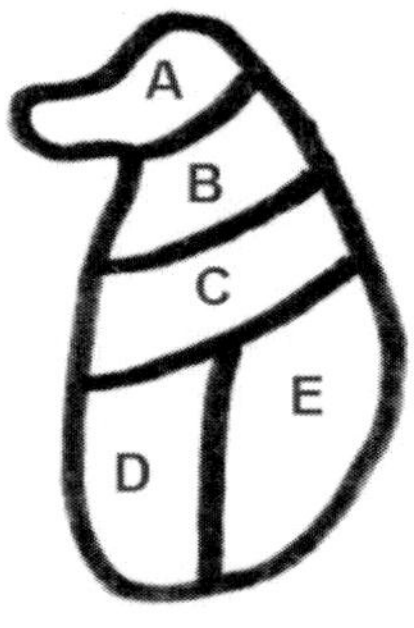

140)

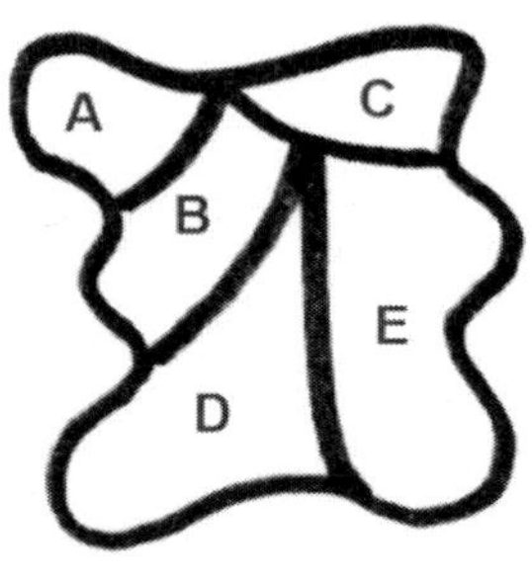

Fakten lernen (Reproduktionsphase)

Bearbeitungszeit: 7 Minuten

121) Der Richter ist ...
(A) aufrichtig.
(B) witzig.
(C) verständnisvoll.
(D) intelligent.
(E) hilfsbereit.

122) Herr Junge ist ...
(A) freiheitsliebend.
(B) verträumt.
(C) hilfsbereit.
(D) sportlich.
(E) originell.

123) Die idealistische Patientin ist ...
(A) ca. 20 Jahre alt.
(B) ca. 30 Jahre alt.
(C) ca. 40 Jahre alt.
(D) ca. 50 Jahre alt.
(E) ca. 65 Jahre alt.

124) Herr Fischer ist von Beruf ...
(A) Soldat.
(B) Concierge.
(C) Butler.
(D) Call-Center-Agent.
(E) Bodyguard.

125) An Schluckweh leidet der Patient ...
(A) König.
(B) Stiefel.
(C) Vogt.
(D) Gross.
(E) Lang.

126) Die Receptionistin ist ...
(A) verständnisvoll.
(B) aufrichtig.
(C) originell.
(D) intelligent.
(E) hilfsbereit.

127) Der an Demenz leidende Patient ist ...
(A) verständnisvoll.
(B) treu.
(C) tolerant.
(D) hilfsbereit.
(E) aufrichtig.

128) Die an Brustkrebs erkrankte Patientin heißt ...
(A) Hermann.
(B) Gross.
(C) Schneider.
(D) Mozart.
(E) Chopin.

129) Frau Lang ist von Beruf ...
(A) Zoologin.
(B) Polizistin.
(C) Bodyguard.
(D) Receptionistin.
(E) Veterinärin.

130) Der sture Patient leidet an ...
(A) Kolik.
(B) Masern.
(C) Alzheimer.
(D) Arteriosklerose.
(E) Demenz.

131) Die treue Patientin ist ...
(A) ca. 20 Jahre alt.
(B) ca. 30 Jahre alt.
(C) ca. 40 Jahre alt.
(D) ca. 50 Jahre alt.
(E) ca. 65 Jahre alt.

132) Frau Lang ist ...
(A) ca. 20 Jahre alt.
(B) ca. 30 Jahre alt.
(C) ca. 40 Jahre alt.
(D) ca. 50 Jahre alt.
(E) ca. 65 Jahre alt.

133) An Alzheimer leidet der Patient ...
(A) Schubert.
(B) Mozart.
(C) Fischer.
(D) Schneider.
(E) Junge.

134) Die Call-Center-Agentin ist ...
(A) verträumt.
(B) tolerant.
(C) stur.
(D) unberechenbar.
(E) launisch.

135) Herr Herrmann ist von Beruf ...
(A) Bodyguard.
(B) Taxifahrer.
(C) Butler.
(D) Staatsanwalt.
(E) Richter.

136) Herr Schmid ist ...
(A) aufrichtig.
(B) verständnisvoll.
(C) treu.
(D) witzig.
(E) tolerant.

137) Der an Tinnitus leidende Patient ist ...
(A) verständnisvoll.
(B) idealistisch.
(C) treu.
(D) sportlich.
(E) witzig.

138) An Kolik leidet der Patient ...
(A) Junge.
(B) Schmidt.
(C) Schneider.
(D) Schuhmann.
(E) Sanda.

139) Der sportliche Patient leidet an ...
(A) Mumps.
(B) Kolik.
(C) Hepatitis.
(D) Depression.
(E) Arteriosklerose.

140) Herr König ist ...
(A) Soldat.
(B) Richter.
(C) Staatsanwalt.
(D) Taxifahrer.
(E) Butler.

8. Test

Figuren lernen (Einprägephase) **Lernzeit: 4 Minuten**

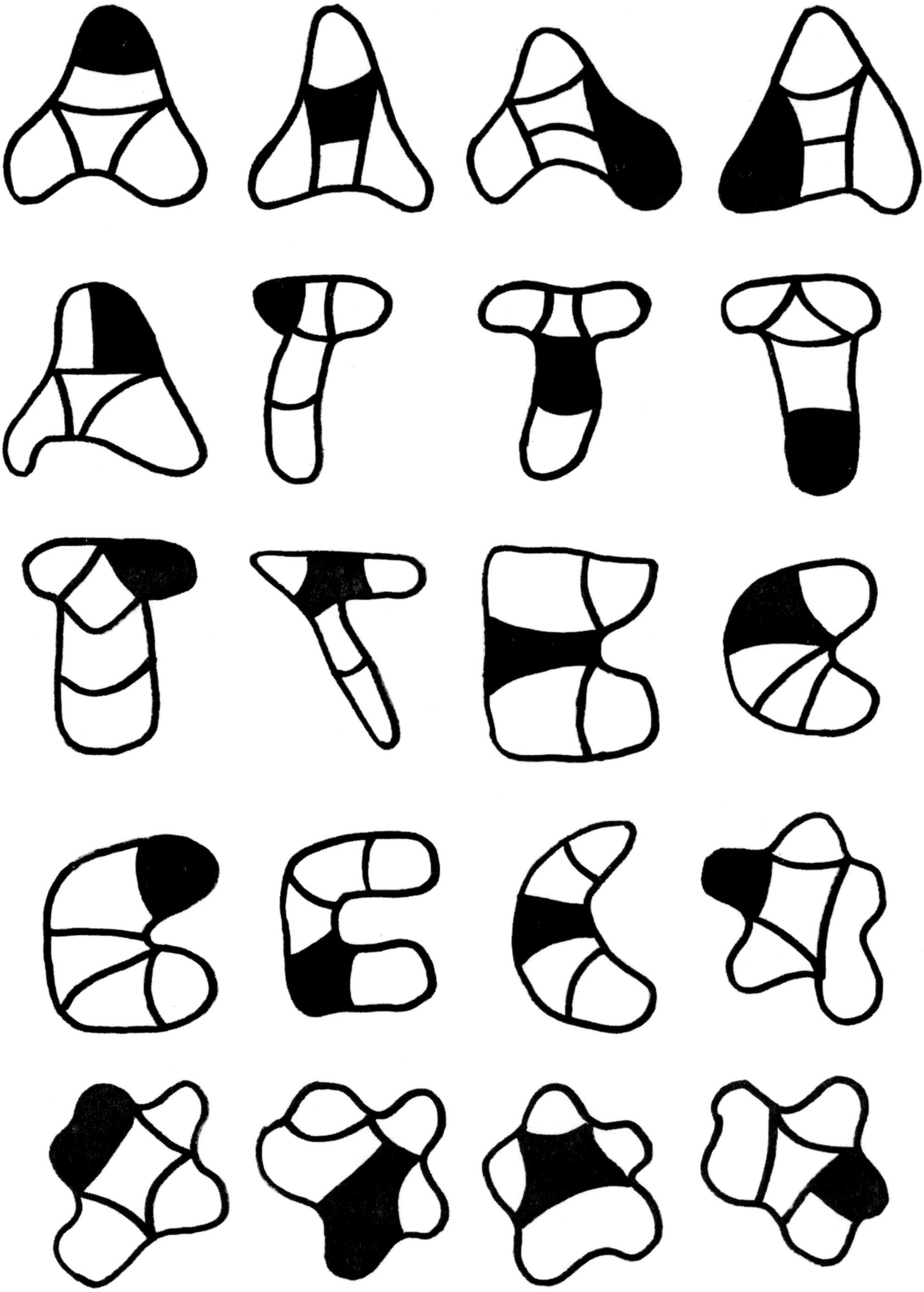

Fakten lernen (Einprägephase) **Lernzeit: 6 Minuten**

Widrig:	ca. 18 Jahre	Schülerin, sprunghaft – Röteln
Leu:	ca. 18 Jahre	Lehrabsolventin, eifersüchtig – Schluckauf
Krebs:	ca. 18 Jahre	Studentin, unabhängig – Multiple Sklerose
Warzinger:	ca. 25 Jahre	Architekt, leidenschaftlich – Knochenschwund
Laus:	ca. 25 Jahre	Landschaftsgärtner, jähzornig – Asthma
Flohmann:	ca. 25 Jahre	Dekorateurin, energiereich – Schuppen
Salzmann:	ca. 35 Jahre	Jongleur, Ambulanz – Schlaganfall
Basil:	ca. 35 Jahre	Leichtathletin, vorsichtig – Blutung
Streumann:	ca. 35 Jahre	Löwenbändiger, geduldig – Kopfweh
Bär:	ca. 45 Jahre	Heimleiter, Notfall – Niereninsuffizienz
Wolff:	ca. 45 Jahre	Sozialpädagogin, zornig – Übergewicht
Natter:	ca. 45 Jahre	Hortarbeiterin, zuverlässig – Fieber
Walti:	ca. 55 Jahre	Kranführer, rechthaberisch – Leberzirrhose
Kägi:	ca. 55 Jahre	Taxifahrer, Chirurgie – Bulimie
Hösli:	ca. 55 Jahre	Buschauffeur, erfolgreich – Alkoholvergiftung

Nicht umblättern! Zuerst 60 Min. Pause/Textverständnis! **STOP**

Figuren lernen (Reproduktionsphase) **Bearbeitungszeit: 5 Minuten**

141)

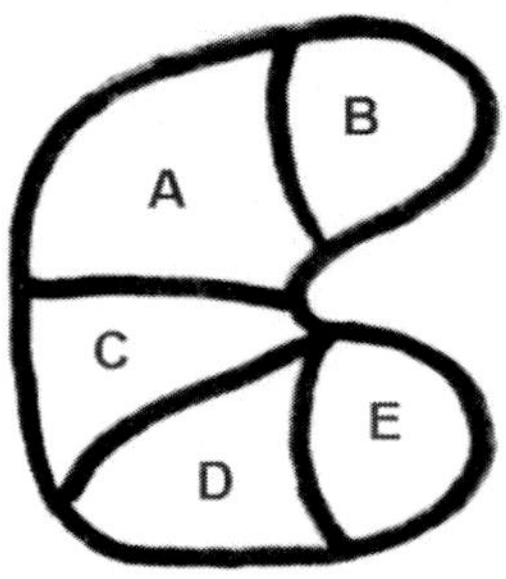

142)

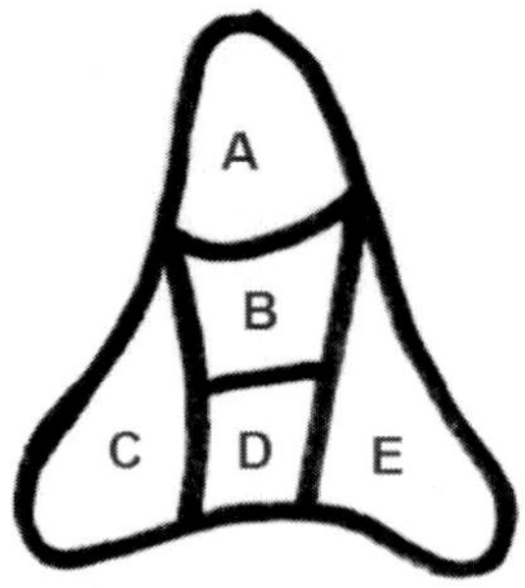

143)

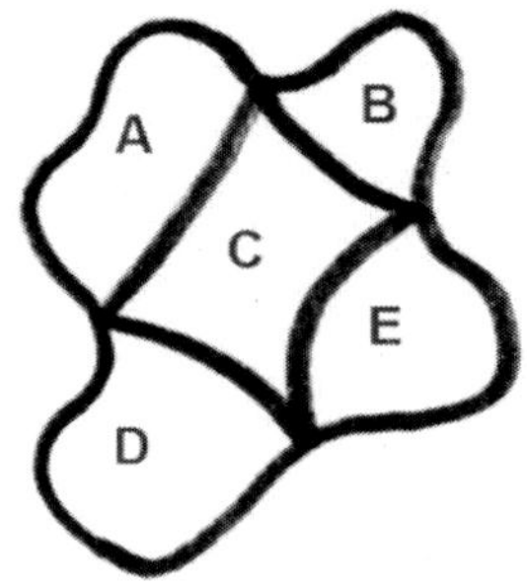

144)

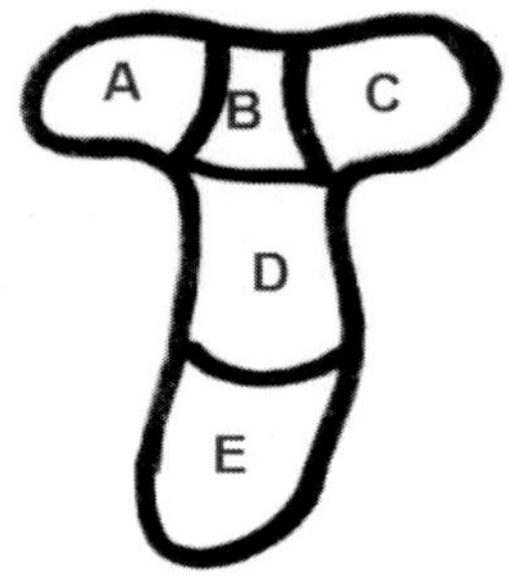

145)

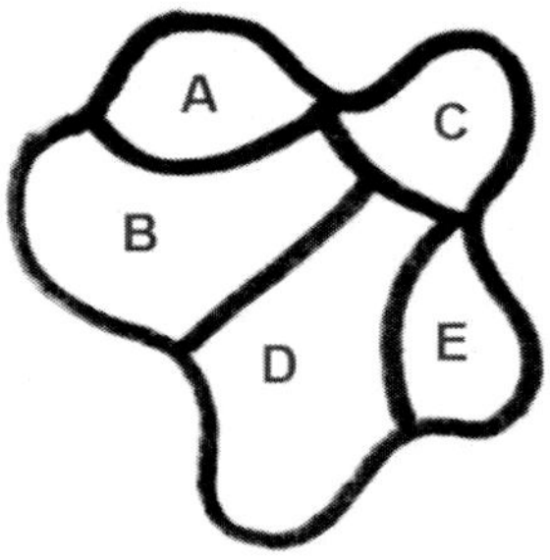

146)

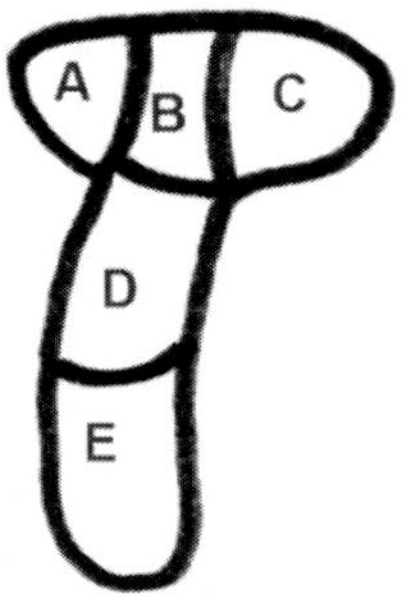

147)

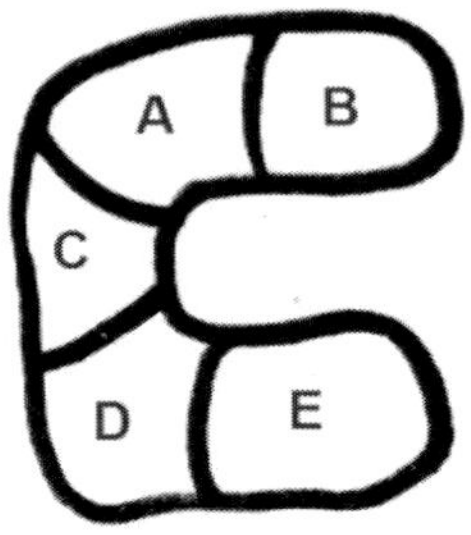

148)

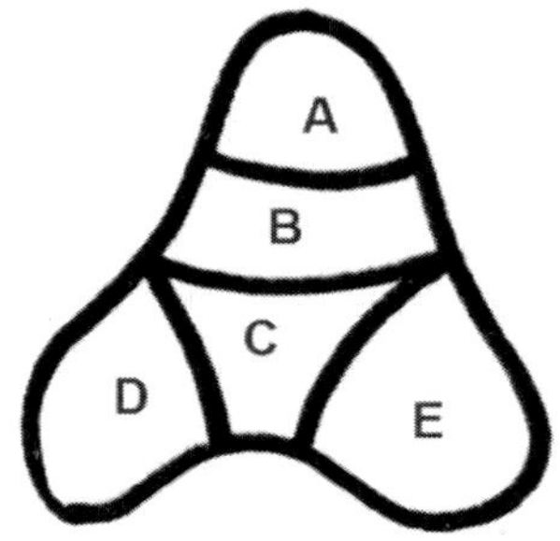

149)

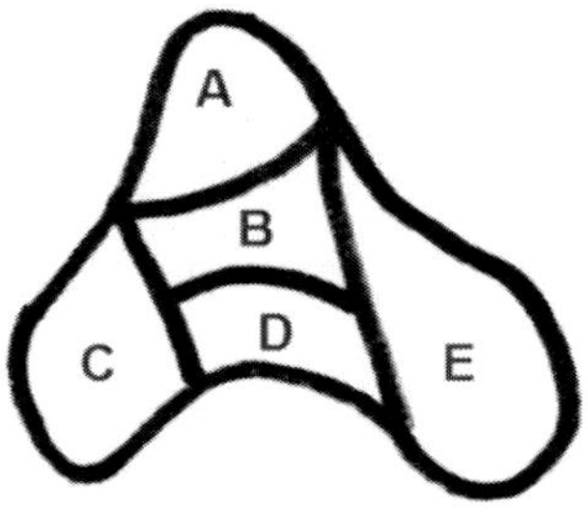

150)

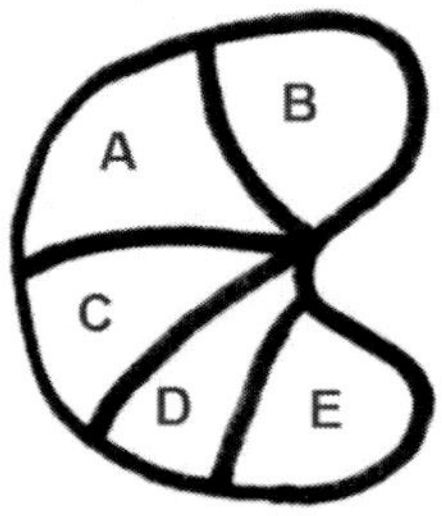

151)

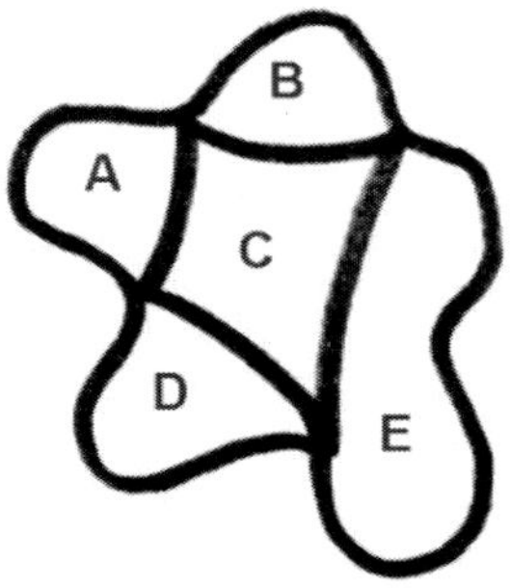

152)

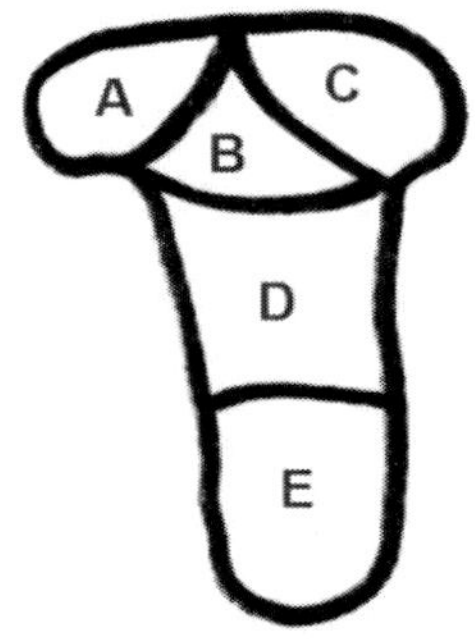

153)

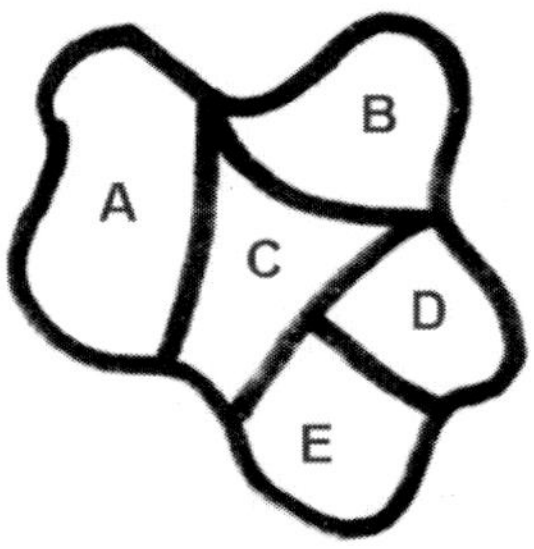

154)

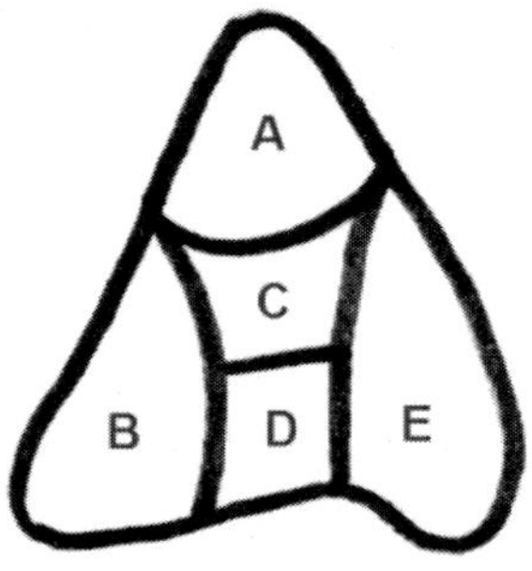

155)

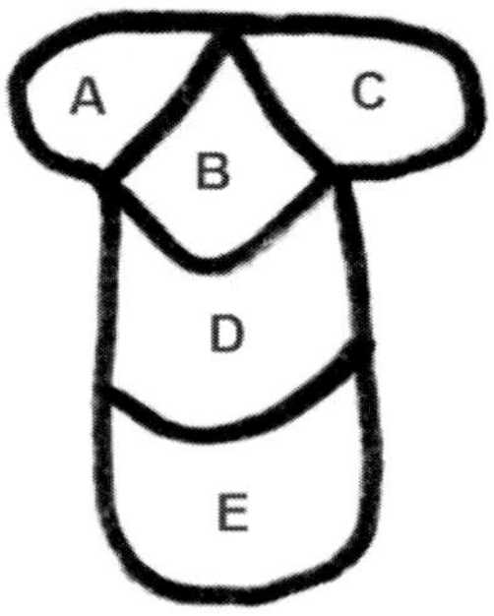

156)

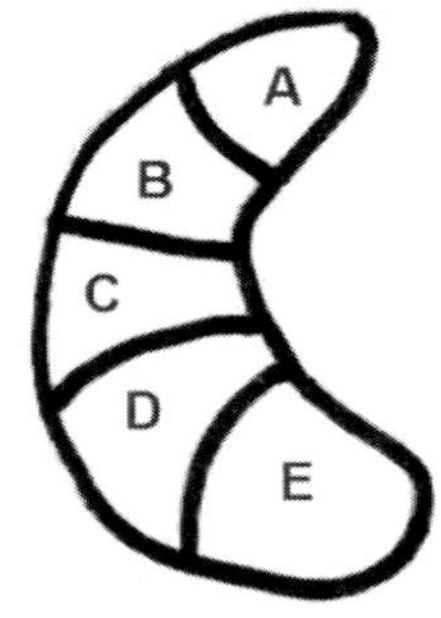

157)

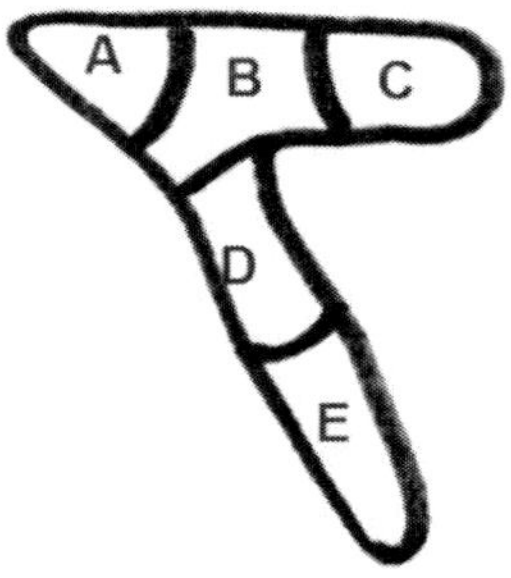

158)

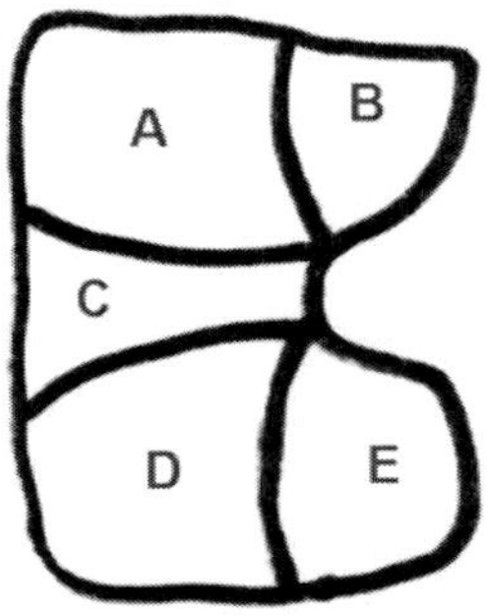

159)

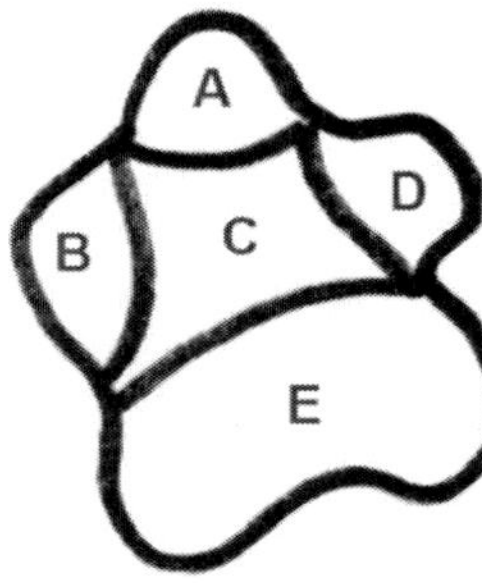

160)

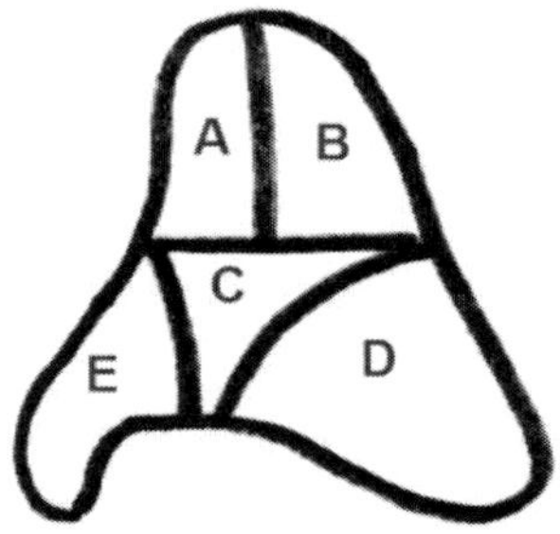

Fakten lernen (Reproduktionsphase) Bearbeitungszeit: 7 Minuten

141) Der Taxifahrer heißt ...
(A) Kägi.
(B) Walti.
(C) Bär.
(D) Wolff.
(E) Basil.

142) Der Jongleur ist ...
(A) auf der Chirurgie.
(B) eifersüchtig.
(C) auf der Ambulanz.
(D) auf dem Notfall.
(E) jähzornig.

143) An Schuppen leidet der Patient ...
(A) Bär.
(B) Laus.
(C) Flohmann.
(D) Salzmann.
(E) Basil.

144) Der vorsichtige Patient ist ...
(A) ca. 18 Jahre alt.
(B) ca. 25 Jahre alt.
(C) ca. 35 Jahre alt.
(D) ca. 45 Jahre alt.
(E) ca. 55 Jahre alt.

145) Frau Wolff ist ...
(A) rechthaberisch.
(B) zornig.
(C) jähzornig.
(D) eifersüchtig.
(E) energiereich.

146) Die Schülerin ist ...
(A) energiereich.
(B) geduldig.
(C) vorsichtig.
(D) unabhängig.
(E) sprunghaft.

147) An Fieber leidet die Patientin ...
(A) Natter.
(B) Leu.
(C) Salzmann.
(D) Streumann.
(E) Warzinger.

148) Der Jongleur heißt ...
(A) Widrig.
(B) Leu.
(C) Streumann.
(D) Salzmann.
(E) Waltil

149) Die Patientin mit Fieber ist von Beruf ...
(A) Sozialpädagogin.
(B) Hortarbeiterin.
(C) Dekorateurin.
(D) Schülerin.
(E) Studentin.

150) Auf der Chirurgie liegt der Patient ...
(A) Bär.
(B) Kägi.
(C) Salzmann.
(D) Warzinger.
(E) Laus.

151) Der Architekt ist ...
(A) leidenschaftlich.
(B) jähzornig.
(C) geduldig.
(D) vorsichtig.
(E) erfolgreich.

152) Der rechthaberische Patient ist von Beruf ...
(A) Landschaftsgärtner.
(B) Architekt.
(C) Heimleiter.
(D) Kranführer.
(E) Taxifahrer.

153) Herr Krebs ist ...
(A) ca. 18 Jahre alt.
(B) ca. 25 Jahre alt.
(C) ca. 35 Jahre alt.
(D) ca. 45 Jahre alt.
(E) ca. 55 Jahre alt.

154) Der vorsichtige Patient leidet an ...
(A) Multiple Sklerose.
(B) Niereninsuffizienz.
(C) einer Blutung.
(D) Alkoholvergiftung.
(E) Schlaganfall.

155) Der erfolgreiche Patient ist ...
(A) ca. 18 Jahre alt.
(B) ca. 25 Jahre alt.
(C) ca. 35 Jahre alt.
(D) ca. 45 Jahre alt.
(E) ca. 55 Jahre alt.

156) Die Studentin leidet an ...
(A) Knochenschwund.
(B) Niereninsuffizienz.
(C) Leberzirrhose.
(D) Schlaganfall.
(E) Multiple Sklerose.

157) Der geduldige Patient ist von Beruf ...
(A) Jongleur.
(B) Löwenbändiger.
(C) Architekt.
(D) Landschaftsgärtner.
(E) Taxifahrer.

158) Der Heimleiter heißt ...
(A) Wolff.
(B) Bär.
(C) Walti.
(D) Kägi.
(E) Laus.

159) Die zuverlässige Patientin leidet an ...
(A) Schluckauf.
(B) Asthma.
(C) Übergewicht.
(D) Fieber.
(E) Kopfweh.

160) Die Lehrabsolventin ist ...
(A) rechthaberisch.
(B) zuverlässig.
(C) zornig.
(D) eifersüchtig.
(E) unabhängig.

9. Test

Figuren lernen (Einprägephase) **Lernzeit: 4 Minuten**

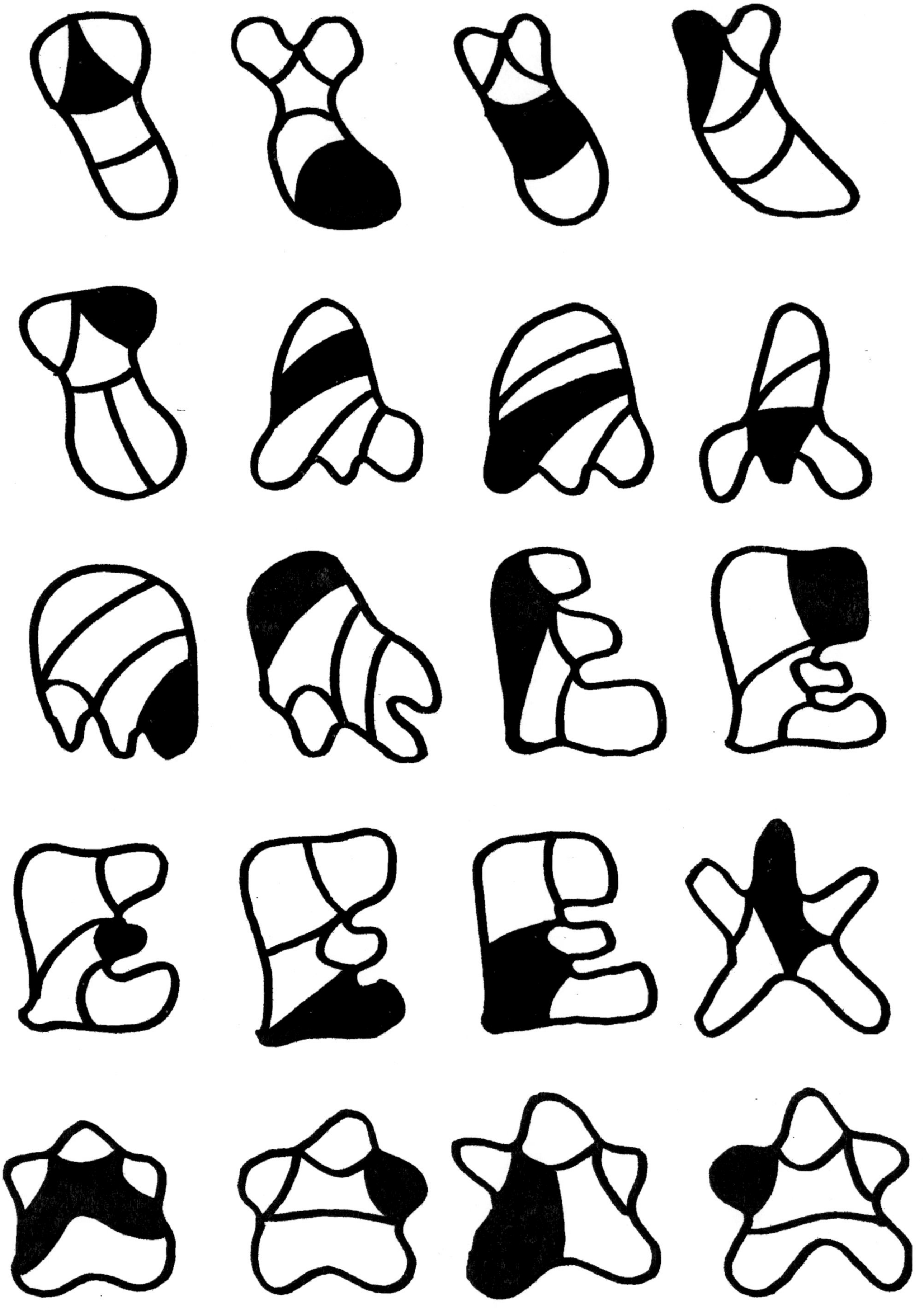

Fakten lernen (Einprägephase) — Lernzeit: 6 Minuten

Jung:	ca. 20 Jahre	Schneider, einsam – Durchfall
Althaus:	ca. 20 Jahre	Mannequin, fröhlich – Akne
Mittelholzer:	ca. 20 Jahre	Requisiteur, glatzköpfig – Asthma
Freud:	ca. 25 Jahre	Zeichnerin, stationär – Verstopfung
Schönenberger:	ca. 25 Jahre	Technikerin, kommunikativ – Bronchitis
Gluck:	ca. 25 Jahre	Geometiker, glücklich – Nasenbluten
Himmel:	ca. 35 Jahre	Informatikerin, eine Tochter – Lungenkrebs
Engels:	ca. 35 Jahre	Operator, verwitwet – Ausschlag
Sonnenberger:	ca. 35 Jahre	Applikationsentwickler, besonnen – Krämpfe
Zimmermann:	ca. 45 Jahre	Facility Manager, kinderlos – HIV/Aids
Müller:	ca. 45 Jahre	Hauswart, intelligent – Atembeschwerden
Schneider:	ca. 45 Jahre	Hauswirtschafterin, schlank – Nackenstarre
Angstmann:	ca. 60 Jahre	Formenbauer, redselig – Ohrenschmerzen
Lieb:	ca. 60 Jahre	Gussformer, temperamentvoll – Lupus
Klamm:	ca. 60 Jahre	Modellbauerin, ambulant – Niereninfektion

Nicht umblättern! Zuerst 60 Min. Pause/Textverständnis!

STOP

Figuren lernen (Reproduktionsphase) **Bearbeitungszeit: 5 Minuten**

161)

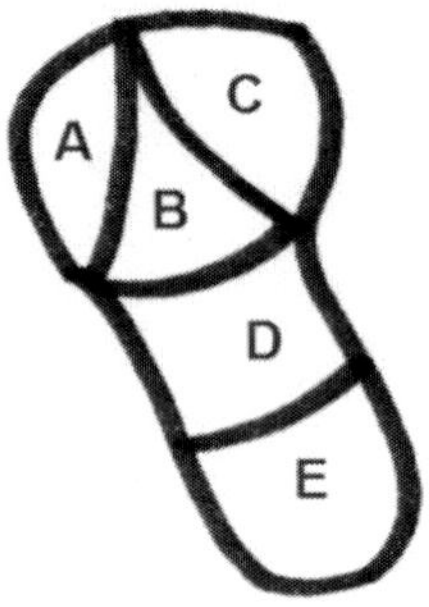

162)

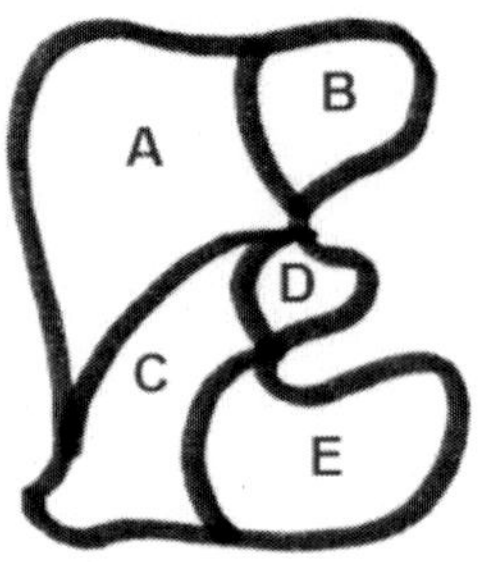

163)

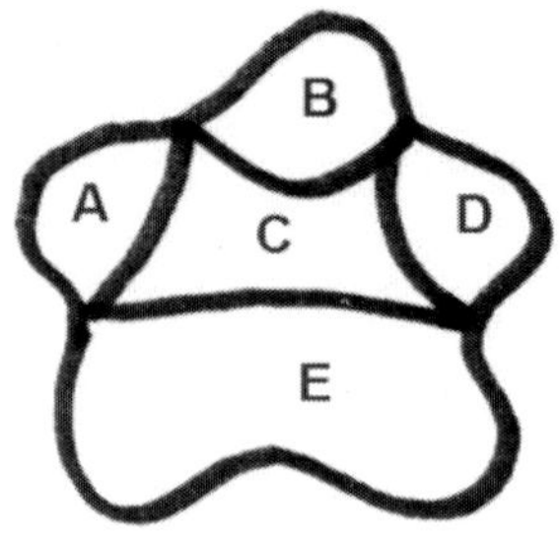

164)

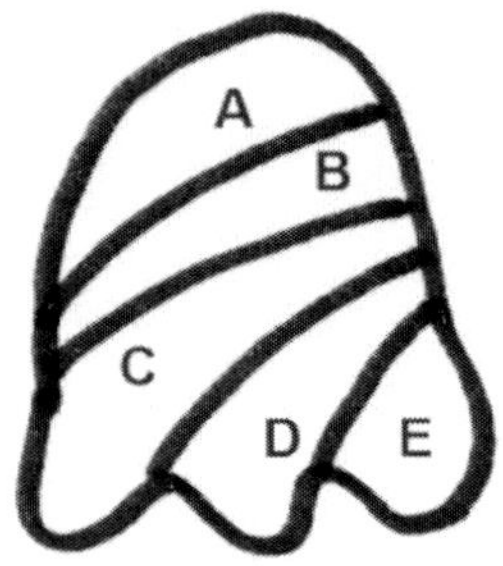

165)

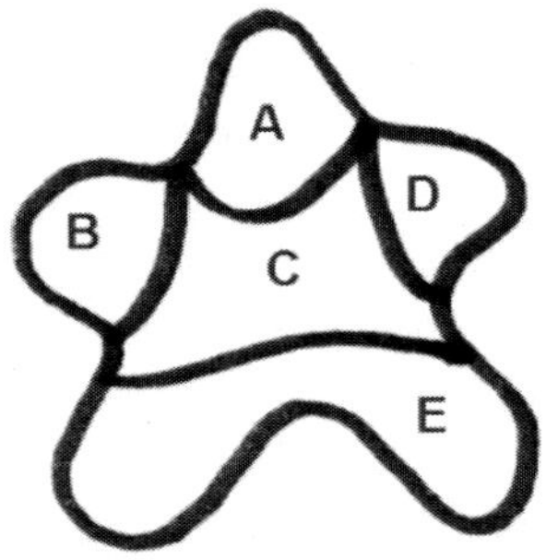

166)

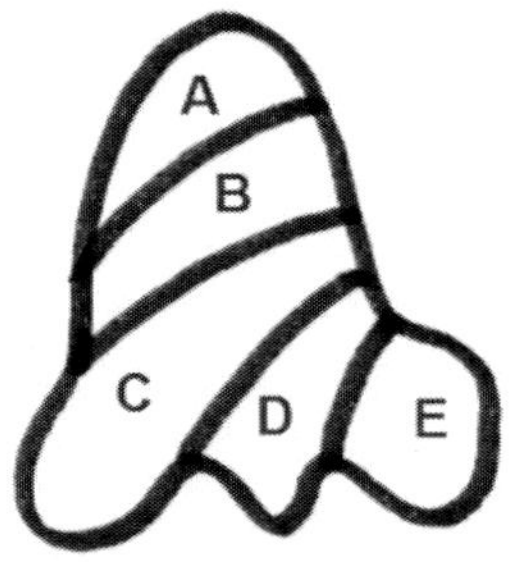

167)

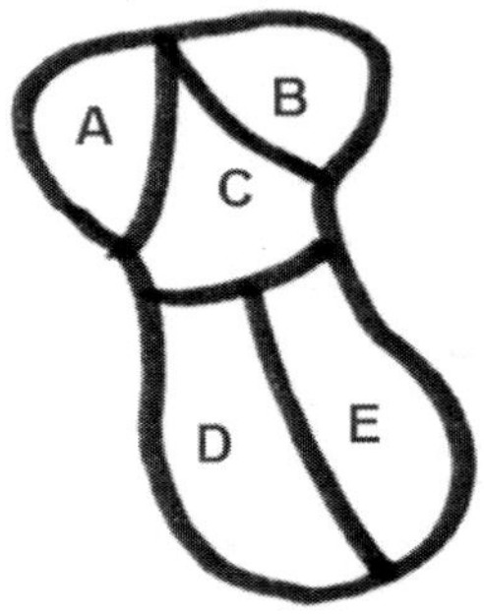

168)

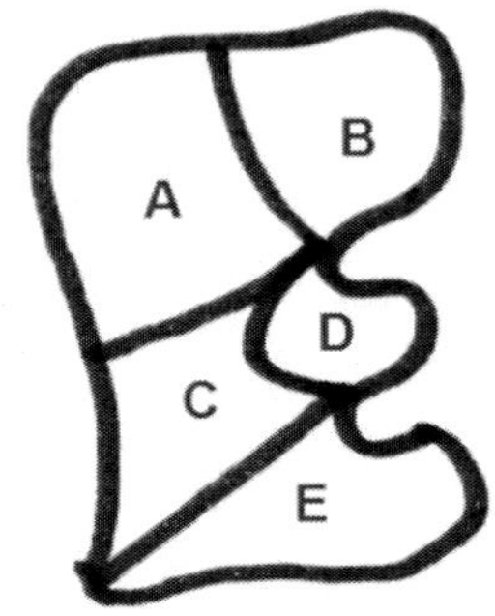

169)

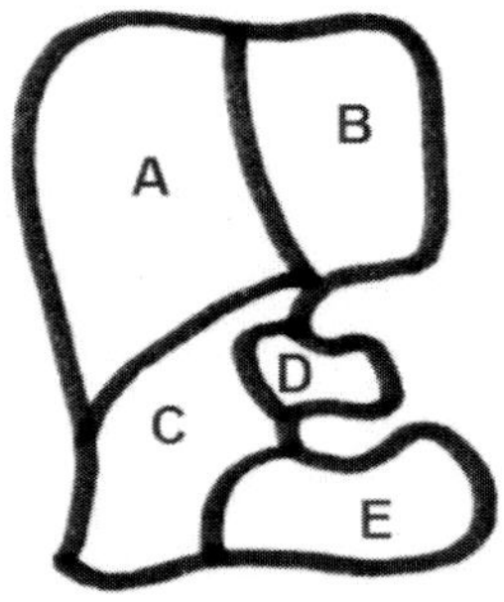

170)

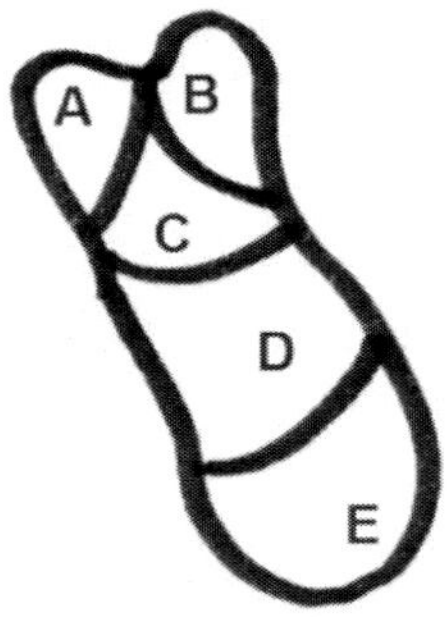

171)

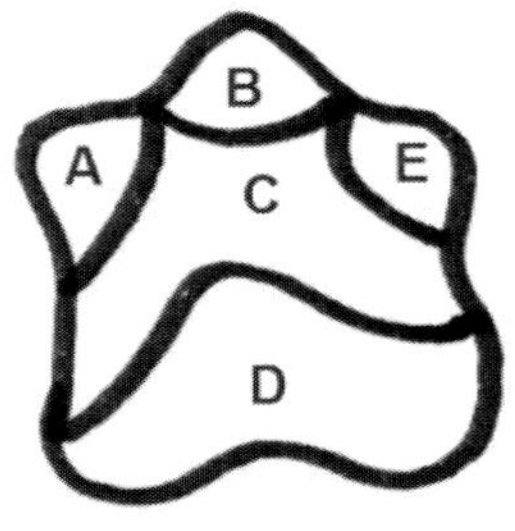

172)

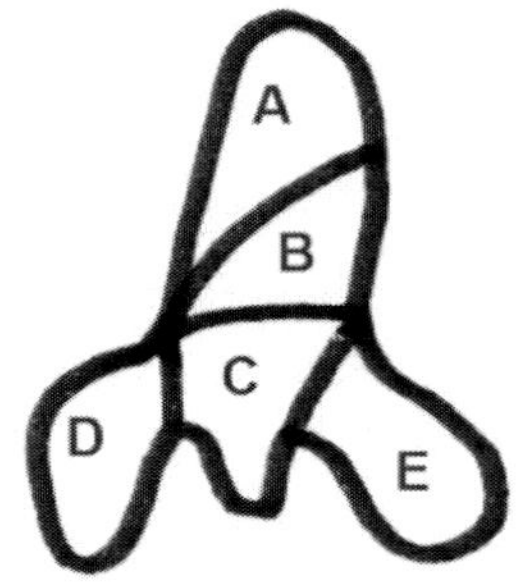

173)

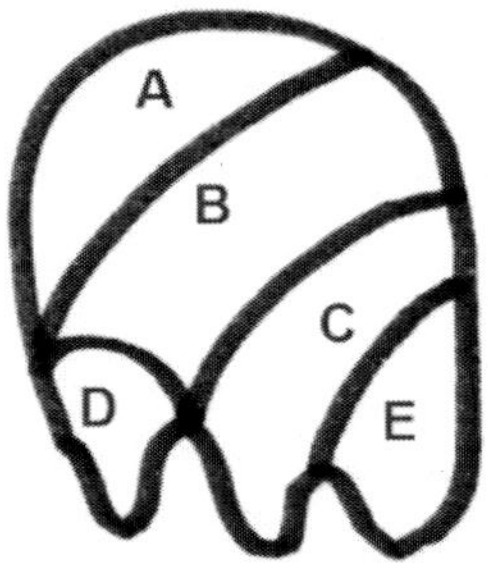

174)

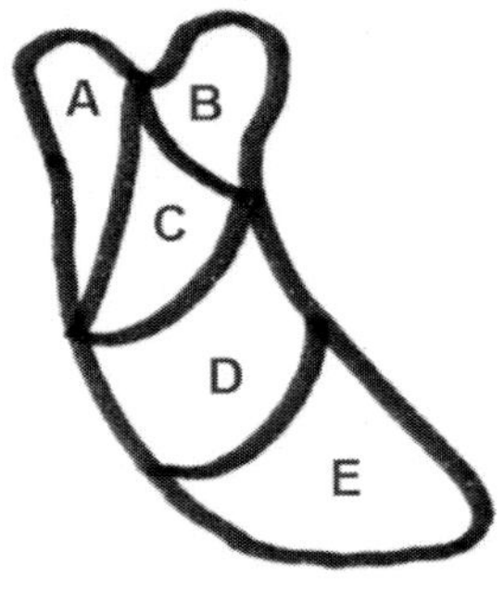

175)

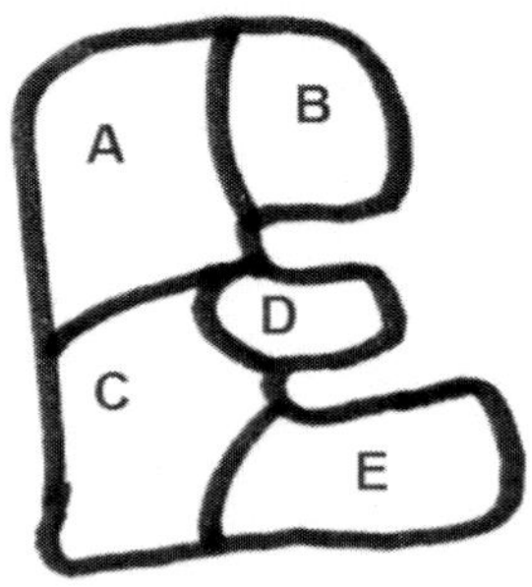

176)

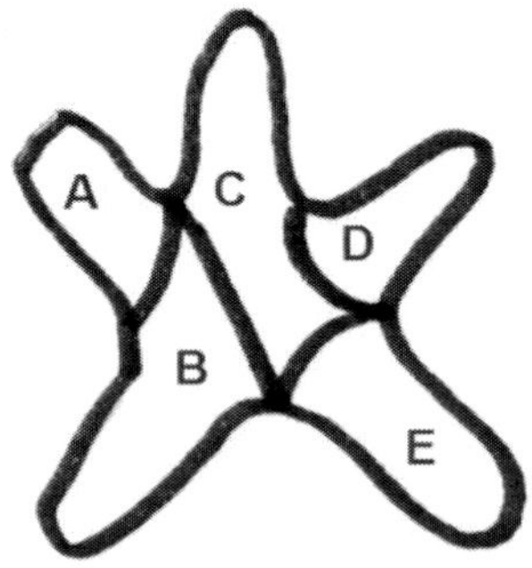

177)

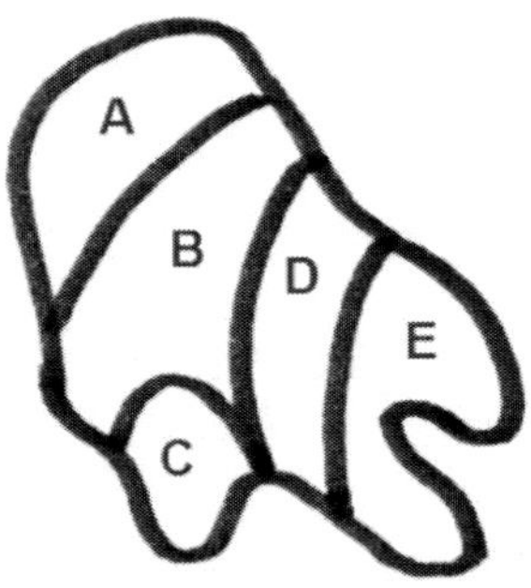

178)

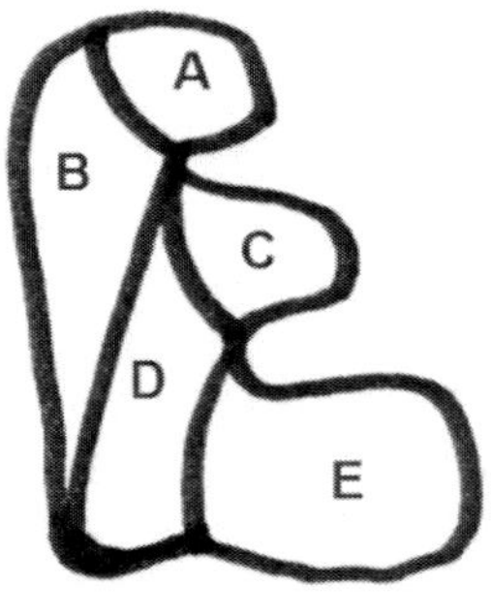

179)

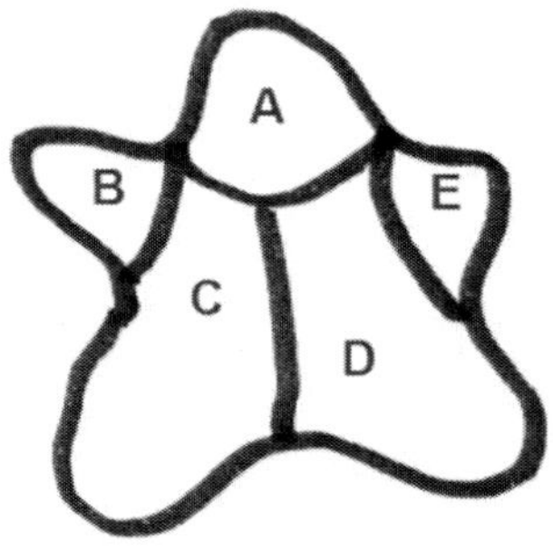

180)

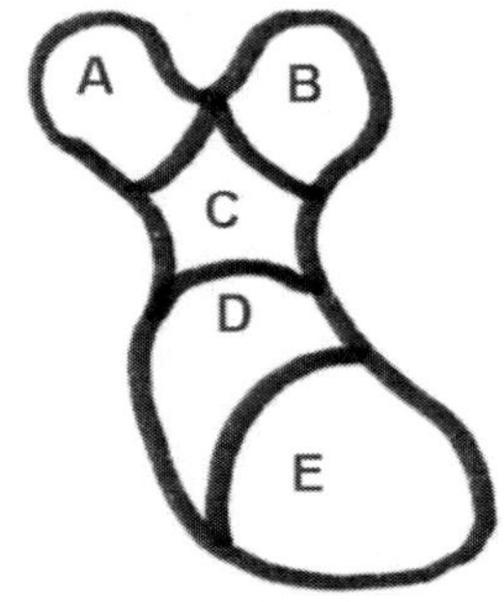

Fakten lernen (Reproduktionsphase) Bearbeitungszeit: 7 Minuten

161) An Verstopfung leidet ...
(A) das Mannequin.
(B) die Zeichnerin.
(C) der Schneider.
(D) die Geometikerin.
(E) die Modellbauerin.

162) Der redselige Patient heißt ...
(A) Angstmann.
(B) Zimmermann.
(C) Schönenberger.
(D) Müller.
(E) Lieb.

163) Der Operator leidet an der Diagnose ...
(A) HIV/Aids
(B) Atembeschwerden.
(C) Ausschlag.
(D) Akne.
(E) Nasenbluten.

164) Der Applikationsentwickler ist ...
(A) ca. 18 Jahre alt.
(B) ca. 25 Jahre alt.
(C) ca. 35 Jahre alt.
(D) ca. 45 Jahre alt.
(E) ca. 60 Jahre alt.

165) Die Patientin mit einer Tochter heißt ...
(A) Zimmermann.
(B) Müller.
(C) Lieb.
(D) Engels.
(E) Himmel.

166) Die kommunikative Person leidet an ...
(A) Asthma.
(B) Krämpfe.
(C) Nackenstarre.
(D) Bronchitis.
(E) Atembeschwerden.

167) Der Operator ist ...
(A) verwitwet.
(B) kinderlos.
(C) redselig.
(D) kommunikativ.
(E) glatzköpfig.

168) Herr Lieb leidet an ...
(A) Lupus.
(B) Niereninfektion.
(C) Nackenstarre.
(D) Akne.
(E) Ausschlag.

169) An Asthma leidet der Patient ...
(A) Engels.
(B) Himmel.
(C) Mittelholzer.
(D) Angstmann.
(E) Lieb.

170) Die temperamentvolle Patientin ist von Beruf ...
(A) Informatikerin.
(B) Hauswirtschafterin.
(C) Zeichnerin.
(D) Technikerin.
(E) Modellbauerin.

171) Der glatzköpfige Patient ist ...
(A) ca. 18 Jahre alt.
(B) ca. 25 Jahre alt.
(C) ca. 35 Jahre alt.
(D) ca. 45 Jahre alt.
(E) ca. 60 Jahre alt.

172) Der Operator ist ...
(A) ca. 18 Jahre alt.
(B) ca. 25 Jahre alt.
(C) ca. 35 Jahre alt.
(D) ca. 45 Jahre alt.
(E) ca. 60 Jahre alt.

173) An HIV/Aids leidet der Patient ...
(A) Freud.
(B) Schönenberger.
(C) Gluck.
(D) Müller.
(E) Zimmermann.

174) Der besonnene Patient leidet an ...
(A) Verstopfung.
(B) Krämpfe.
(C) Durchfall.
(D) Nackenstarre.
(E) Lupus.

175) Frau Althaus ist ...
(A) temperamentvoll.
(B) besonnen.
(C) intelligent.
(D) fröhlich.
(E) schlank.

176) Der Patient, welcher an Atembeschwerden leidet ist ...
(A) ca. 18 Jahre alt.
(B) ca. 25 Jahre alt.
(C) ca. 35 Jahre alt.
(D) ca. 45 Jahre alt.
(E) ca. 60 Jahre alt.

177) Der Facility Manager ist ...
(A) stationär.
(B) kinderlos.
(C) fröhlich.
(D) temperamentvoll.
(E) redselig.

178) Der Geometiker leidet an ...
(A) Lupus.
(B) Atembeschwerden.
(C) Asthma.
(D) Ausschlag.
(E) Nasenbluten.

179) An Lungenkrebs leidet die Patientin ...
(A) Lieb.
(B) Zimmermann.
(C) Freud.
(D) Jung.
(E) Himmel.

180) Die schlanke Patientin leidet an ...
(A) Niereninfektion.
(B) Lupus.
(C) HIV/Aids.
(D) Bronchitis.
(E) Asthma.

10. Test

Figuren lernen (Einprägephase) **Lernzeit: 4 Minuten**

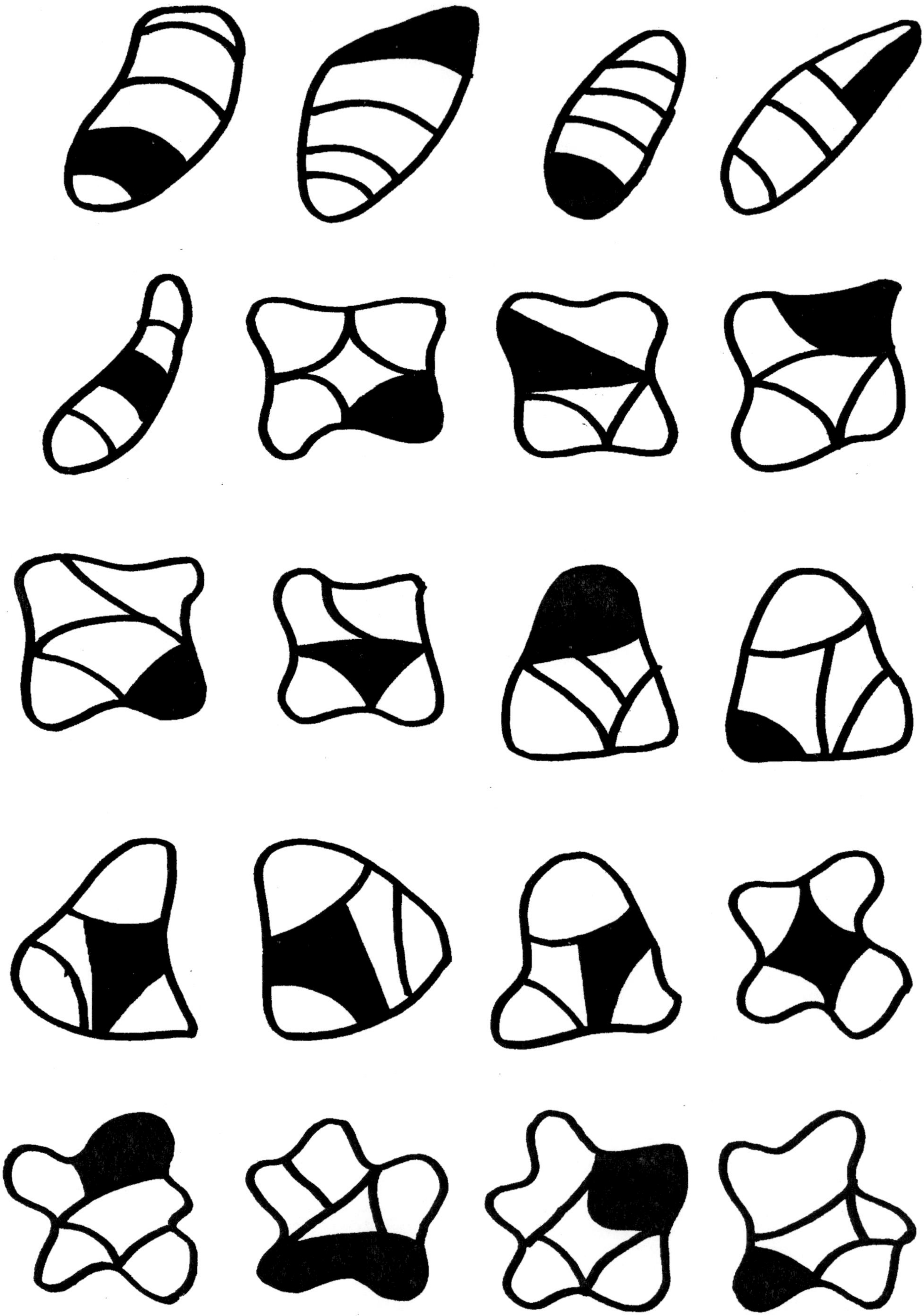

Fakten lernen (Einprägephase) — Lernzeit: 6 Minuten

Emmentaler:	ca. 20 Jahre alt	Bademeister, kinderlieb – Herzinfarkt
Rahme:	ca. 20 Jahre alt	Erzieher, anhänglich – Bandwurm
Brie:	ca. 20 Jahre alt	Hausfrau, unzuverlässig – Fieber
Schefer:	ca. 30 Jahre alt	Tonregisseur, selbständig – Impotenz
Hirt:	ca. 30 Jahre alt	Tonoperateur, labil – Angst
Hundertpfund:	ca. 30 Jahre alt	Tontechniker, lebenslustig – Hirninfarkt
Ineichen:	ca. 40 Jahre alt	Tierarzt, jähzornig – Kopfweh
Tanner:	ca. 40 Jahre alt	Wildhüter, selbstsicher – Malaria
Bäumler:	ca. 40 Jahre alt	Zoowärter, bescheiden – Darmkrebs
Hundertwasser:	ca. 55 Jahre alt	Drogist, aufgestellt – Knochenkrebs
Zehner:	ca. 55 Jahre alt	Verkäuferin, bedacht – Hirntumor
Taus:	ca. 55 Jahre alt	Weinhändler, redselig – Blutvergiftung
Hagedorn:	ca. 65 Jahre alt	Automonteur, traditionell – Schizophrenie
Rosemann:	ca. 65 Jahre alt	Garagist, emotional – Depressionen
Blüten:	ca. 65 Jahre alt	Carrossier, tolerant – Sonnenbrand

Nicht umblättern! Zuerst 60 Min. Pause/Textverständnis!

STOP

Figuren lernen (Reproduktionsphase) **Bearbeitungszeit: 5 Minuten**

181)

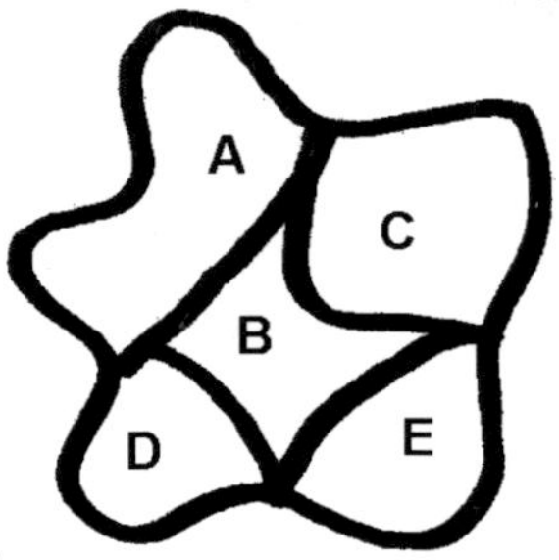

182)

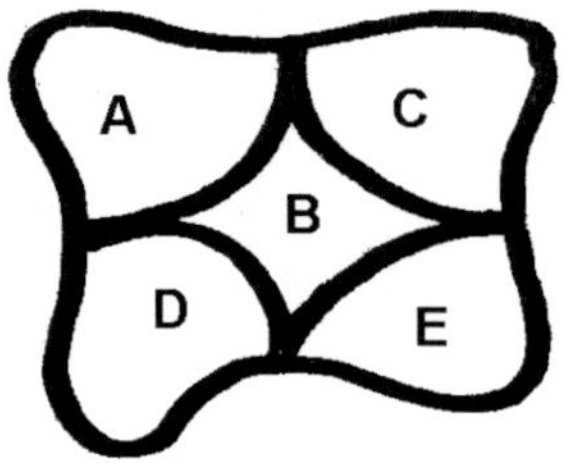

183)

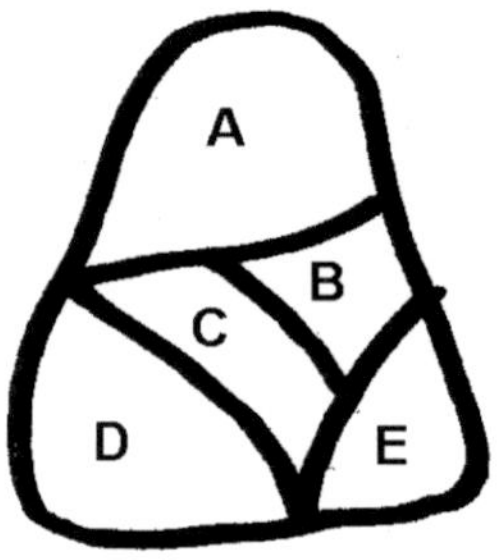

184)

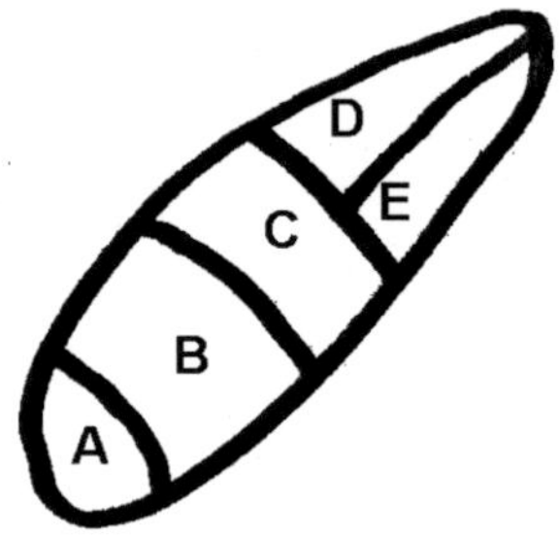

185)

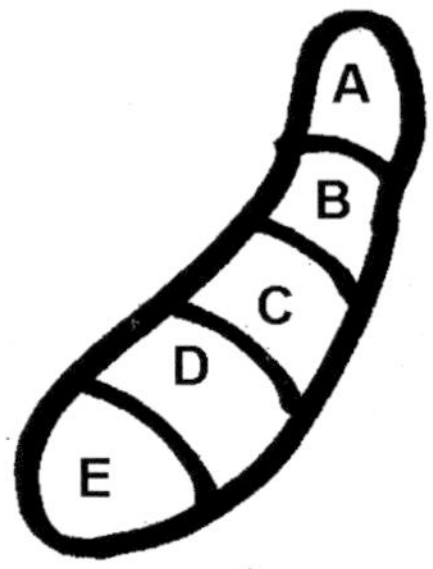

186)

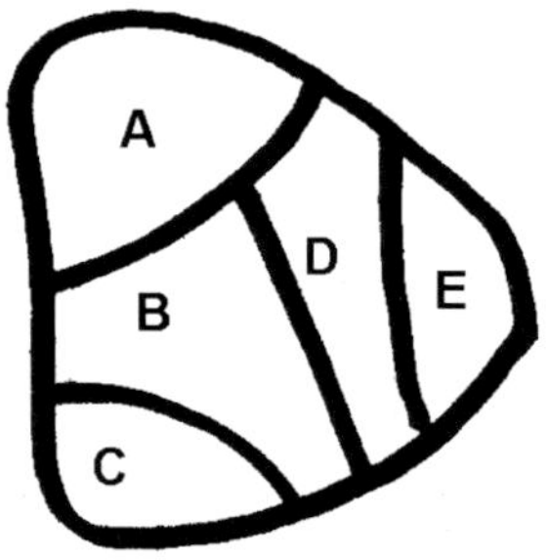

187)

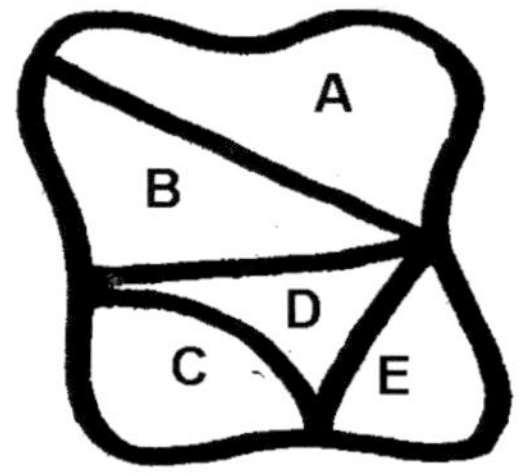

188)

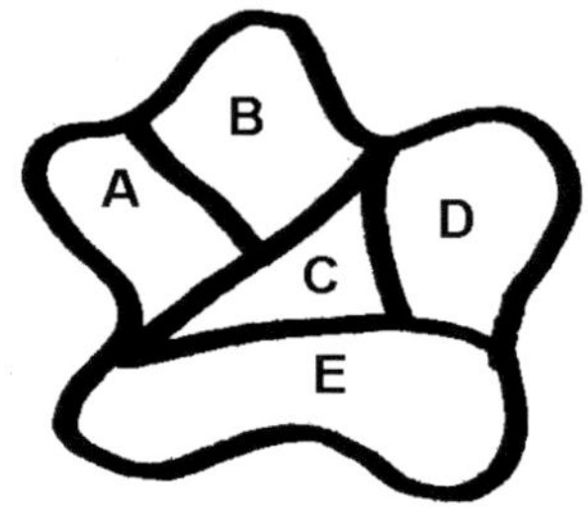

189)

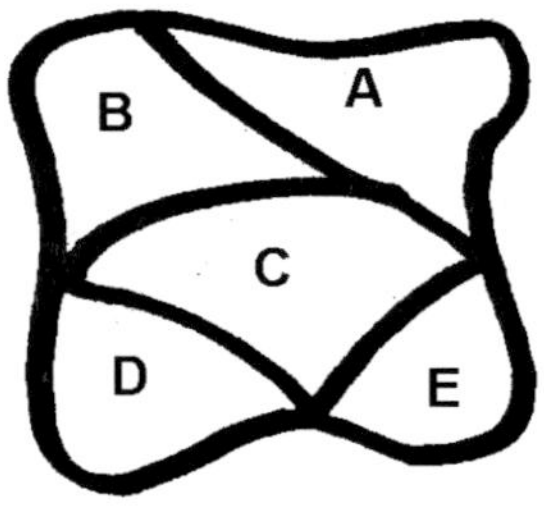

190)

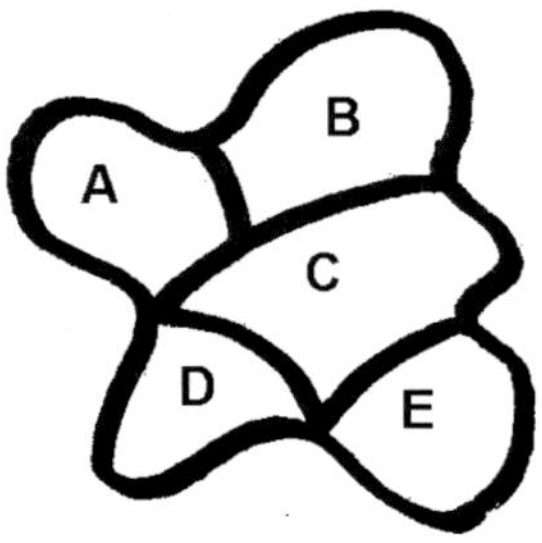

191)

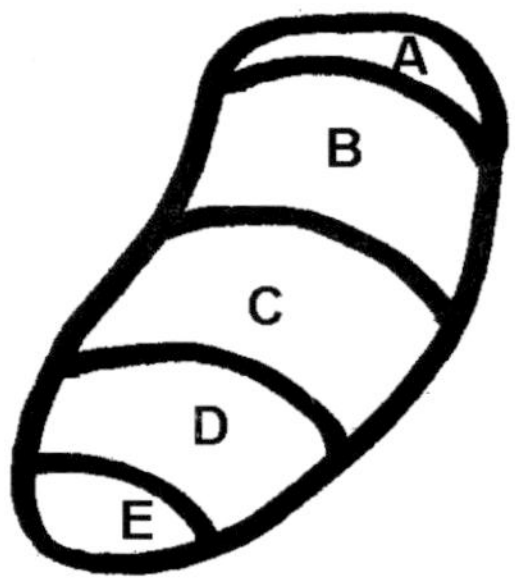

192)

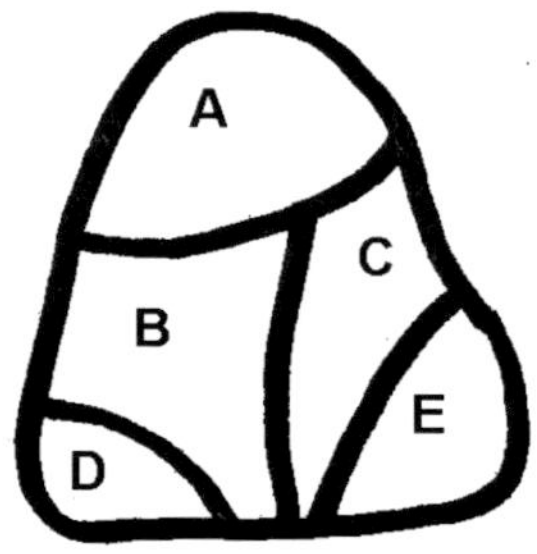

193)

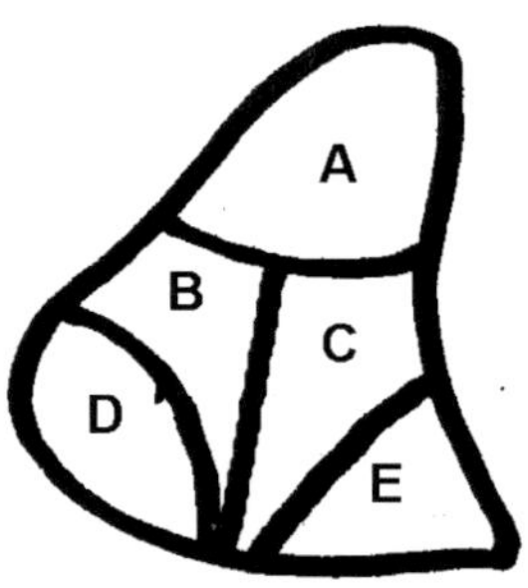

194)

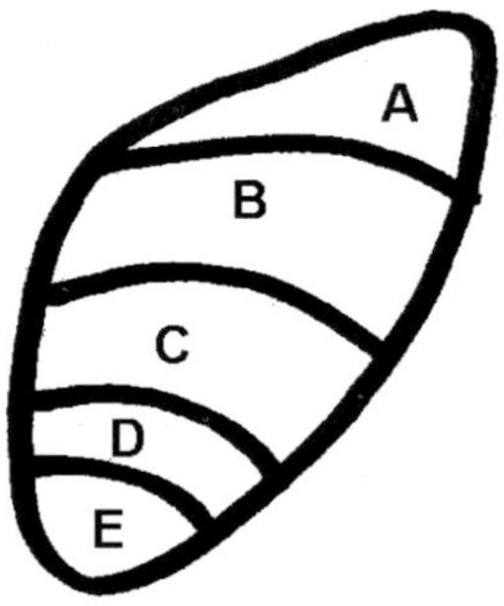

195)

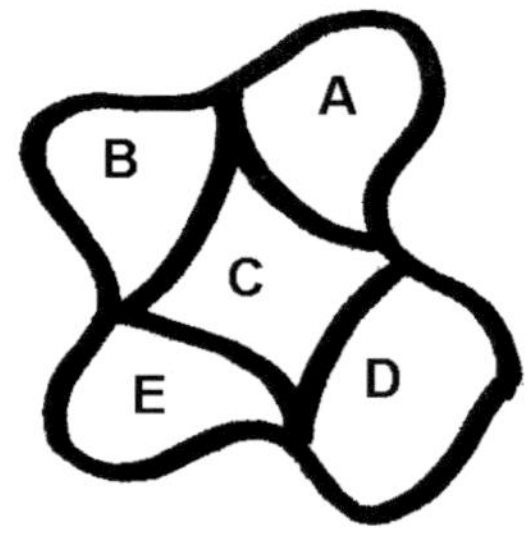

196)

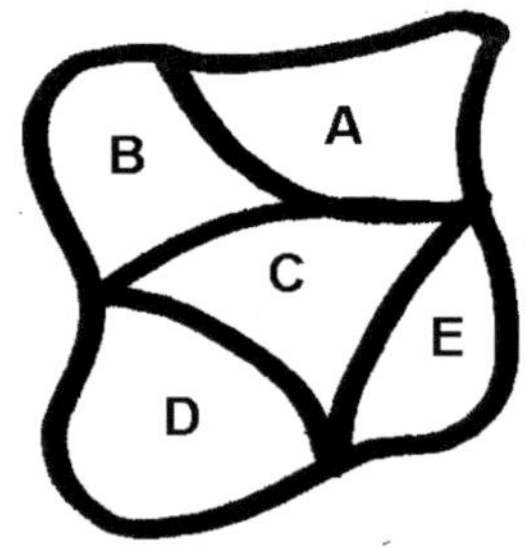

197)

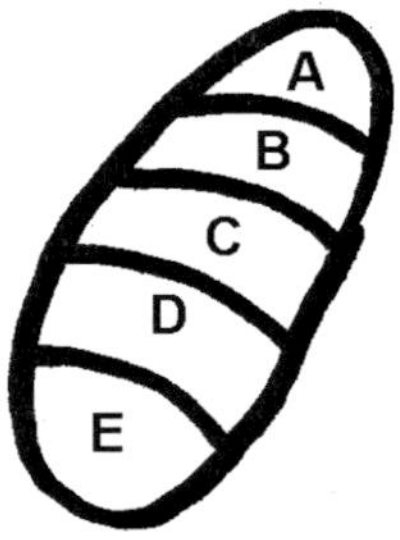

198)

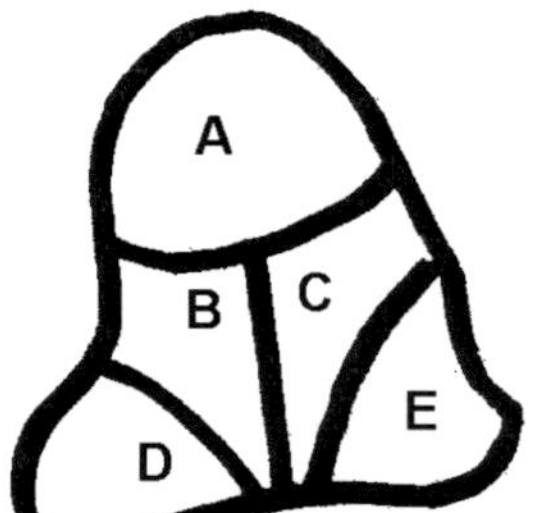

199)

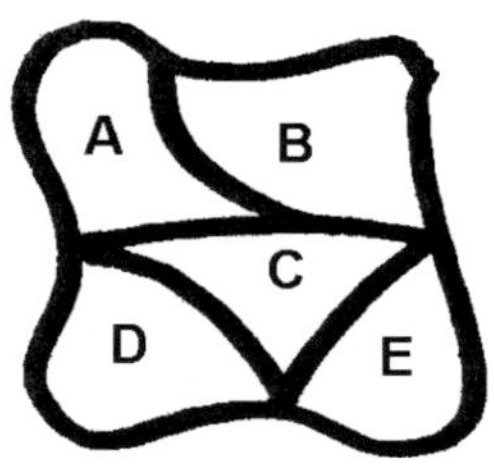

200)

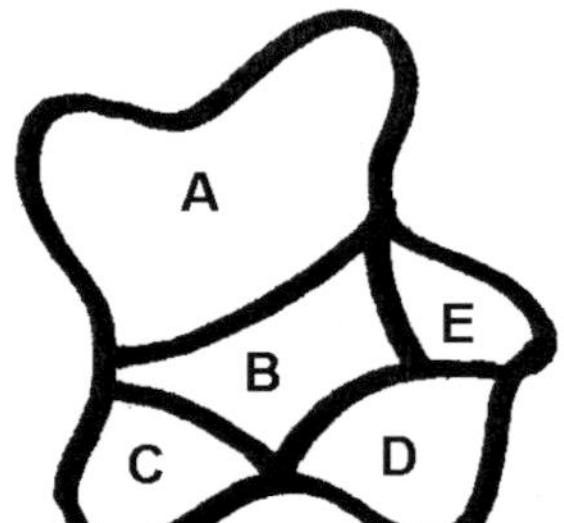

Fakten lernen (Reproduktionsphase) Bearbeitungszeit: 7 Minuten

181) Der traditionelle Patient heißt ...
(A) Hagedorn.
(B) Zehner.
(C) Tanner.
(D) Schefer.
(E) Taus.

182) Der Patient Emmentaler ist ...
(A) kinderlieb.
(B) anhänglich.
(C) traditionell.
(D) lebenslustig.
(E) traditionell.

183) Der bedachte Patient leidet an ...
(A) einer Blutvergiftung.
(B) einem Herzinfarkt.
(C) einem Hirninfarkt.
(D) Knochenkrebs.
(E) einem Hirntumor.

184) Der labile Patient ist ...
(A) ca. 20 Jahre alt.
(B) ca. 30 Jahre alt.
(C) ca. 40 Jahre alt.
(D) ca. 55 Jahre alt.
(E) ca. 65 Jahre alt.

185) An Knochenkrebs leidet der Patient ...
(A) Emmentaler.
(B) Brie.
(C) Hundertpfund.
(D) Hundertwasser.
(E) Bäumler.

186) Der Tonregisseur ist ...
(A) emotional.
(B) tolerant.
(C) selbständig.
(D) bedacht.
(E) redselig.

187) Herr Ineichen ist ...
(A) unzuverlässig.
(B) redselig.
(C) lebenslustig.
(D) jähzornig.
(E) bescheiden.

188) Der Automonteur leidet an ...
(A) Bandwurm.
(B) Schizophrenie.
(C) Depressionen.
(D) Malaria.
(E) Fieber.

189) Der an Impotenz leidende Patient ist...
(A) emotional.
(B) labil.
(C) selbständig.
(D) anhänglich.
(E) bedacht.

190) An Malaria leidet der Patient ...
(A) Blüten.
(B) Hirt.
(C) Schefer.
(D) Ineichen.
(E) Tanner.

191) Der Zoowärter leidet an ...
(A) Hirninfarkt.
(B) Impotenz.
(C) Knochenkrebs.
(D) Hirntumor.
(E) Darmkrebs.

192) Der Drogist ist ...
(A) ca. 20 Jahre alt.
(B) ca. 30 Jahre alt.
(C) ca. 40 Jahre alt.
(D) ca. 55 Jahre alt.
(E) ca. 65 Jahre alt.

193) Der emotionale Patient ist ...
(A) ca. 20 Jahre alt.
(B) ca. 30 Jahre alt.
(C) ca. 40 Jahre alt.
(D) ca. 55 Jahre alt.
(E) ca. 65 Jahre alt.

194) Der Weinhändler leidet an ...
(A) einem Bandwurm.
(B) einer Blutvergiftung.
(C) Malaria.
(D) Darmkrebs.
(E) Sonnenbrand.

195) Der Garagist heißt ...
(A) Blüten.
(B) Hagedorn.
(C) Rosemann.
(D) Taus.
(E) Zehner.

196) An Angst leidet der Patient ...
(A) Taus.
(B) Zehner.
(C) Hirt.
(D) Blüten.
(E) Rosemann.

197) Der Patient Rahme ist von Beruf ...
(A) Erzieher.
(B) Tontechniker.
(C) Tierpfleger.
(D) Zoowärter.
(E) Garagist.

198) An Sonnenbrand leidet der Patient ...
(A) Hirt.
(B) Hundertpfund.
(C) Zehner.
(D) Blüten.
(E) Hagedorn.

199) Herr Rosemann ist ...
(A) emotional.
(B) labil.
(C) anhänglich.
(D) traditionell.
(E) bedacht.

200) Die Verkäuferin ist ...
(A) ca. 20 Jahre alt.
(B) ca. 30 Jahre alt.
(C) ca. 40 Jahre alt.
(D) ca. 55 Jahre alt.
(E) ca. 65 Jahre alt.

11. Test

Figuren lernen (Einprägephase) **Lernzeit: 4 Minuten**

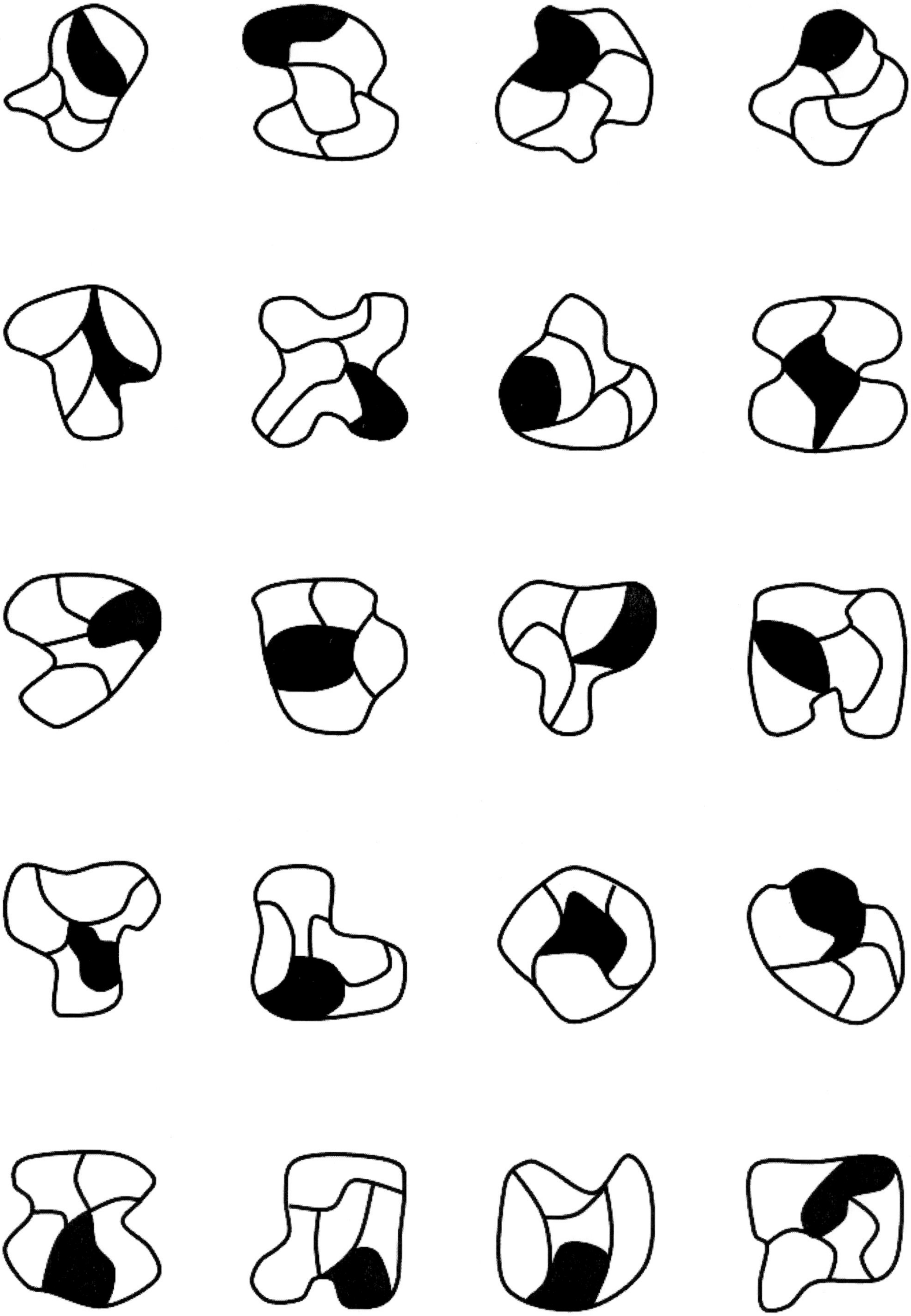

Fakten lernen (Einprägephase) **Lernzeit: 6 Minuten**

Altmeyer	ca. 40 Jahre	Kapitän, jähzornig – Oberschenkelbruch
Neuer	ca. 40 Jahre	Pilotin, Ambulanz – Kopfschmerzen
Jungblut	ca. 40 Jahre	Lokomotivführer, 2 Kinder – Schnittwunde
Hochmut	ca. 65 Jahre	Ernährungsberater, belastbar – Schuppen
Blaublut	ca. 65 Jahre	Konditorin, Pflegefall – Hirnhautentzündung
Schnösel	ca. 65 Jahre	Köchin, überwiesen – Knochenschwund
Stein	ca. 35 Jahre	Journalistin, redselig – Amnesie
Scherer	ca. 35 Jahre	Verlegerin, alleinerziehend – Verstauchung
Paper	ca. 35 Jahre	Autor, Notfall – Hautausschlag
Kieffer	ca. 20 Jahre	Metzger, emotional – Verbrennung
Tann	ca. 20 Jahre	Jäger, geschieden – Hüftprellung
Baum	ca. 20 Jahre	Schlachterin, Sanatorium – Neurose
Lauter	ca. 50 Jahre	Fotograf, tierlieb – Rückgratverletzung
Volum	ca. 50 Jahre	Schauspielerin, angepasst – Gürtelrose
Tohn	ca. 50 Jahre	Intendant, Chirurgie – Stirnhöhlenvereiterung

Nicht umblättern! Zuerst 60 Min. Pause/Textverständnis! STOP

Figuren lernen (Reproduktionsphase) **Bearbeitungszeit: 5 Minuten**

201)

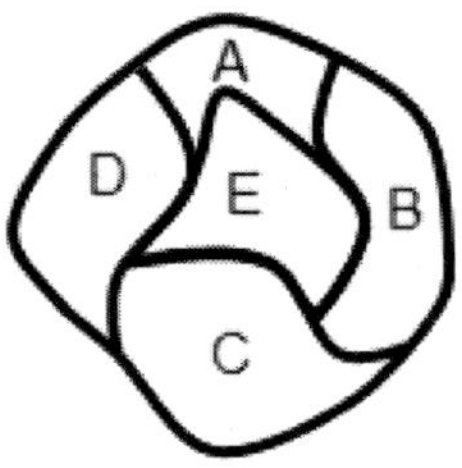

202)

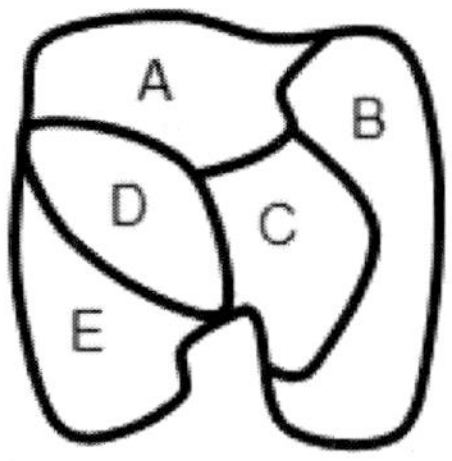

203)

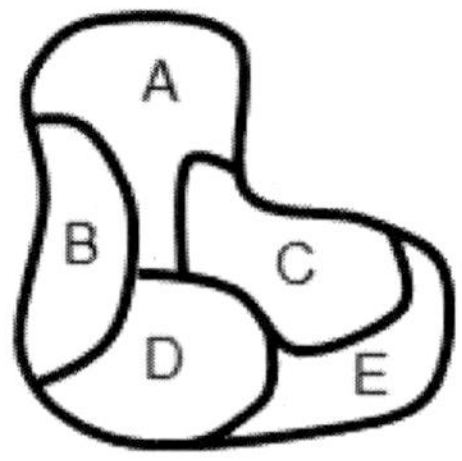

204)

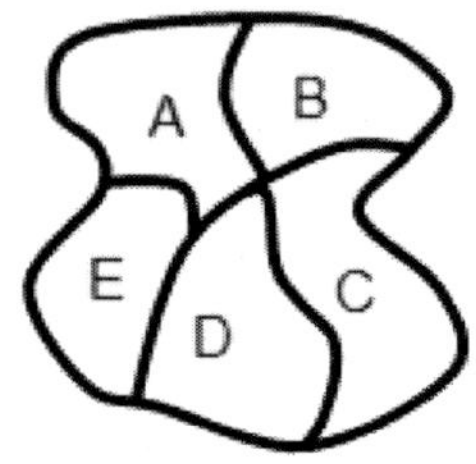

205)

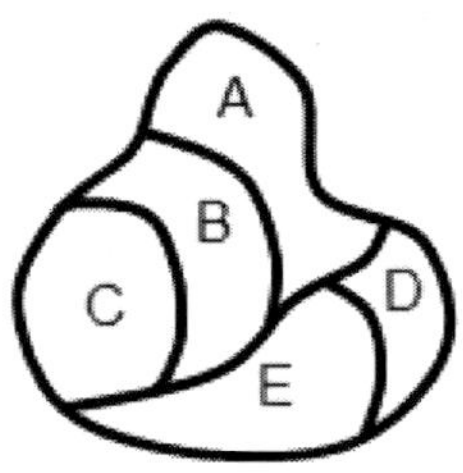

206)

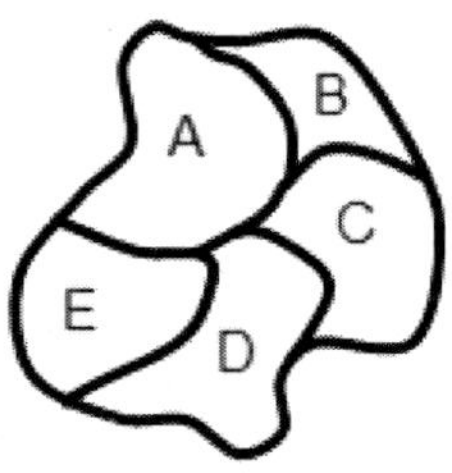

207)

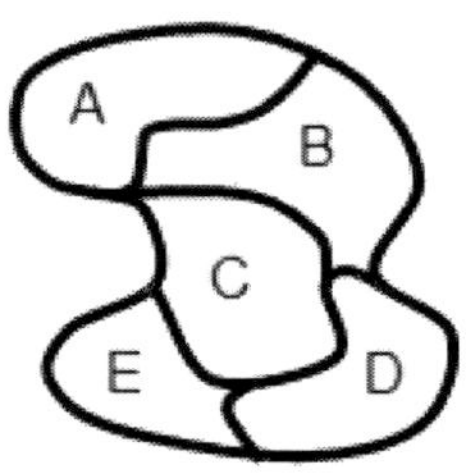

208)

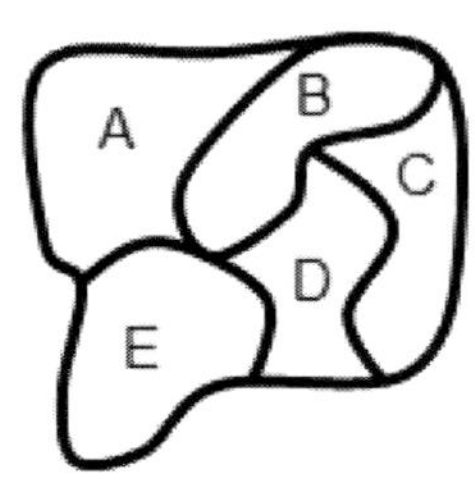

209)

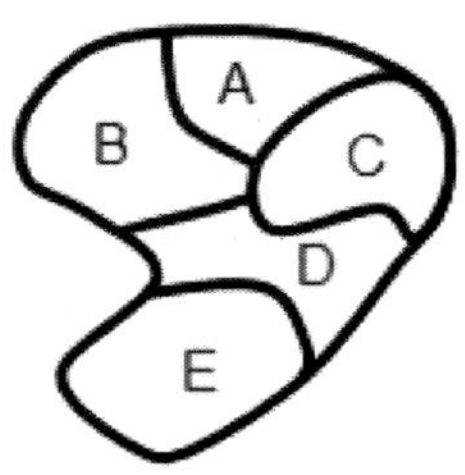

210)

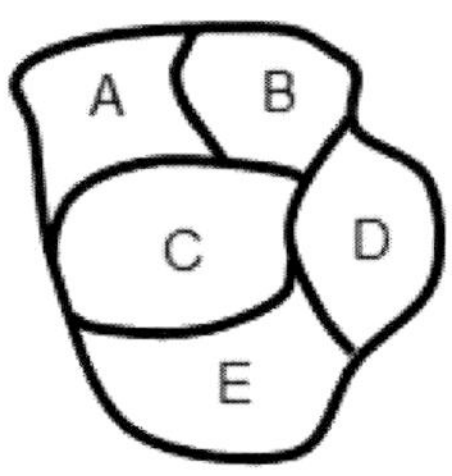

211)

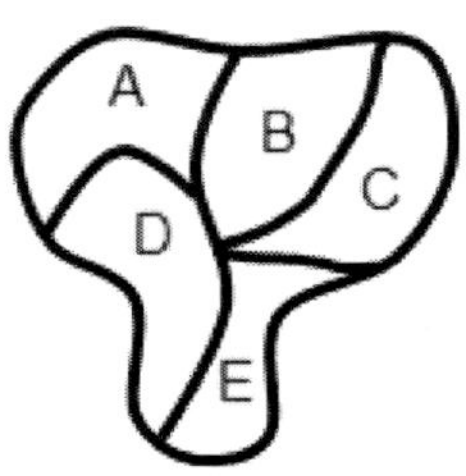

212)

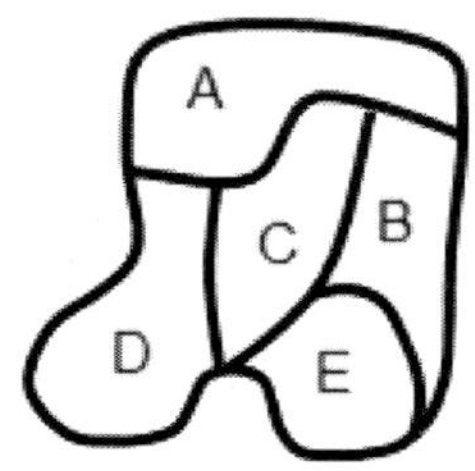

213)

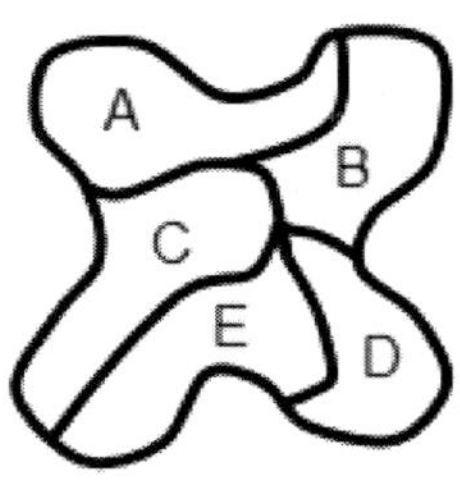

214)

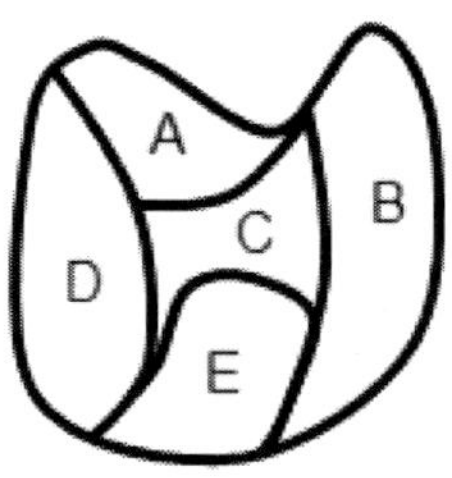

215)

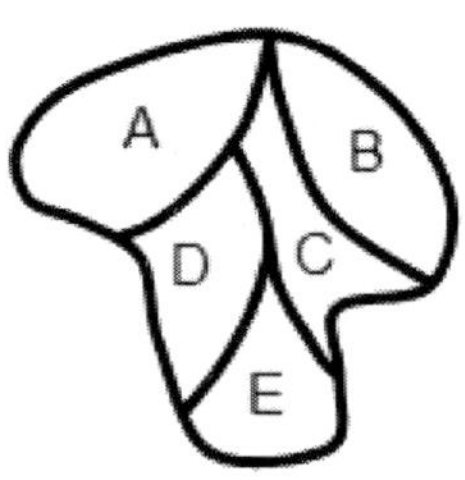

216)

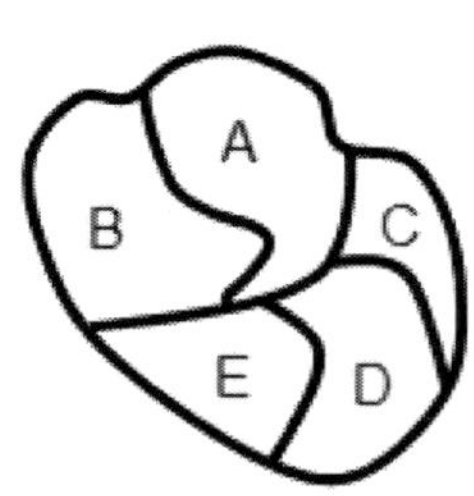

217)

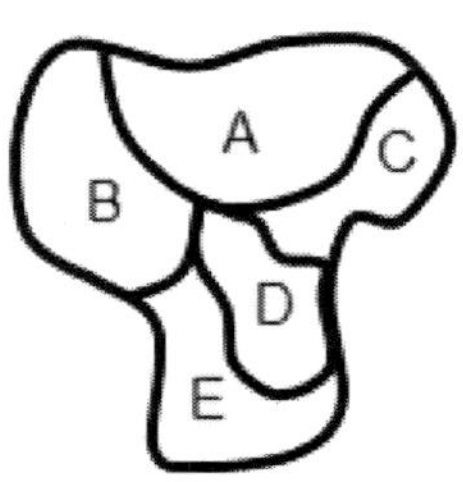

218)

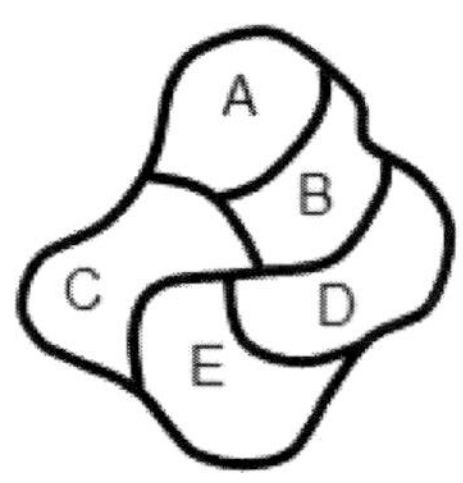

219)

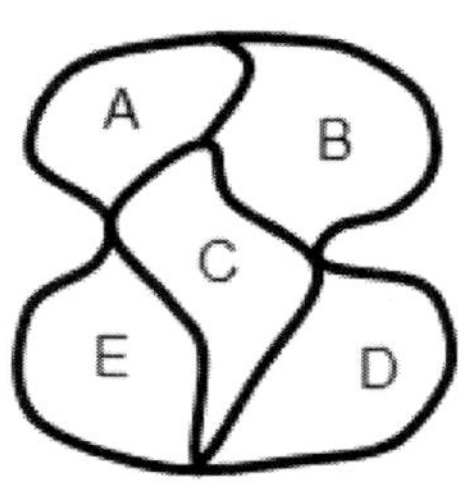

220)

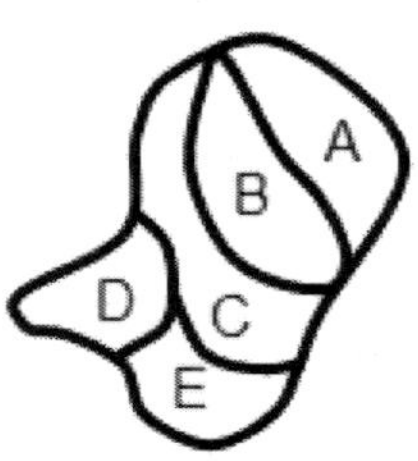

Fakten lernen (Reproduktionsphase) Bearbeitungszeit: 7 Minuten

201) Die redselige Patientin ist von Beruf...

(A) Verlegerin.
(B) Schlachterin.
(C) Schauspielerin.
(D) Köchin.
(E) Journalistin.

202) Der Lokomotivführer...

(A) ist emotional.
(B) ist alleinerziehend.
(C) wurde überwiesen.
(D) hat 2 Kinder.
(E) ist im Sanatorium.

203) Der Intendant heißt...

(A) Tohn.
(B) Paper.
(C) Jungblut.
(D) Schnösel.
(E) Kieffer.

204) Das Alter des Metzgers beträgt...

(A) ca. 20 Jahre.
(B) ca. 35 Jahre.
(C) ca. 40 Jahre.
(D) ca. 50 Jahre.
(E) ca. 65 Jahre.

205) Die Diagnose für den Autor lautet:

(A) Stirnhöhlenvereiterung.
(B) Schuppen.
(C) Hüftprellung.
(D) Hautausschlag.
(E) Rückgratverletzung.

206) Der Patient mit Schuppen ist von Beruf...

(A) Jäger.
(B) Autor.
(C) Ernährungsberater.
(D) Lokomotivführer.
(E) Fotograf.

207) Die an Kopfschmerzen erkrankte Patientin ist...

(A) jähzornig.
(B) angepasst.
(C) in der Chirurgie.
(D) in der Ambulanz.
(E) ein Pflegefall.

208) Der Fotograf heißt...

(A) Lauter.
(B) Baum.
(C) Scherer.
(D) Blaublut.
(E) Altmeyer.

209) Die Diagnose für den geschiedenen Patienten lautet:

(A) Schnittwunde.
(B) Gürtelrose.
(C) Knochenschwund.
(D) Amnesie.
(E) Hüftprellung.

210) Die ca. 20jährige Patientin leidet an...

(A) Hirnhautentzündung.
(B) Verstauchung.
(C) Neurose.
(D) Stirnhöhlenvereiterung.
(E) Kopfschmerzen.

211) Das Alter des jähzornigen Patienten beträgt...

(A) ca. 20 Jahre.
(B) ca. 35 Jahre.
(C) ca. 40 Jahre.
(D) ca. 50 Jahre.
(E) ca. 65 Jahre.

212) Frau Schnösel ist von Beruf...

(A) Schlachterin.
(B) Journalistin.
(C) Konditorin.
(D) Pilotin.
(E) Köchin.

213) Die angepasste Patientin heißt...

(A) Volum.
(B) Scherer.
(C) Hochmut.
(D) Tohn.
(E) Tann.

214) Die Patientin mit Verstauchung ist...

(A) emotional.
(B) ein Pflegefall.
(C) alleinerziehend.
(D) belastbar.
(E) tierlieb.

215) Die Diagnose für Frau Blaublut lautet:

(A) Verbrennung.
(B) Hirnhautentzündung.
(C) Stirnhöhlenvereiterung.
(D) Oberschenkelbruch.
(E) Neurose.

216) Der ca. 35jährige Patient heißt...

(A) Neuer.
(B) Lauter.
(C) Tohn.
(D) Paper.
(E) Kieffer.

217) Die an Gürtelrose erkrankte Patientin ist von Beruf...

(A) Schlachterin.
(B) Konditorin.
(C) Kapitänin.
(D) Köchin.
(E) Schauspielerin.

218) Frau Baum ist...

(A) ein Notfall.
(B) im Sanatorium.
(C) belastbar.
(D) geschieden.
(E) tierlieb.

219) Der Kapitän heißt...

(A) Kieffer.
(B) Stein.
(C) Altmeyer.
(D) Neuer.
(E) Lauter.

220) Der an Verbrennung leidende Patient...

(A) ist emotional.
(B) ist ein Pflegefall.
(C) ist ein Notfall.
(D) ist tierlieb.
(E) hat 2 Kinder.

12. Test

Figuren lernen (Einprägephase) **Lernzeit: 4 Minuten**

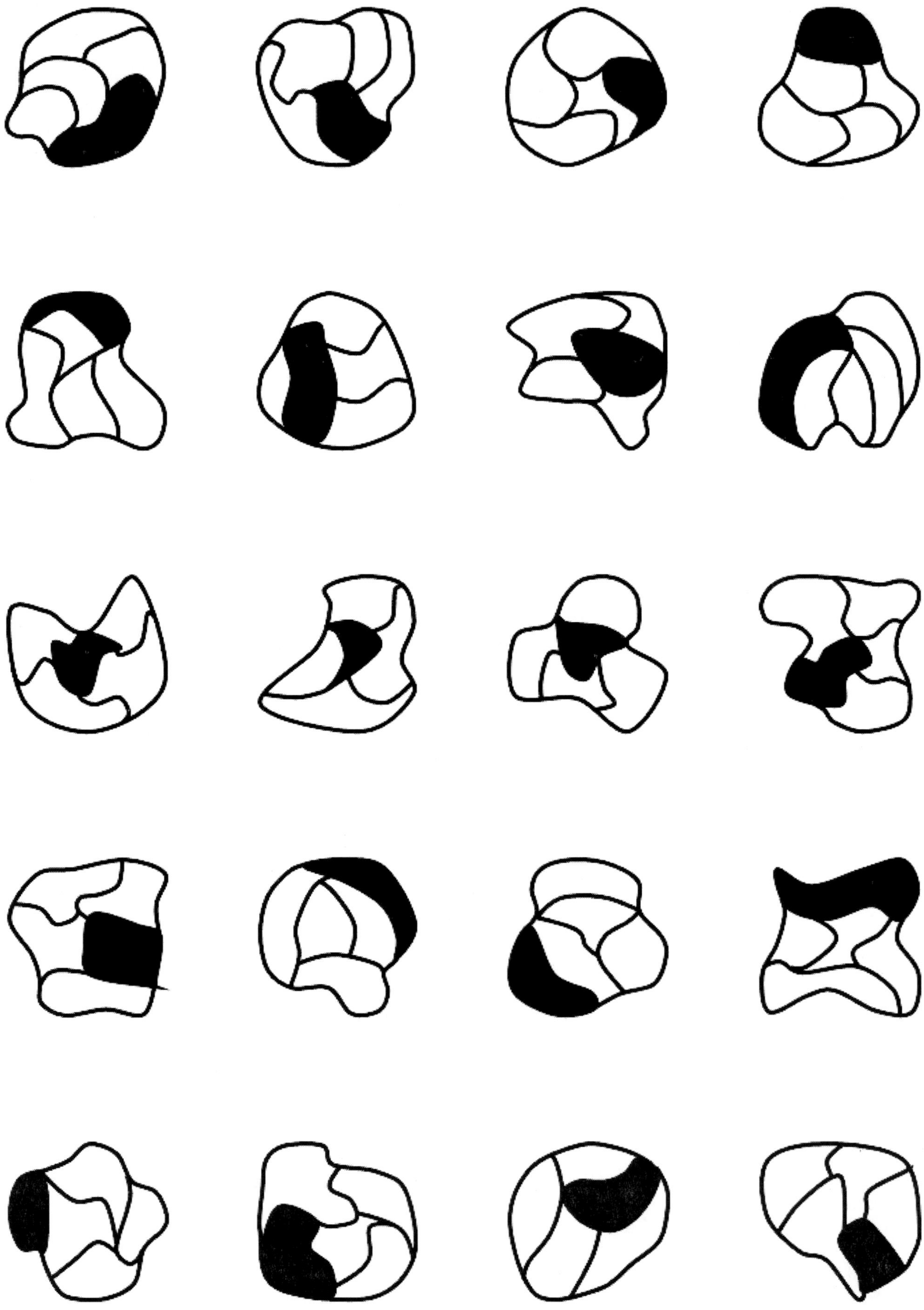

Fakten lernen (Einprägephase)

Lernzeit: 6 Minuten

Schuster	ca. 18 Jahre	Auszubildender, stationär - Bronchitis
Schnursenk	ca. 18 Jahre	Schülerin, adipös - Masern
Latschner	ca. 18 Jahre	Studentin, impulsiv - Bindehautentzündung
Chen	ca. 25 Jahre	Lehrer, schweigsam - Röteln
Li	ca. 25 Jahre	Kindergärtner, verheiratet - Keuchhusten
Wang	ca. 25 Jahre	Sozialarbeiterin, Chirurgie - Kurzsichtigkeit
Stoffel	ca. 30 Jahre	Bademeisterin, freundlich - Asthma
Nadler	ca. 30 Jahre	Fußballer, ambitioniert - Nachtblindheit
Pfaden	ca. 30 Jahre	Schiedsrichter, kinderlos - Windpocken
Sauer	ca. 40 Jahre	Wirt, Kurklinik - Schuppenflechte
Suess	ca. 40 Jahre	Winzerin, kontaktarm - Atemnot
Schaaf	ca. 40 Jahre	Bierbrauer, faul - Hornhautverkrümmung
Bachmann	ca. 50 Jahre	Heilpraktikerin, labil - grauer Star
Flusser	ca. 50 Jahre	Logopädin, selbstständig - Polypen
Mähr	ca. 50 Jahre	Masseur, Palliativstation - Lungenkrebs

Nicht umblättern! Zuerst 60 Min. Pause/Textverständnis!

STOP

Figuren lernen (Reproduktionsphase) **Bearbeitungszeit: 5 Minuten**

221)

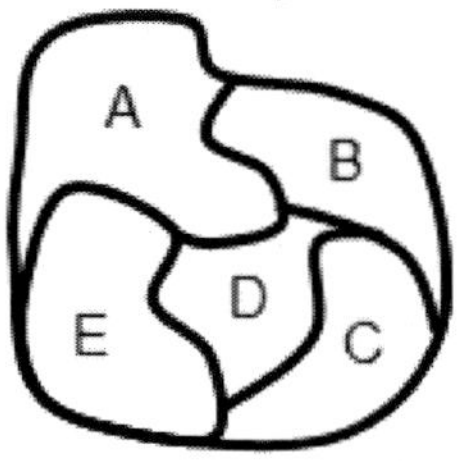

222)

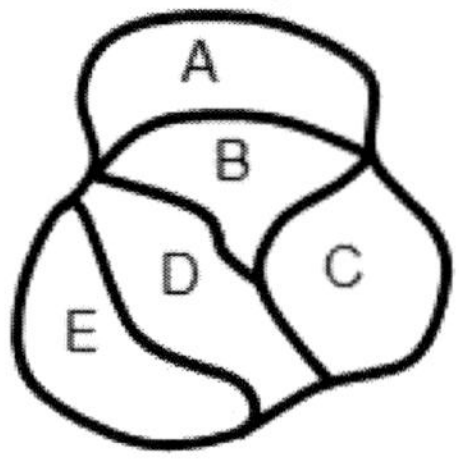

223)

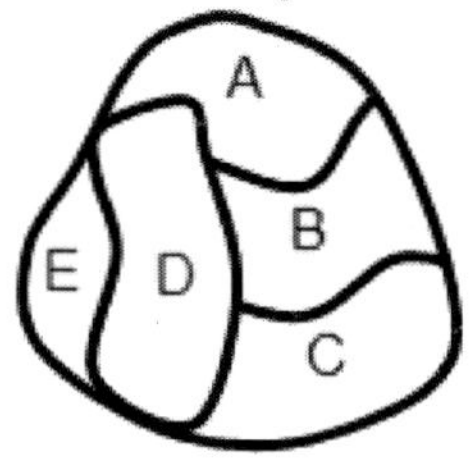

224)

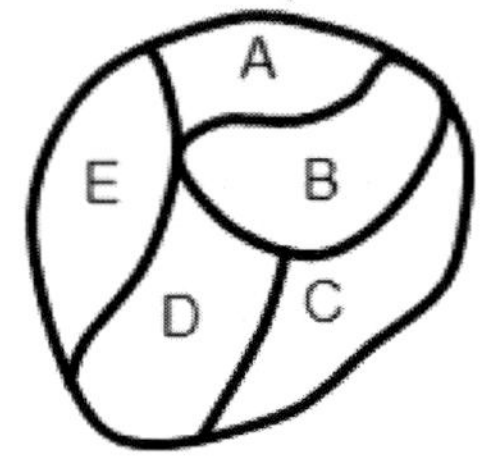

225)

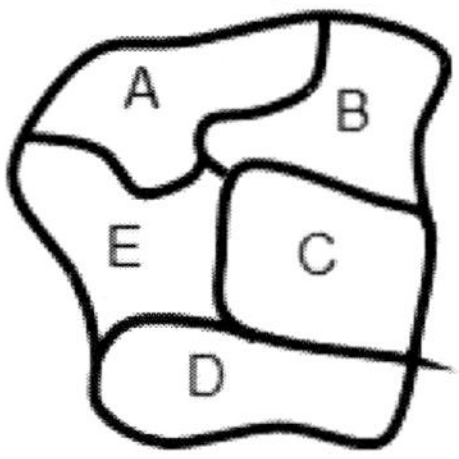

226)

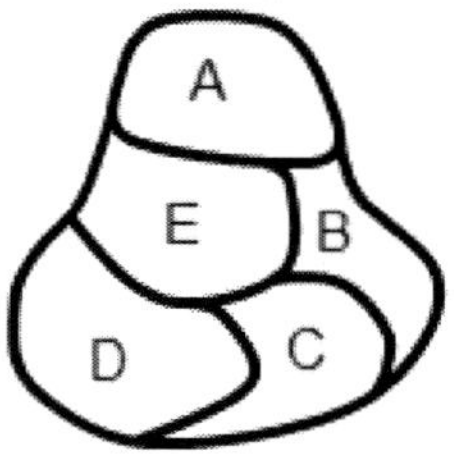

227)

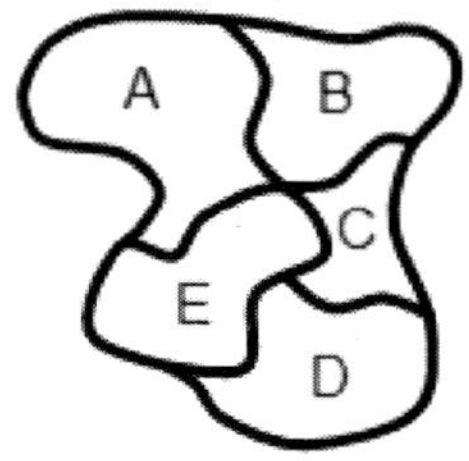

228)

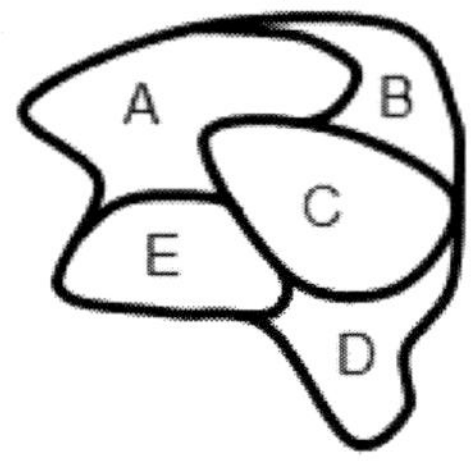

229)

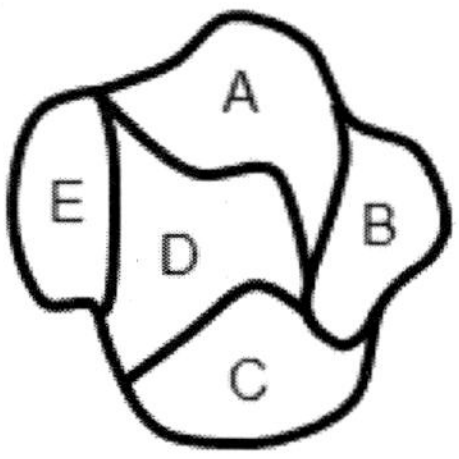

230)

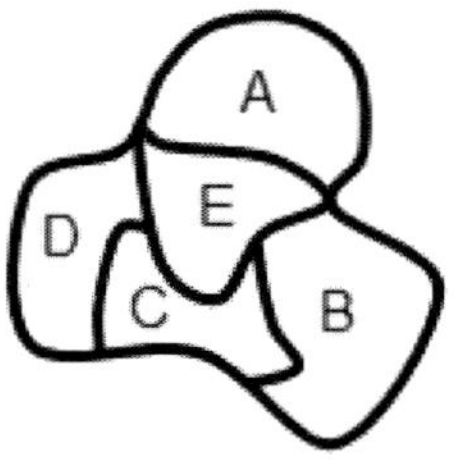

231)

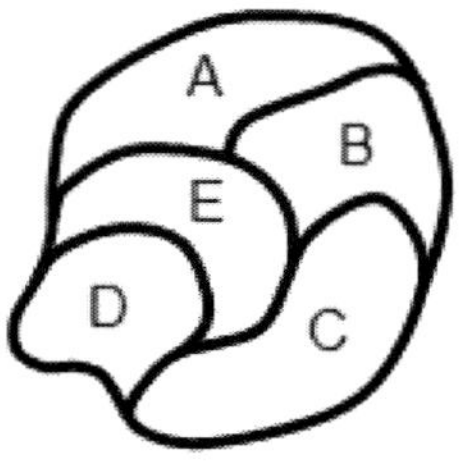

232)

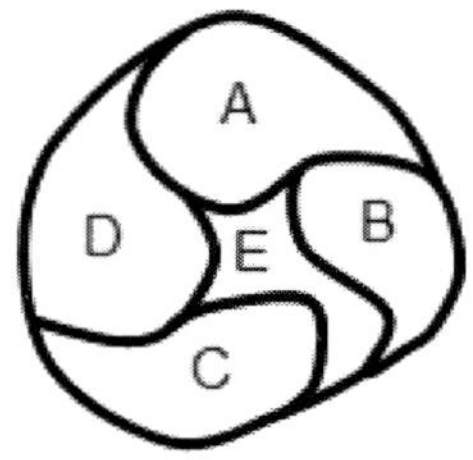

233)

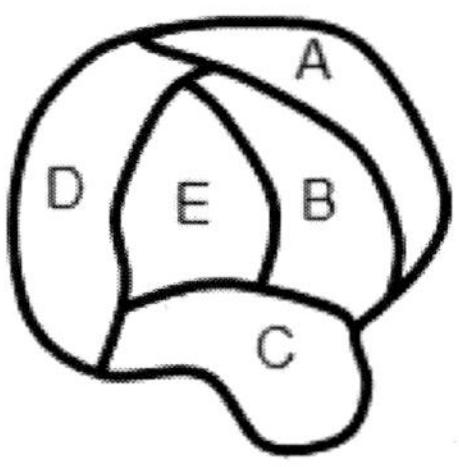

234)

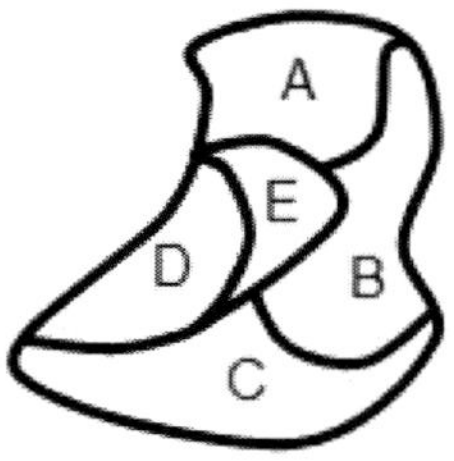

235)

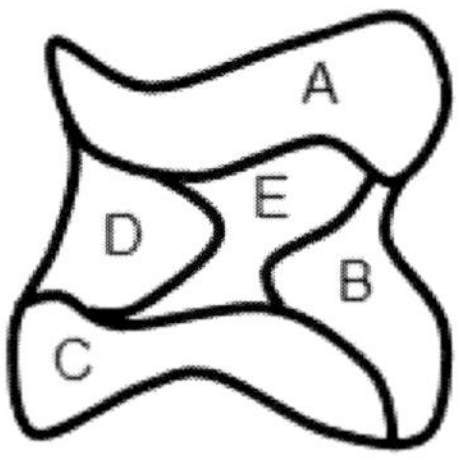

236)

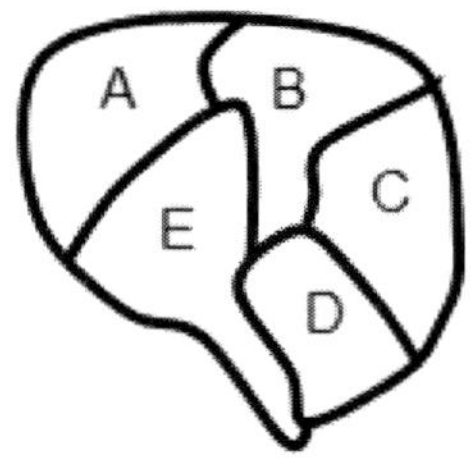

237)

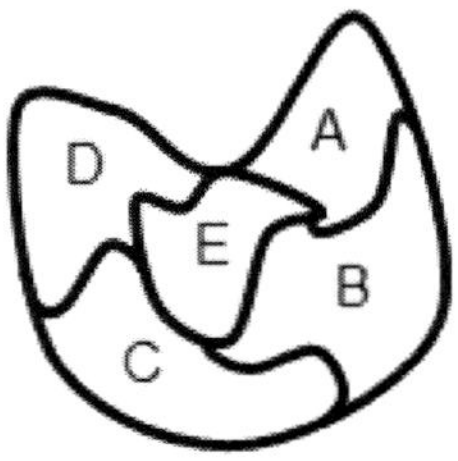

238)

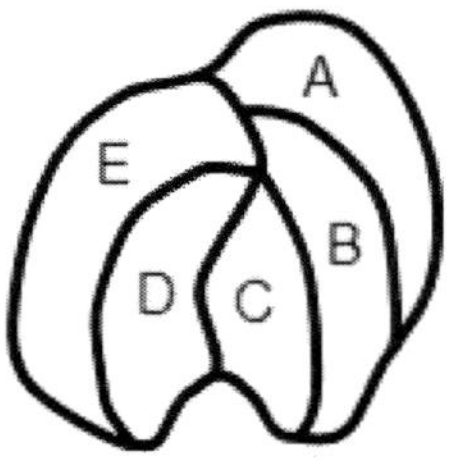

239)

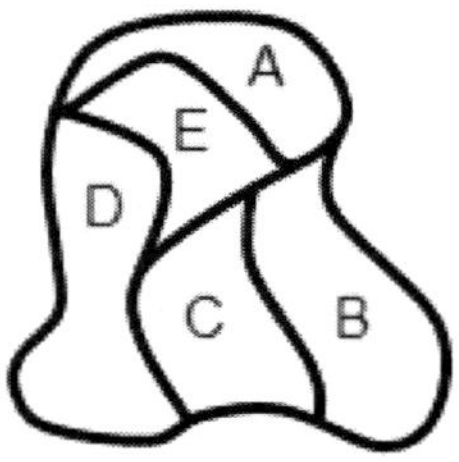

240)

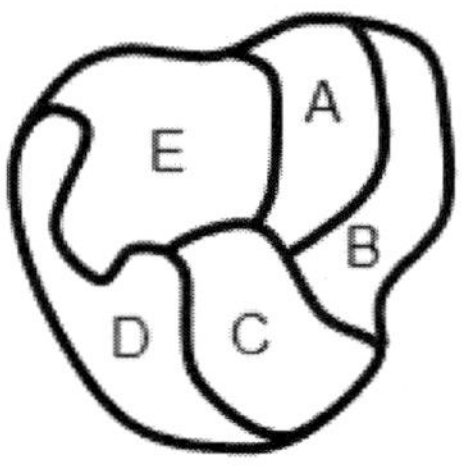

Fakten lernen (Reproduktionsphase) Bearbeitungszeit: 7 Minuten

221) Die Heilpraktikerin heißt...

(A) Li.
(B) Suess.
(C) Nadler.
(D) Bachmann.
(E) Schnursenk.

222) Die Bademeisterin ist...

(A) freundlich.
(B) faul.
(C) impulsiv.
(D) auf der Palliativstation.
(E) in der Kurklinik.

223) Der schweigsame Patient ist von Beruf...

(A) Fußballer.
(B) Wirt.
(C) Lehrer.
(D) Masseur.
(E) Auszubildender.

224) Die Diagnose für die Sozialarbeiterin lautet:

(A) Nachtblindheit.
(B) Kurzsichtigkeit.
(C) Atemnot.
(D) Windpocken.
(E) Bronchitis.

225) Das Alter des Wirts beträgt...

(A) ca. 18 Jahre.
(B) ca. 25 Jahre.
(C) ca. 30 Jahre.
(D) ca. 40 Jahre.
(E) ca. 50 Jahre.

226) Der Patient mit Bronchitis ist von Beruf...

(A) Kindergärtner.
(B) Fußballer.
(C) Masseur.
(D) Wirt.
(E) Auszubildender.

227) Die Diagnose für die adipöse Patientin lautet

(A) Polypen.
(B) Keuchhusten.
(C) Masern.
(D) Hornhautverkrümmung.
(E) Lungenkrebs.

228) Die an Bindehautentzündung erkrankte Patientin ist...

(A) impulsiv.
(B) labil.
(C) freundlich.
(D) verheiratet.
(E) kontaktarm.

229) Der Masseur heißt...

(A) Latschner.
(B) Wang.
(C) Schaaf.
(D) Stoffel
(E) Mähr.

230) Frau Latschner ist von Beruf...

(A) Studentin.
(B) Logopädin.
(C) Schülerin.
(D) Bademeisterin.
(E) Winzerin.

231) Die ca. 40jährige Patientin leidet an...

(A) Atemnot.
(B) Bronchitis.
(C) Röteln.
(D) Schuppenflechte.
(E) grauer Star.

232) Das Alter des ambitionierten Patienten beträgt...

(A) ca. 18 Jahre.
(B) ca. 25 Jahre.
(C) ca. 30 Jahre.
(D) ca. 40 Jahre.
(E) ca. 50 Jahre.

233) Herr Li ist von Beruf

(A) Lehrer.
(B) Wirt.
(C) Schiedsrichter.
(D) Kindergärtner.
(E) Fußballer.

234) Der kinderlose Patient heißt...

(A) Pfaden.
(B) Schuster.
(C) Suess.
(D) Chen.
(E) Flusser.

235) Die Patientin, die an Polypen leidet, ist...

(A) ca. 18 Jahre.
(B) ca. 25 Jahre.
(C) ca. 30 Jahre.
(D) ca. 40 Jahre.
(E) ca. 50 Jahre.

236) Die ca. 25jährige Patientin heißt...

(A) Nadler.
(B) Wang.
(C) Sauer.
(D) Latschner.
(E) Bachmann.

237) Herr Mähr ist...

(A) stationär.
(B) auf der Palliativstation.
(C) verheiratet.
(D) kinderlos.
(E) kontaktarm.

238) Der Patient mit Schuppenflechte heißt...

(A) Pfaden.
(B) Sauer.
(C) Flusser.
(D) Schuster.
(E) Li.

239) Frau Stoffel leidet an...

(A) Keuchhusten.
(B) Lungenkrebs.
(C) Asthma.
(D) Hornhautverkrümmung.
(E) Windpocken.

240) Der an Hornhautverkrümmung leidende Patient ist...

(A) selbstständig.
(B) adipös.
(C) faul.
(D) schweigsam.
(E) kontaktarm.

13. Test

Figuren lernen (Einprägephase) **Lernzeit: 4 Minuten**

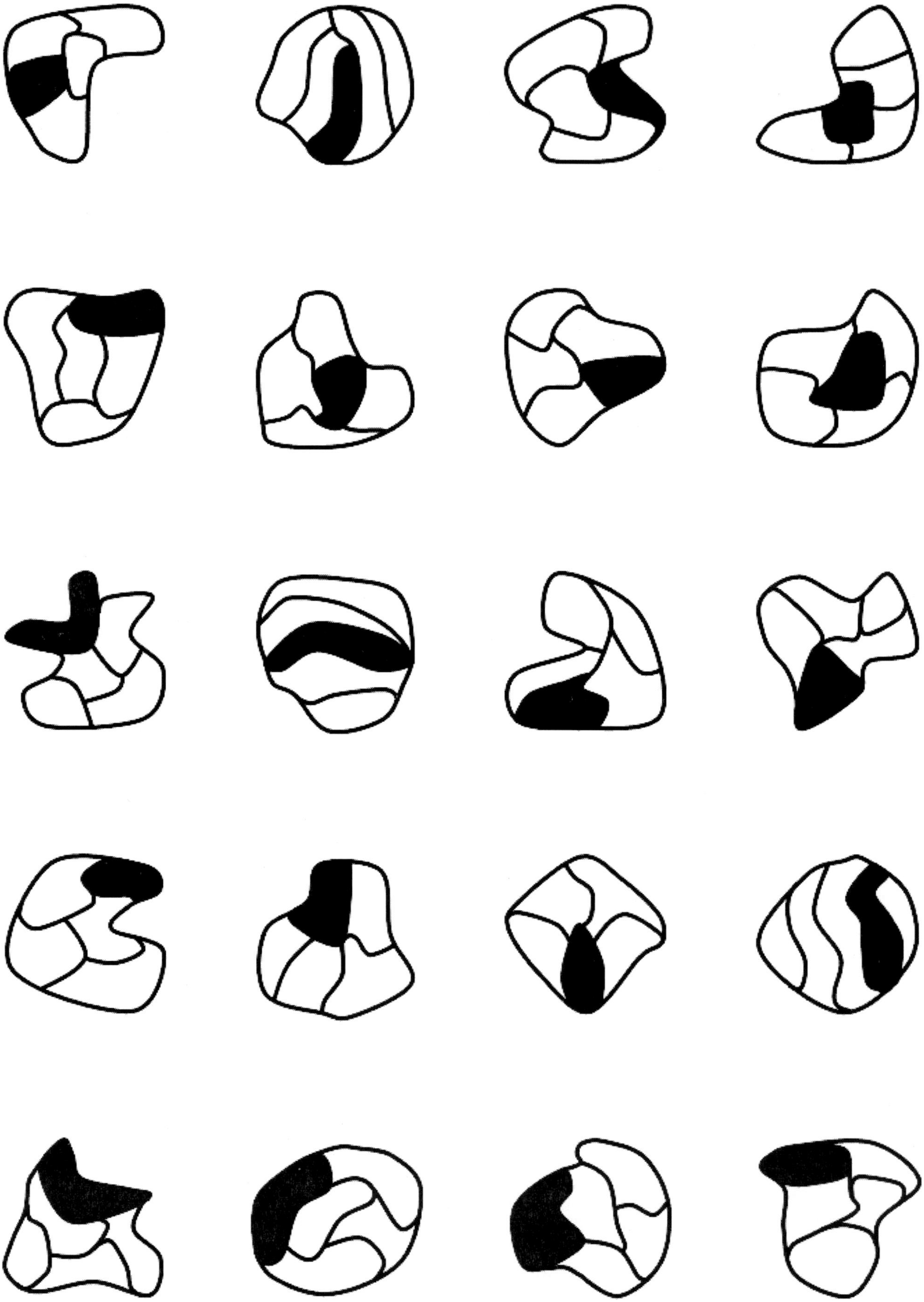

Fakten lernen (Einprägephase) **Lernzeit: 6 Minuten**

Tasch	ca. 50 Jahre	Dekorateur, gehörlos – Blinddarmentzündung
Kofer	ca. 50 Jahre	Innenarchitektin, gestresst – Bluthochdruck
Bocks	ca. 50 Jahre	Bauzeichnerin, verlogen – Stichwunde
Bäumer	ca. 40 Jahre	Schornsteinfegerin, tollpatschig – Diabetes
Strauchmann	ca. 40 Jahre	Goldschmied, geschieden – Gastritis
Aster	ca. 40 Jahre	Schneider, Intensivstation – Blutvergiftung
Berlien	ca. 30 Jahre	Model, schwanger – Herzinfarkt
Münch	ca. 30 Jahre	Designerin, fahrig – Gallenkolik
Homburg	ca. 30 Jahre	Visagistin, 1 Kind – Hörsturz
Müller	ca. 25 Jahre	Synchronsprecherin, affektiert – Schwindel
Meyer	ca. 25 Jahre	Eventmanager, schlank – Blähungen
Schmitz	ca. 25 Jahre	Tontechniker, Entzugsklinik – Alkoholabhängigkeit
Schahl	ca. 60 Jahre	Feuerwehrmann, Ambulanz – Durchfall
Mütz	ca. 60 Jahre	Polizist, kritisch – Herzrhythmusstörung
Mantler	ca. 60 Jahre	Rentnerin, blind – Gicht

Nicht umblättern! Zuerst 60 Min. Pause/Textverständnis! **STOP**

Figuren lernen (Reproduktionsphase) **Bearbeitungszeit: 5 Minuten**

241)

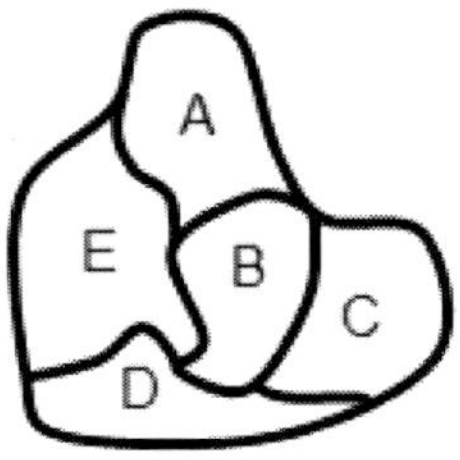

242)

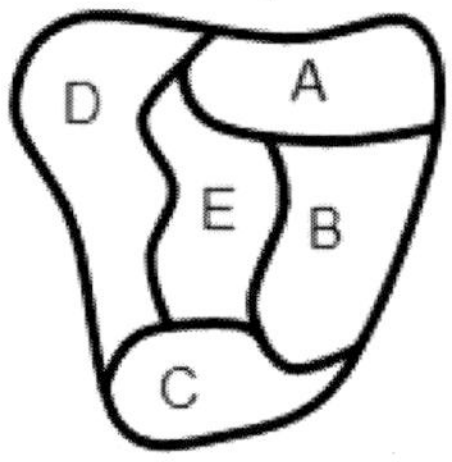

243)

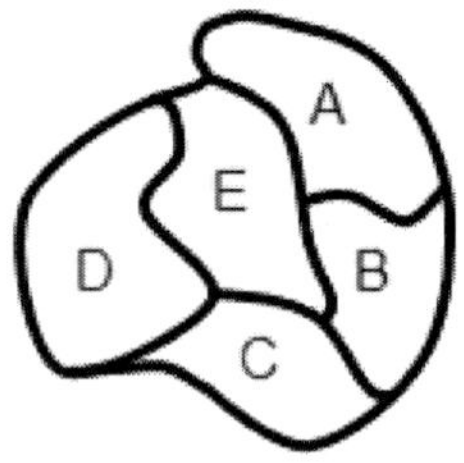

244)

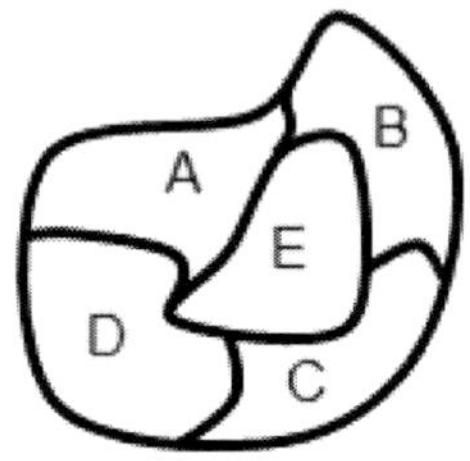

245)

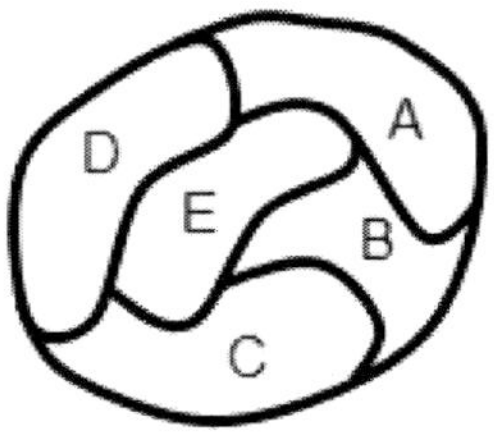

246)

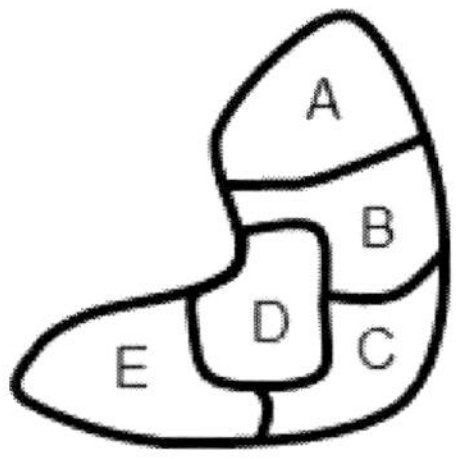

247)

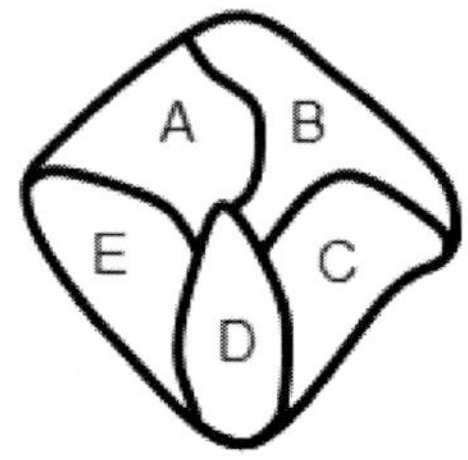

248)

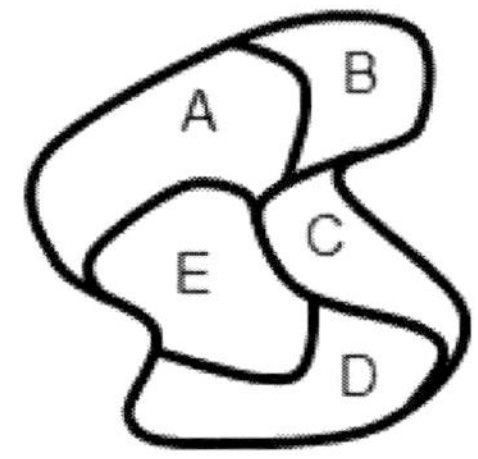

249)

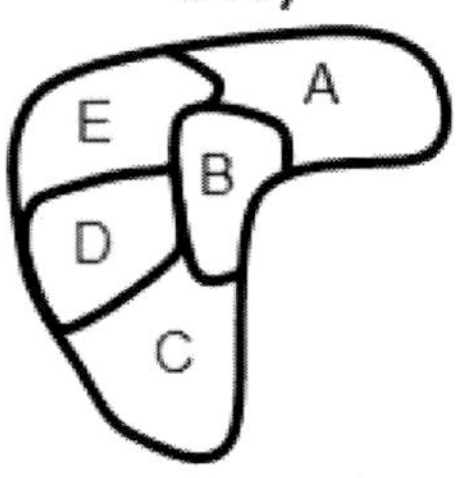

250)

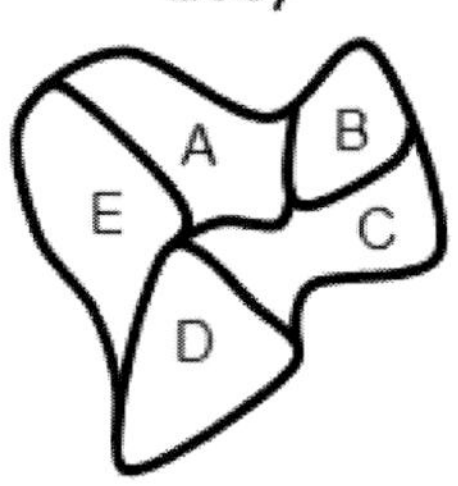

251)

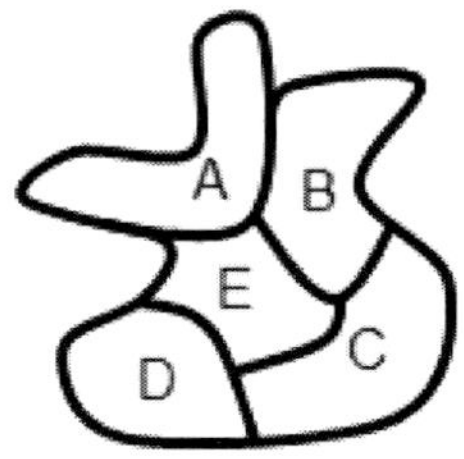

252)

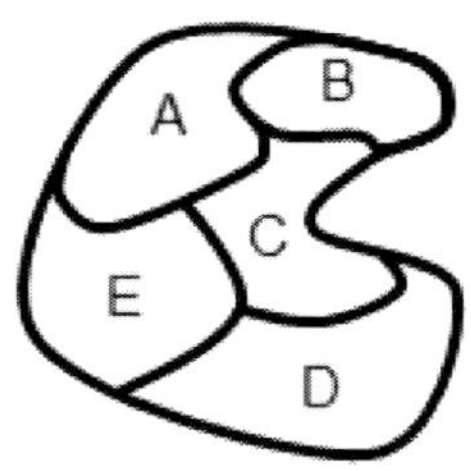

253)

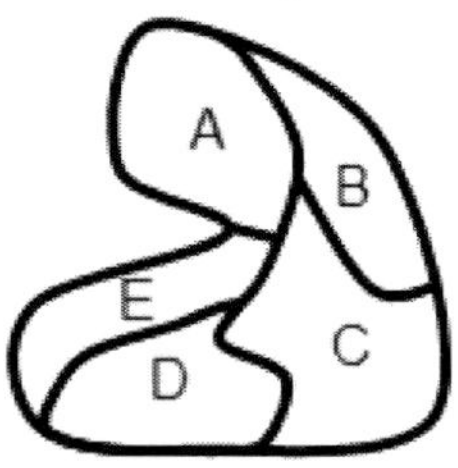

254)

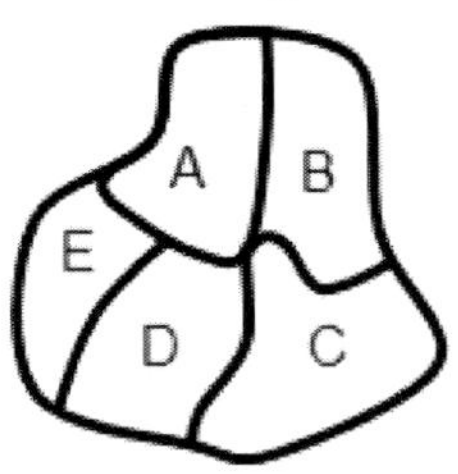

255)

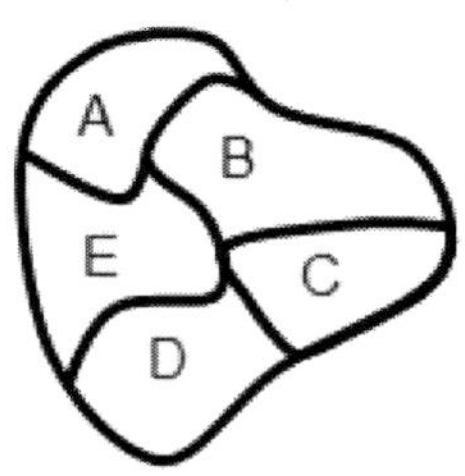

256)

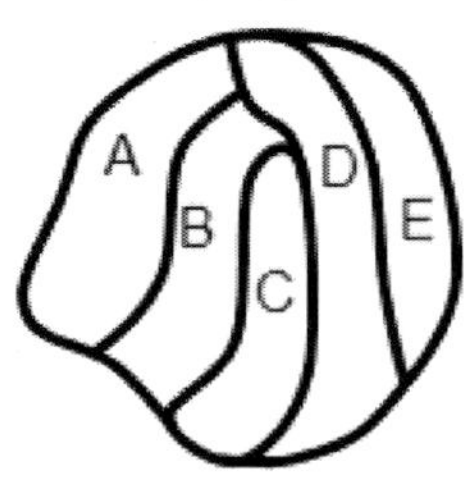

257)

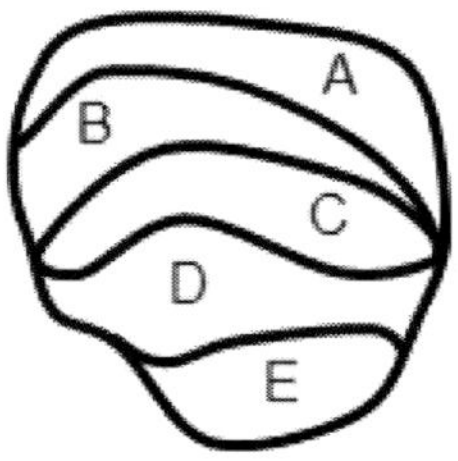

258)

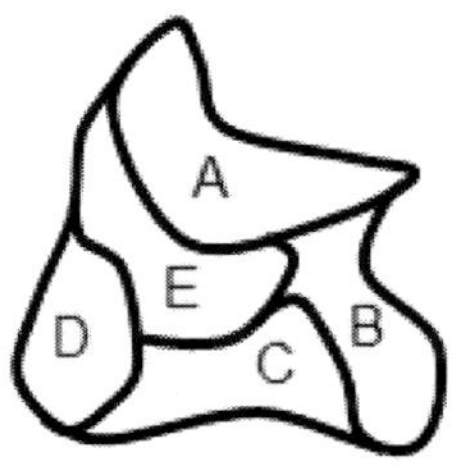

259)

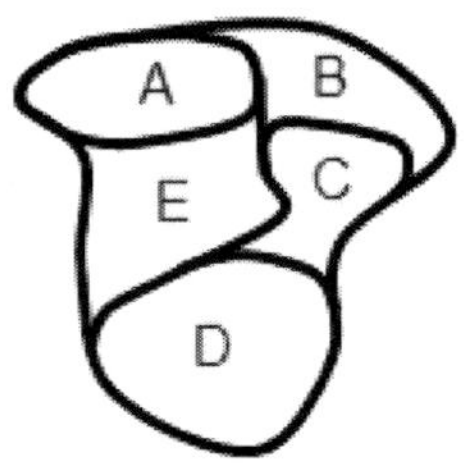

260)

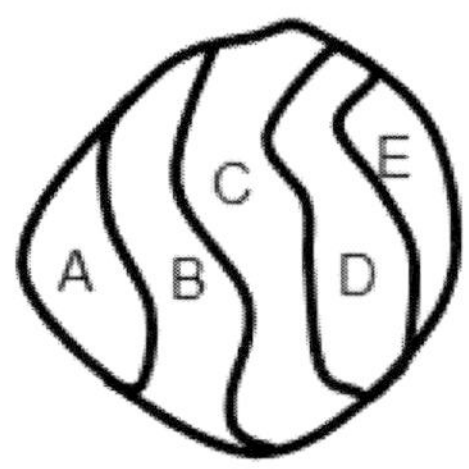

Fakten lernen (Reproduktionsphase) Bearbeitungszeit: 7 Minuten

241) Der Patient mit Herzrhythmusstörung ist...

(A) kritisch.
(B) auf der Intensivstation.
(C) schlank.
(D) tollpatschig.
(E) blind.

242) Das Alter des geschiedenen Patienten beträgt...

(A) ca. 25 Jahre.
(B) ca. 30 Jahre.
(C) ca. 40 Jahre.
(D) ca. 50 Jahre.
(E) ca. 60 Jahre.

243) Der Schneider leidet an...

(A) Schwindel.
(B) Gastritis.
(C) Durchfall.
(D) Blähungen.
(E) Blutvergiftung.

244) Die ca. 60jährige Patientin heißt...

(A) Mantler.
(B) Bocks.
(C) Müller.
(D) Berlien.
(E) Aster.

245) Die Diagnose für Herrn Schmitz lautet:

(A) Herzinfarkt.
(B) Gallenkolik.
(C) Alkoholabhängigkeit.
(D) Herzrhythmusstörungen.
(E) Stichwunde.

246) Der Patient, der Durchfall hat, ist...

(A) ca. 25 Jahre.
(B) ca. 30 Jahre.
(C) ca. 40 Jahre.
(D) ca. 50 Jahre.
(E) ca. 60 Jahre.

247) Herr Mütz ist...

(A) Feuerwehrmann.
(B) Eventmanager.
(C) Dekorateur.
(D) Polizist.
(E) Goldschmied.

248) Das Model ist...

(A) schwanger.
(B) in der Entzugsklinik.
(C) auf der Intensivstation.
(D) gestresst.
(E) kritisch.

249) Der ca. 50jährige Patient ist von Beruf...

(A) Tontechniker.
(B) Schneider.
(C) Goldschmied.
(D) Feuerwehrmann.
(E) Dekorateur.

250) Die verlogene Patientin heißt...

(A) Homburg.
(B) Tasch.
(C) Schahl.
(D) Bocks.
(E) Meyer.

251) Der Patient mit Gastritis heißt...

(A) Münch.
(B) Strauchmann.
(C) Mantler.
(D) Mütz.
(E) Schmitz.

252) Die fahrige Patientin ist von Beruf...

(A) Synchronsprecherin.
(B) Schornsteinfegerin.
(C) Bauzeichnerin.
(D) Rentnerin.
(E) Designerin.

253) Das Alter der Visagistin beträgt...

(A) ca. 25 Jahre.
(B) ca. 30 Jahre.
(C) ca. 40 Jahre.
(D) ca. 50 Jahre.
(E) ca. 60 Jahre.

254) Die ca. 60jährige Patientin leidet an...

(A) Alkoholabhängigkeit.
(B) Herzinfarkt.
(C) Diabetes.
(D) Gicht.
(E) Blinddarmentzündung.

255) Frau Müller ist...

(A) schwanger.
(B) verlogen.
(C) in einer Entzugsklinik.
(D) fahrig.
(E) affektiert.

256) Das Alter von Frau Berlien beträgt...

(A) ca. 25 Jahre.
(B) ca. 30 Jahre.
(C) ca. 40 Jahre.
(D) ca. 50 Jahre.
(E) ca. 60 Jahre.

257) Die Schornsteinfegerin heißt...

(A) Bäumer.
(B) Müller.
(C) Homburg.
(D) Schahl.
(E) Kofer.

258) Der schlanke Patient leidet an...

(A) Blähungen.
(B) Hörsturz.
(C) Blutvergiftung.
(D) Schwindel.
(E) Durchfall.

259) Die Patientin mit Bluthochdruck ist von Beruf...

(A) Visagistin.
(B) Bauzeichnerin.
(C) Innenarchitektin.
(D) Rentnerin.
(E) Synchronsprecherin.

260) Der ca. 50jährige Patient...

(A) ist tollpatschig.
(B) hat 1 Kind.
(C) ist in der Entzugsklinik.
(D) ist gestresst.
(E) ist gehörlos.

14. Test

Figuren lernen (Einprägephase) **Lernzeit: 4 Minuten**

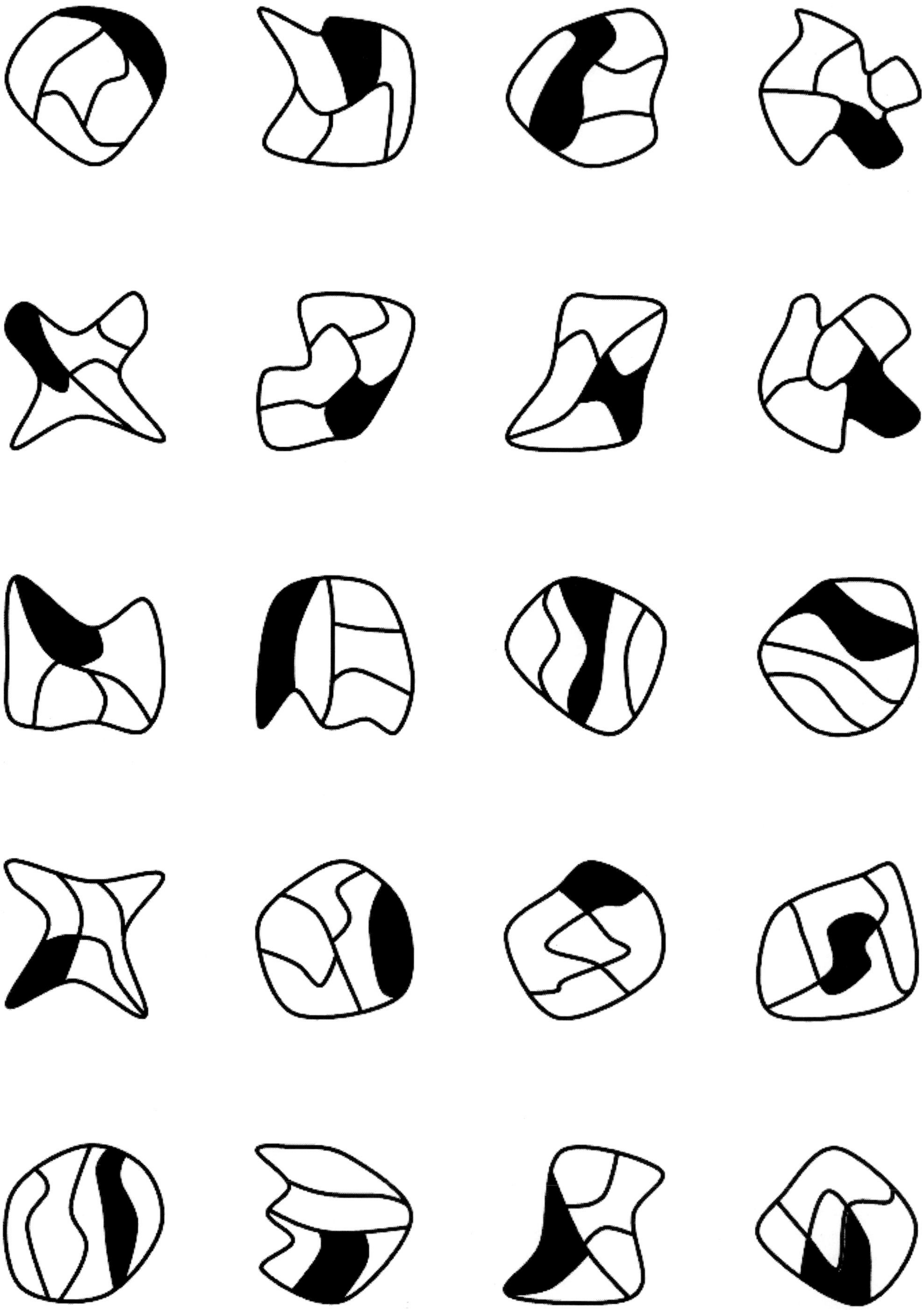

Fakten lernen (Einprägephase) Lernzeit: 6 Minuten

Olsen	ca. 45 Jahre	Stewardess, niedergeschlagen – Schädelbasisbruch
Nylund	ca. 45 Jahre	Matrose, Kardiologie – Diabetes
Ulfsson	ca. 45 Jahre	Reiseverkehrskaufmann, stur – Zahnschmerzen
Zeuner	ca. 55 Jahre	Regisseurin, einsam – Darmverschluss
Gardener	ca. 55 Jahre	Kameramann, autoritär – Gelenkentzündung
Bluhm	ca. 55 Jahre	Drehbuchautorin, verzweifelt – Platzwunde
Hahr	ca. 20 Jahre	Maurer, nervös – Übergewicht
Fell	ca. 20 Jahre	Tischlerin, alleinerziehend – Schädeltrauma
Borst	ca. 20 Jahre	Dachdecker, sportlich – Rückenschmerzen
Lauh	ca. 30 Jahre	Tierärztin, verwirrt – Gehirntumor
Wärmer	ca. 30 Jahre	Tierpflegerin, fromm – Magenkrämpfe
Kaldt	ca. 30 Jahre	Tierarzthelfer, Notfall – Untergewicht
Mars	ca. 60 Jahre	Informatiker, cholerisch – Nackenstarre
Zeus	ca. 60 Jahre	Physikerin, Witwe – Kieferbruch
Achilles	ca. 60 Jahre	Mathematiker, 1 Kind – Allergischer Schock

Nicht umblättern! Zuerst 60 Min. Pause/Textverständnis! **STOP**

Figuren lernen (Reproduktionsphase) **Bearbeitungszeit: 5 Minuten**

261)

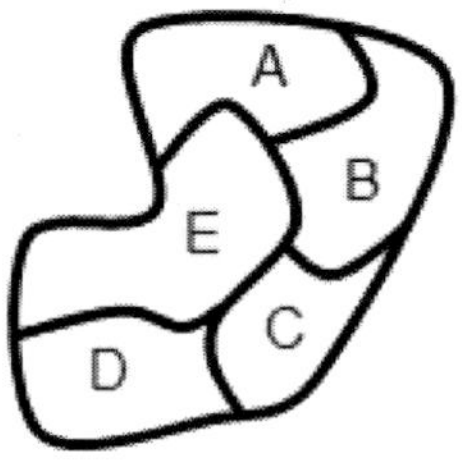

262)

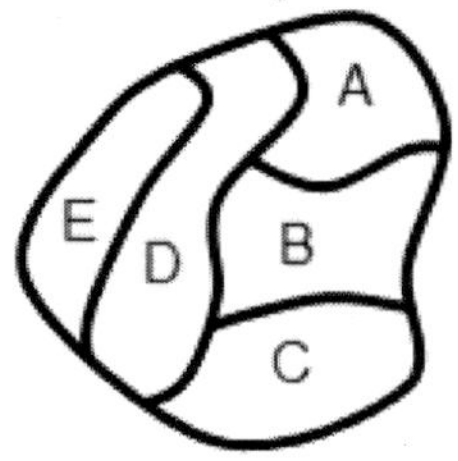

263)

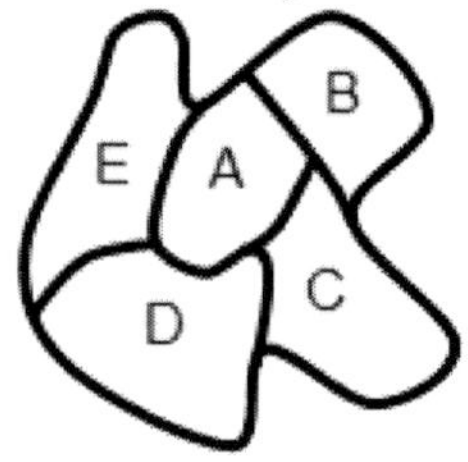

264)

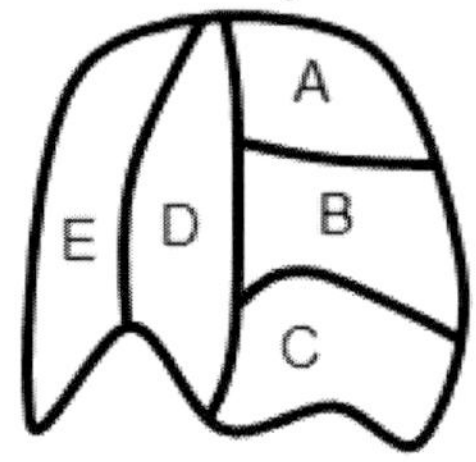

265)

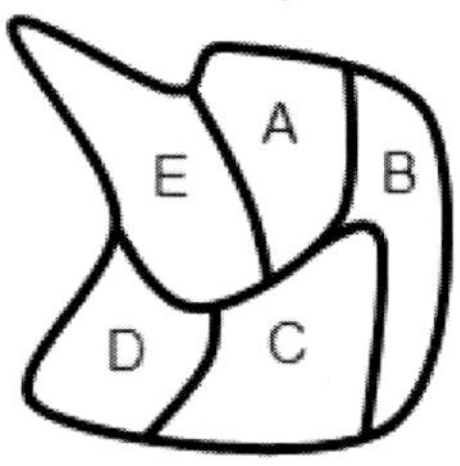

266)

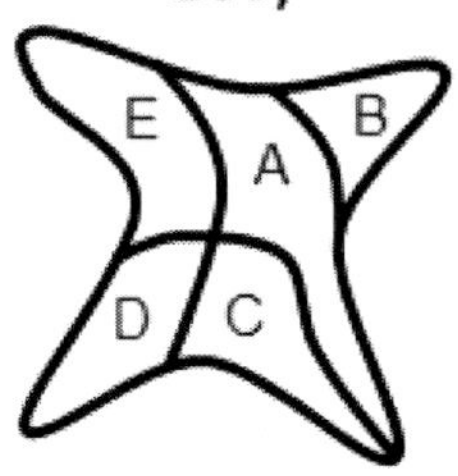

267)

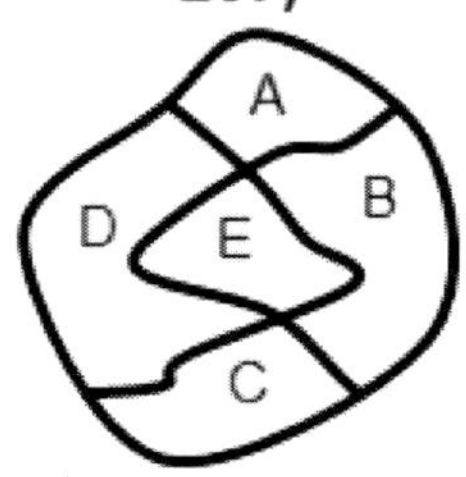

268)

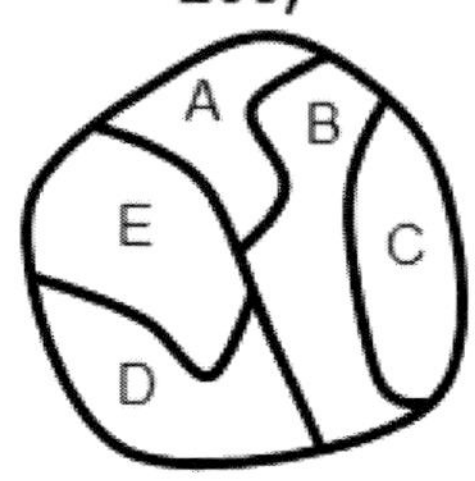

269)

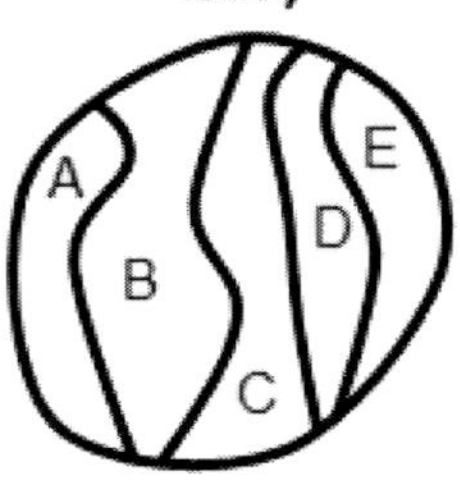

270)

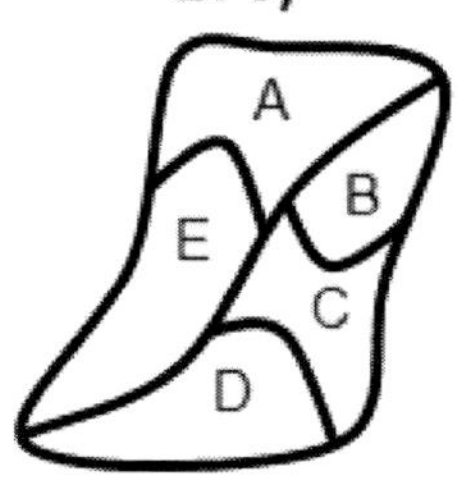

271)

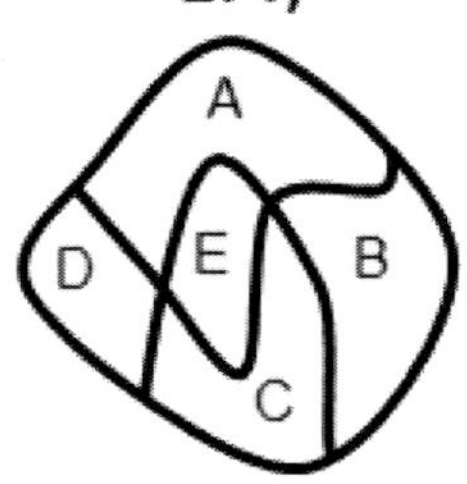

272)

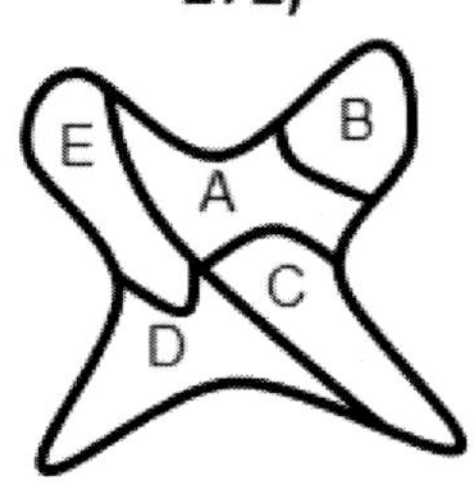

273)

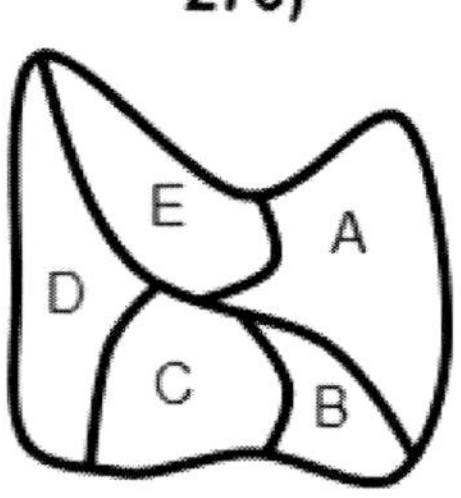

274)

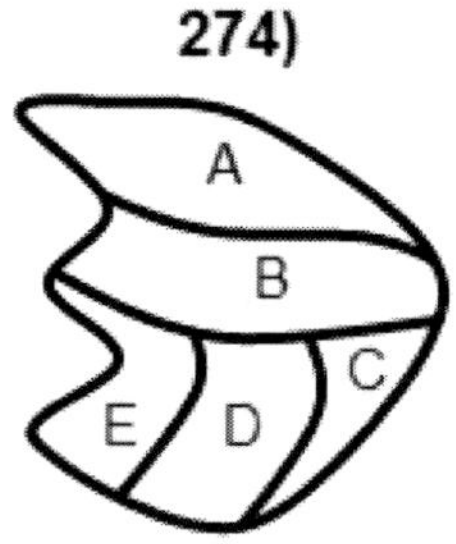

275)

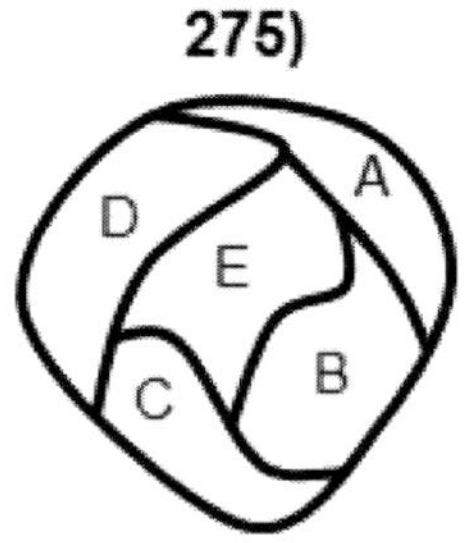

276)

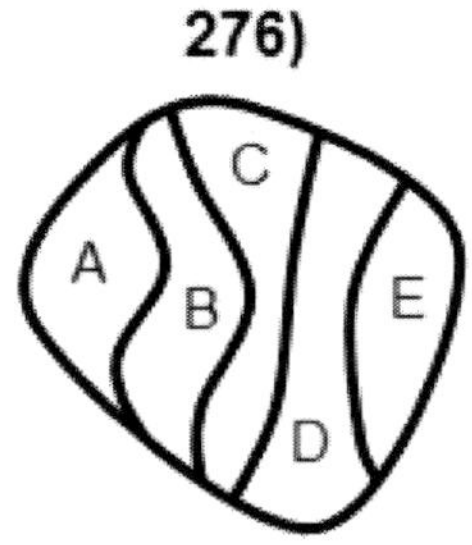

277)

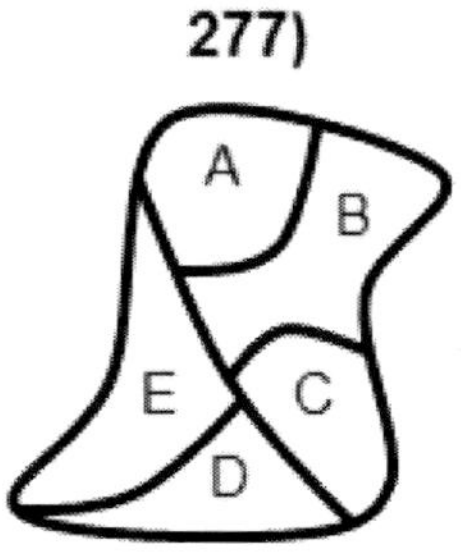

278)

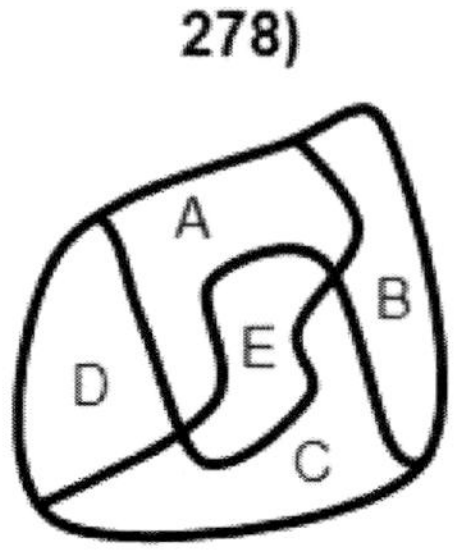

279)

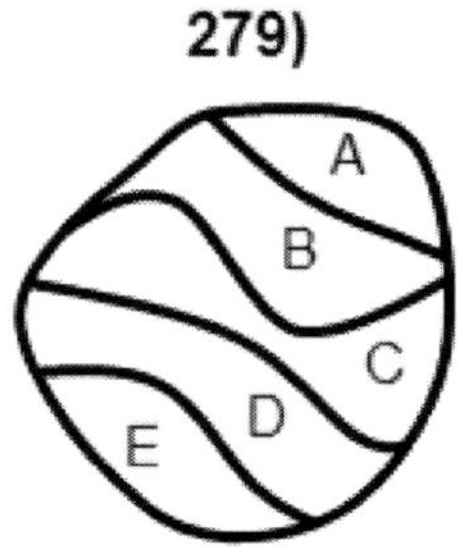

280)

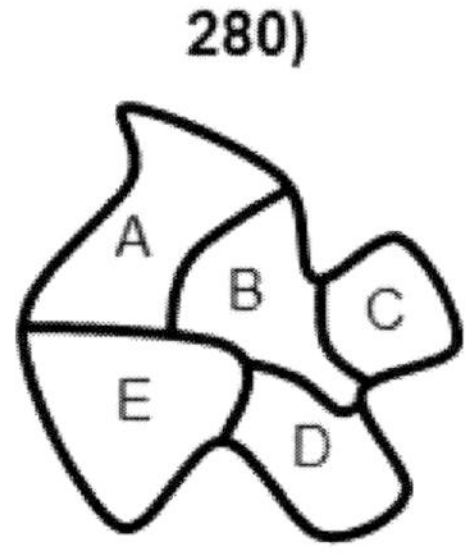

Fakten lernen (Reproduktionsphase)

Bearbeitungszeit: 7 Minuten

261) Das Alter von Herrn Achilles beträgt...

(A) ca. 20 Jahre.
(B) ca. 30 Jahre.
(C) ca. 45 Jahre.
(D) ca. 55 Jahre.
(E) ca. 60 Jahre.

262) Der Matrose heißt...

(A) Nylund.
(B) Bluhm.
(C) Wärmer.
(D) Zeus.
(E) Borst.

263) Die fromme Patientin leidet an...

(A) allergischem Schock.
(B) Magenkrämpfen.
(C) Schädeltrauma.
(D) Darmverschluss.
(E) Untergewicht.

264) Die Patientin mit Schädelbasisbruch ist von Beruf...

(A) Tischlerin.
(B) Physikerin.
(C) Stewardess.
(D) Drehbuchautorin.
(E) Regisseurin.

265) Die ca. 60jährige Patientin...

(A) ist auf der Kardiologie.
(B) hat 1 Kind.
(C) ist gestresst.
(D) ist Witwe.
(E) ist auf der Kardiologie.

266) Der Patient mit einem allergischen Schock heißt...

(A) Hahr.
(B) Mars.
(C) Ulfsson.
(D) Zeuner.
(E) Achilles.

267) Der autoritäre Patient ist von Beruf...

(A) Maurer.
(B) Dachdecker.
(C) Matrose.
(D) Kameramann.
(E) Informatiker.

268) Das Alter des Tierarzthelfers beträgt...

(A) ca. 20 Jahre.
(B) ca. 30 Jahre.
(C) ca. 45 Jahre.
(D) ca. 55 Jahre.
(E) ca. 60 Jahre.

269) Der ca. 55jährige Patient leidet an...

(A) Magenkrämpfen.
(B) Gelenkentzündung.
(C) Darmverschluss.
(D) Übergewicht.
(E) Zahnschmerzen.

270) Herr Mars ist...

(A) niedergeschlagen.
(B) stur.
(C) sportlich.
(D) fromm.
(E) cholerisch.

271) Die Patientin, die eine Platzwunde hat, ist...

(A) ca. 20 Jahre.
(B) ca. 30 Jahre.
(C) ca. 45 Jahre.
(D) ca. 55 Jahre.
(E) ca. 60 Jahre.

272) Frau Lauh ist von Beruf...

(A) Tischlerin.
(B) TierärztIn.
(C) Stewardess.
(D) Physikerin.
(E) Regisseurin.

273) Die Regisseurin ist...

(A) auf der Kardiologie.
(B) fromm.
(C) sportlich.
(D) alleinerziehend.
(E) einsam.

274) Die ca. 20jährige Patientin ist von Beruf...

(A) Physikerin.
(B) Drehbuchautorin.
(C) Tischlerin.
(D) Regisseurin.
(E) Tierpflegerin.

275) Die fromme Patientin heißt...

(A) Wärmer.
(B) Bluhm.
(C) Mars.
(D) Borst.
(E) Nylund.

276) Der an Übergewicht erkrankte Patient ist...

(A) verwirrt.
(B) nervös.
(C) cholerisch.
(D) ein Notfall.
(E) autoritär.

277) Das Alter des sturen Patienten beträgt...

(A) ca. 20 Jahre.
(B) ca. 30 Jahre.
(C) ca. 45 Jahre.
(D) ca. 55 Jahre.
(E) ca. 60 Jahre.

278) Der Dachdecker leidet an...

(A) Rückenschmerzen.
(B) Zahnschmerzen.
(C) Nackenstarre.
(D) Magenkrämpfen.
(E) Diabetes.

279) Die ca. 45jährige Patientin heißt...

(A) Olsen.
(B) Achilles.
(C) Gardener.
(D) Wärmer.
(E) Borst.

280) Die Diagnose für Frau Zeus lautet:

(A) Darmverschluss.
(B) Schädelbasisbruch.
(C) Kieferbruch.
(D) Rückenschmerzen.
(E) Untergewicht.

15. Test

Figuren lernen (Einprägephase) **Lernzeit: 4 Minuten**

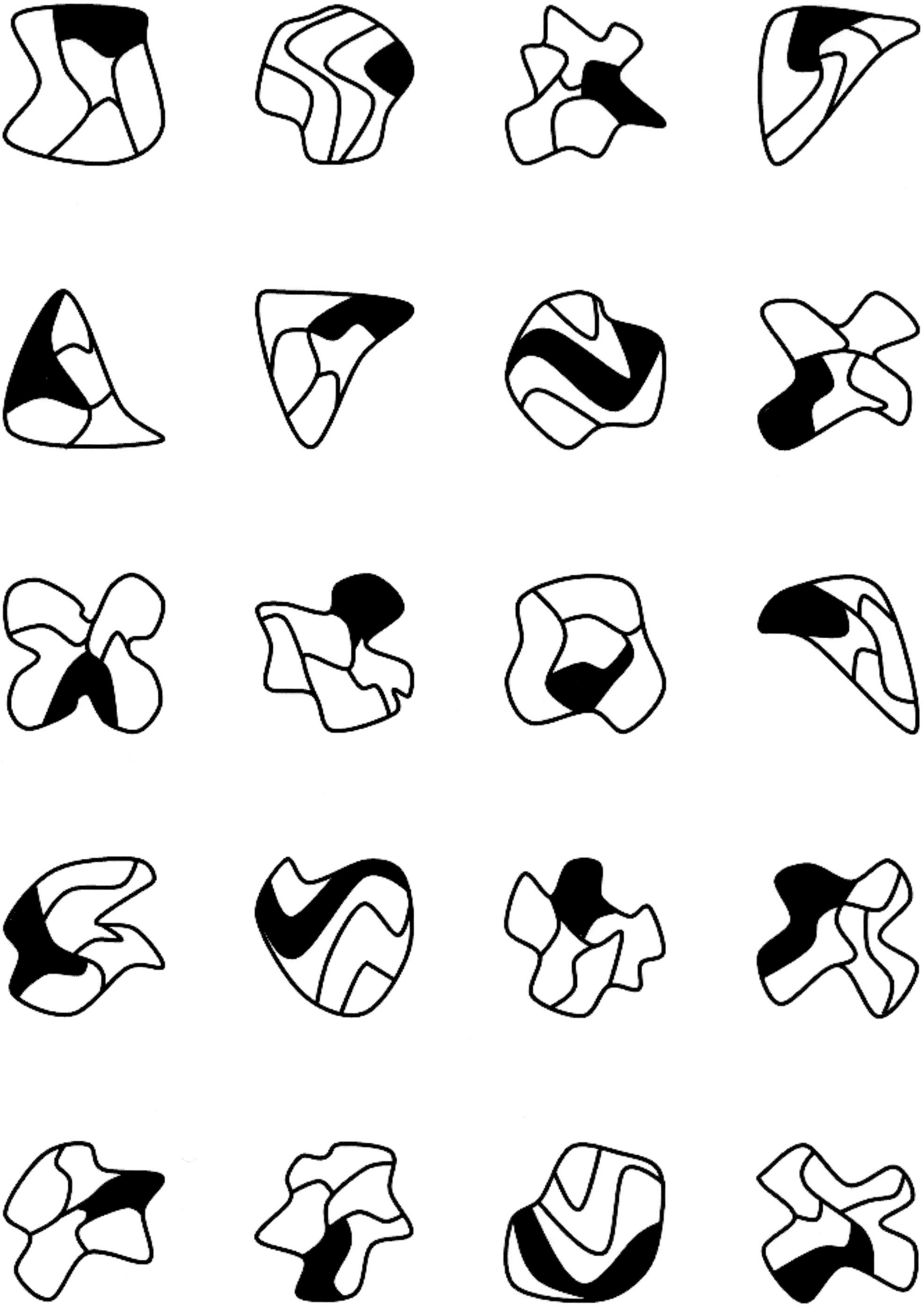

Fakten lernen (Einprägephase) **Lernzeit: 6 Minuten**

Salb	ca. 25 Jahre	Apotheker, ambulant – Armprellung
Kräm	ca. 25 Jahre	Hebamme, geschieden – Depression
Gehl	ca. 25 Jahre	Arzt, aufmüpfig – Akne
Herbstmann	ca. 45 Jahre	Meteorologin, übermutig – Bulimie
Sommer	ca. 45 Jahre	Astronautin, Kurklinik – Muskelzerrung
Winterlich	ca. 45 Jahre	Astronom, attraktiv – Ausschlag
Loch	ca. 55 Jahre	Optiker, wütend – Furunkel
Höhlich	ca. 55 Jahre	Glasbläserin, Chirurgie – Wahnvorstellungen
Grubner	ca. 55 Jahre	Keramiker, egoistisch – Hämatom
Durand	ca. 30 Jahre	Vollzugsbeamter, missmutig – Amputation
Lefevre	ca. 30 Jahre	Notarin, paranoid – Schizophrenie
Blanc	ca. 30 Jahre	Polizist, 3 Kinder – Hautkrebs
Dubois	ca. 60 Jahre	Kosmetikerin, kriminell – Schusswunde
Laurent	ca. 60 Jahre	Friseur, neugierig – Innere Blutung
Moreau	ca. 60 Jahre	Piercer, unberechenbar – Demenz

Nicht umblättern! Zuerst 60 Min. Pause/Textverständnis! **STOP**

Figuren lernen (Reproduktionsphase) **Bearbeitungszeit: 5 Minuten**

281)

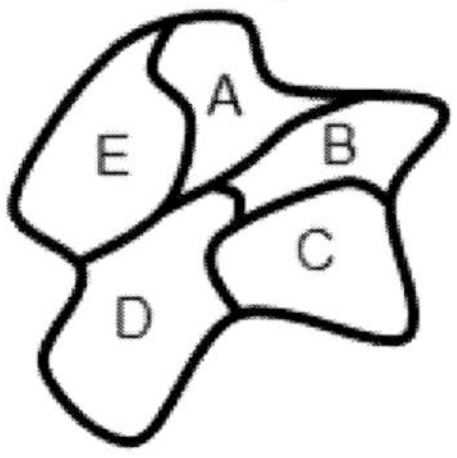

282)

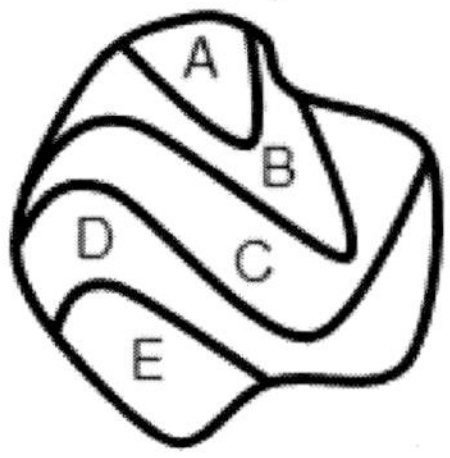

283)

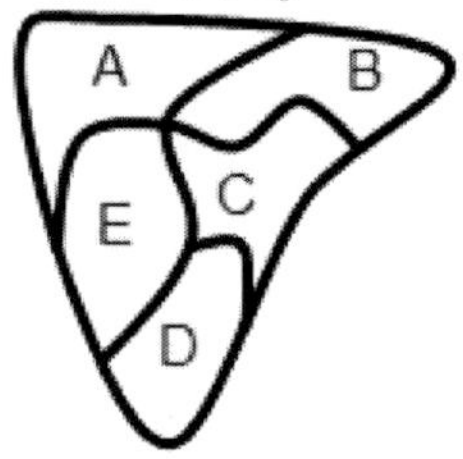

284)

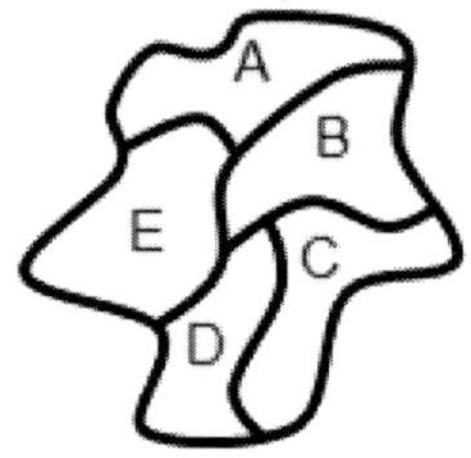

285)

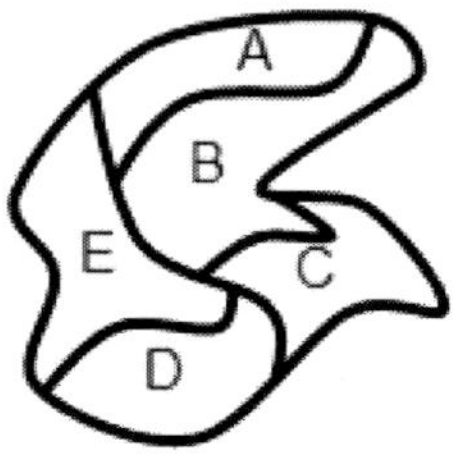

286)

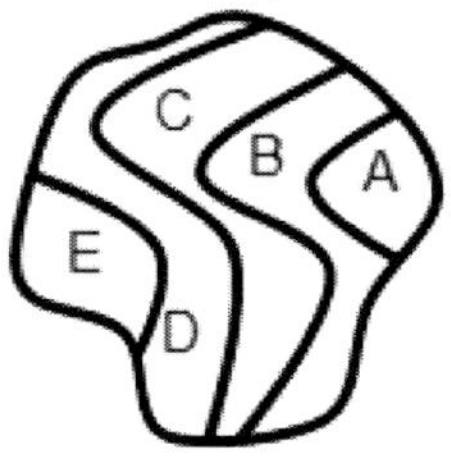

287)

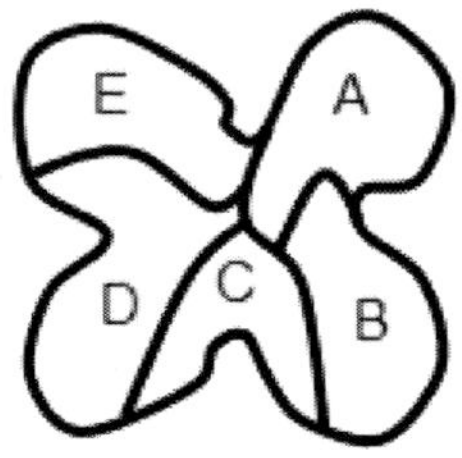

288)

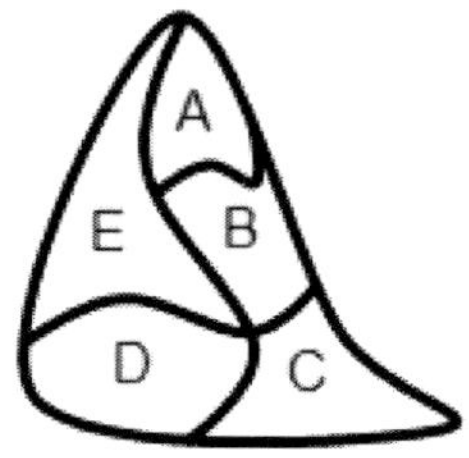

289)

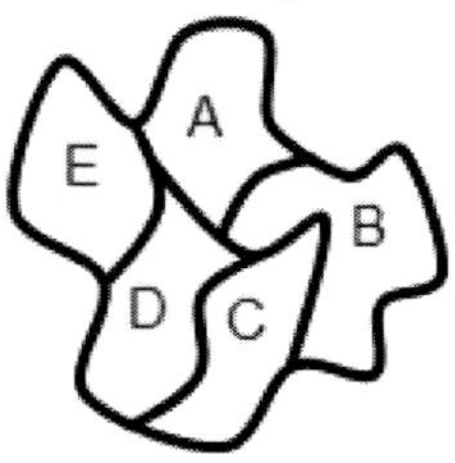

290)

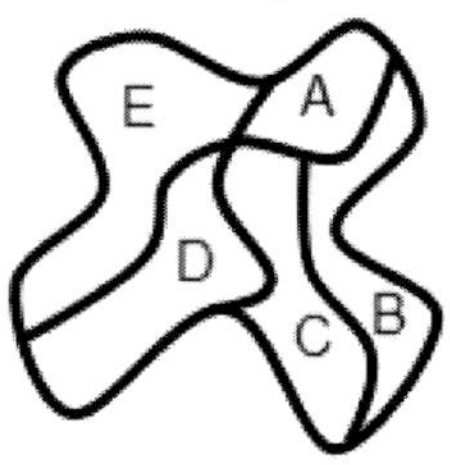

291)

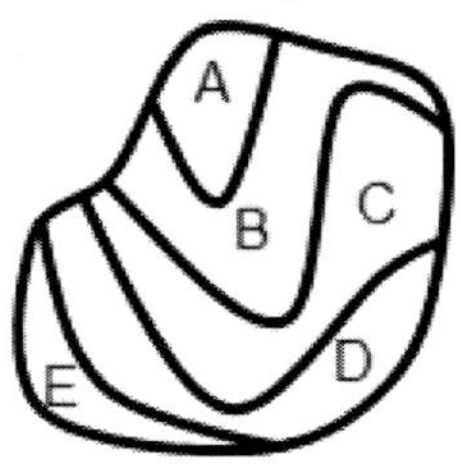

292)

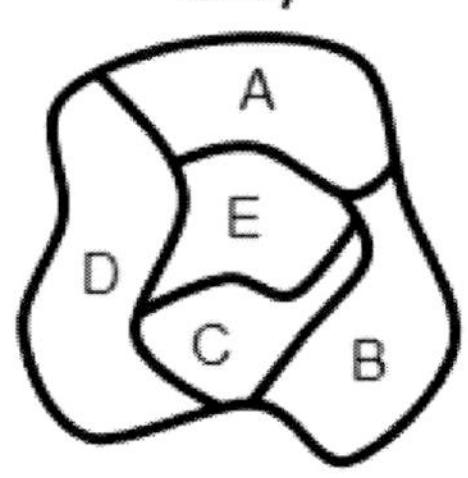

293)

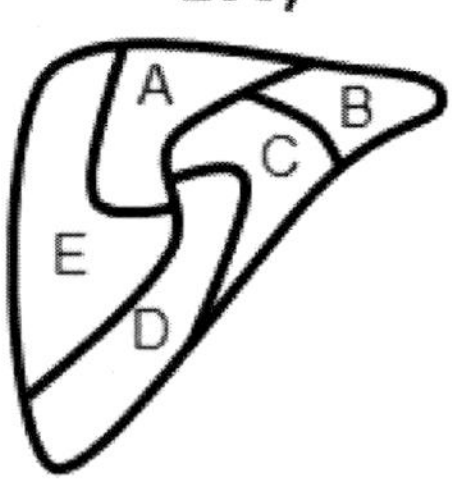

294)

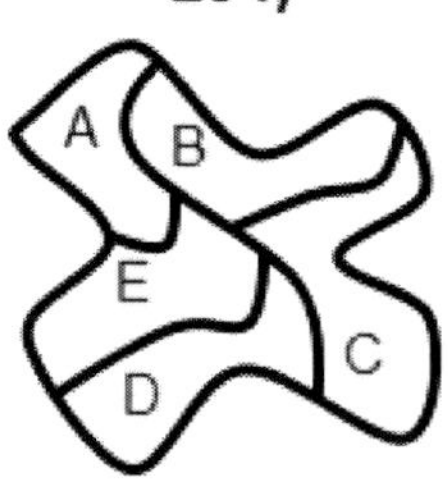

295)

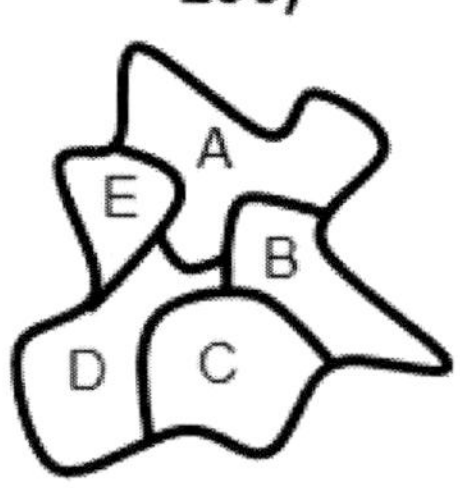

296)

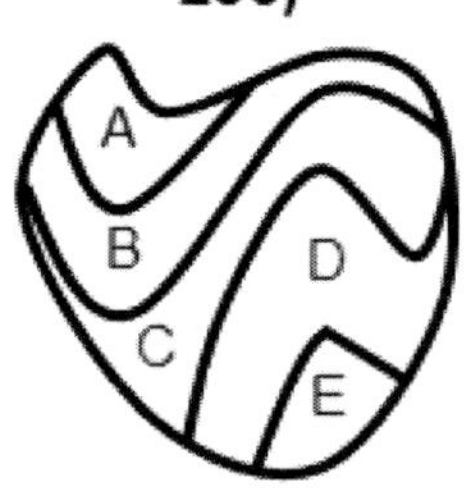

297)

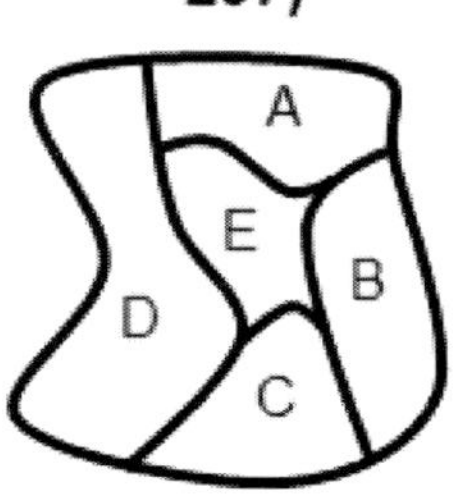

298)

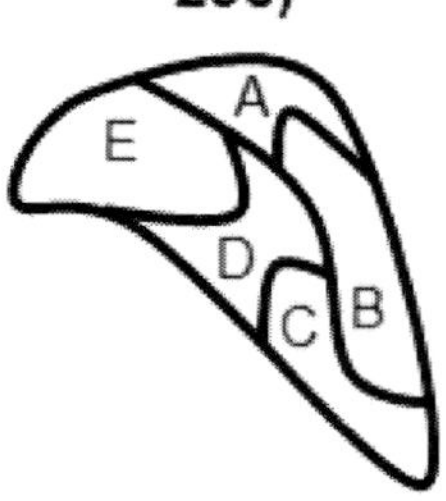

299)

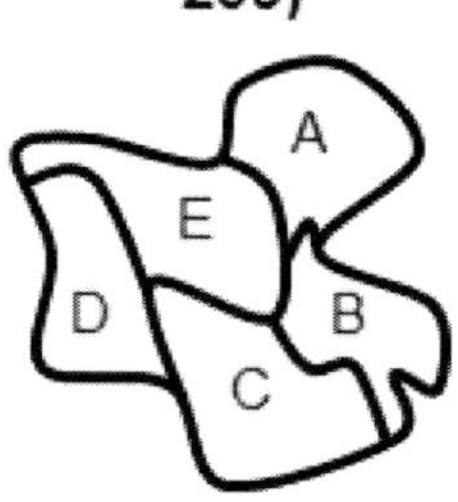

300)

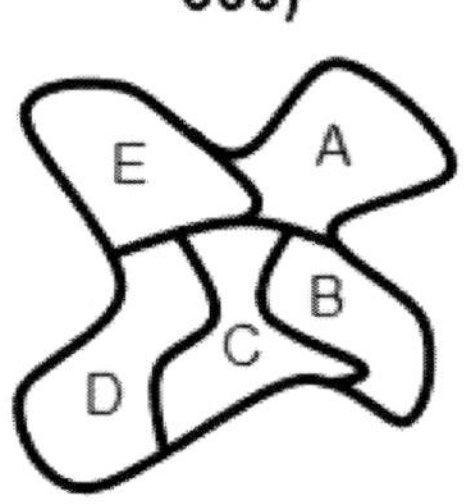

Fakten lernen (Reproduktionsphase) Bearbeitungszeit: 7 Minuten

281) Herr Loch ist...

(A) wütend.
(B) unberechenbar.
(C) kriminell.
(D) übermutig.
(E) missmutig.

282) Das Alter der geschiedenen Patientin beträgt...

(A) ca. 25 Jahre.
(B) ca. 30 Jahre.
(C) ca. 45 Jahre.
(D) ca. 55 Jahre.
(E) ca. 60 Jahre.

283) Der ca. 45jährige Patient heißt...

(A) Dubois.
(B) Blanc.
(C) Sommer.
(D) Winterlich.
(E) Gehl.

284) Die Diagnose für Herrn Laurent lautet:

(A) Furunkel.
(B) Innere Blutung.
(C) Schizophrenie.
(D) Bulimie.
(E) Depression.

285) Die Patientin, die Wahnvorstellungen hat, ist...

(A) ca. 25 Jahre.
(B) ca. 30 Jahre.
(C) ca. 45 Jahre.
(D) ca. 55 Jahre.
(E) ca. 60 Jahre.

286) Herr Grubner ist von Beruf...

(A) Astronom.
(B) Optiker.
(C) Keramiker.
(D) Friseur.
(E) Polizist.

287) Die Patientin mit Schusswunde ist...

(A) egoistisch.
(B) geschieden.
(C) in der Kurklinik.
(D) aufmüpfig.
(E) kriminell.

288) Der Patient mit Hautkrebs heißt...

(A) Blanc.
(B) Salb.
(C) Grubner.
(D) Herbstmann.
(E) Laurent.

289) Der unberechenbare Patient heißt...

(A) Lefevre.
(B) Moreau.
(C) Höhlich.
(D) Kräm.
(E) Durand.

290) Der Apotheker leidet an...

(A) Ausschlag.
(B) Muskelzerrung.
(C) innerer Blutung.
(D) Armprellung.
(E) Demenz.

291) Die übermütige Patientin ist von Beruf...

(A) Hebamme.
(B) Notarin.
(C) Meteorologin.
(D) Astronautin.
(E) Glasbläserin.

292) Der Friseur ist...

(A) auf der Chirurgie.
(B) geschieden.
(C) paranoid.
(D) attraktiv.
(E) neugierig.

293) Die Hebamme heißt...

(A) Blanc.
(B) Winterlich.
(C) Höhlich.
(D) Moreau.
(E) Kräm.

294) Das Alter der Astronautin beträgt...

(A) ca. 25 Jahre.
(B) ca. 30 Jahre.
(C) ca. 45 Jahre.
(D) ca. 55 Jahre.
(E) ca. 60 Jahre.

295) Die ca. 60jährige Patientin ist von Beruf...

(A) Kosmetikerin.
(B) Hebamme.
(C) Notarin.
(D) Glasbläserin.
(E) Meteorologin.

296) Der ca. 45jährige Patient leidet an...

(A) Depression.
(B) Muskelzerrung.
(C) Furunkel.
(D) Ausschlag.
(E) Demenz.

297) Das Alter von Herrn Salb beträgt...

(A) ca. 25 Jahre.
(B) ca. 30 Jahre.
(C) ca. 45 Jahre.
(D) ca. 55 Jahre.
(E) ca. 60 Jahre.

298) Der Patient mit Amputation ist von Beruf...

(A) Piercer.
(B) Glasbläserin.
(C) Vollzugsbeamter.
(D) Polizist.
(E) Arzt.

299) Die ca. 30jährige Patientin...

(A) ist in einer Kurklinik.
(B) hat 3 Kinder.
(C) ist wütend.
(D) ist aufmüpfig.
(E) ist paranoid.

300) Der aufmüpfige Patient leidet an...

(A) Hautkrebs.
(B) Akne.
(C) Wahnvorstellungen.
(D) innerer Blutung.
(E) Muskelzerrung.

16. Test

Figuren lernen (Einprägephase) **Lernzeit: 4 Minuten**

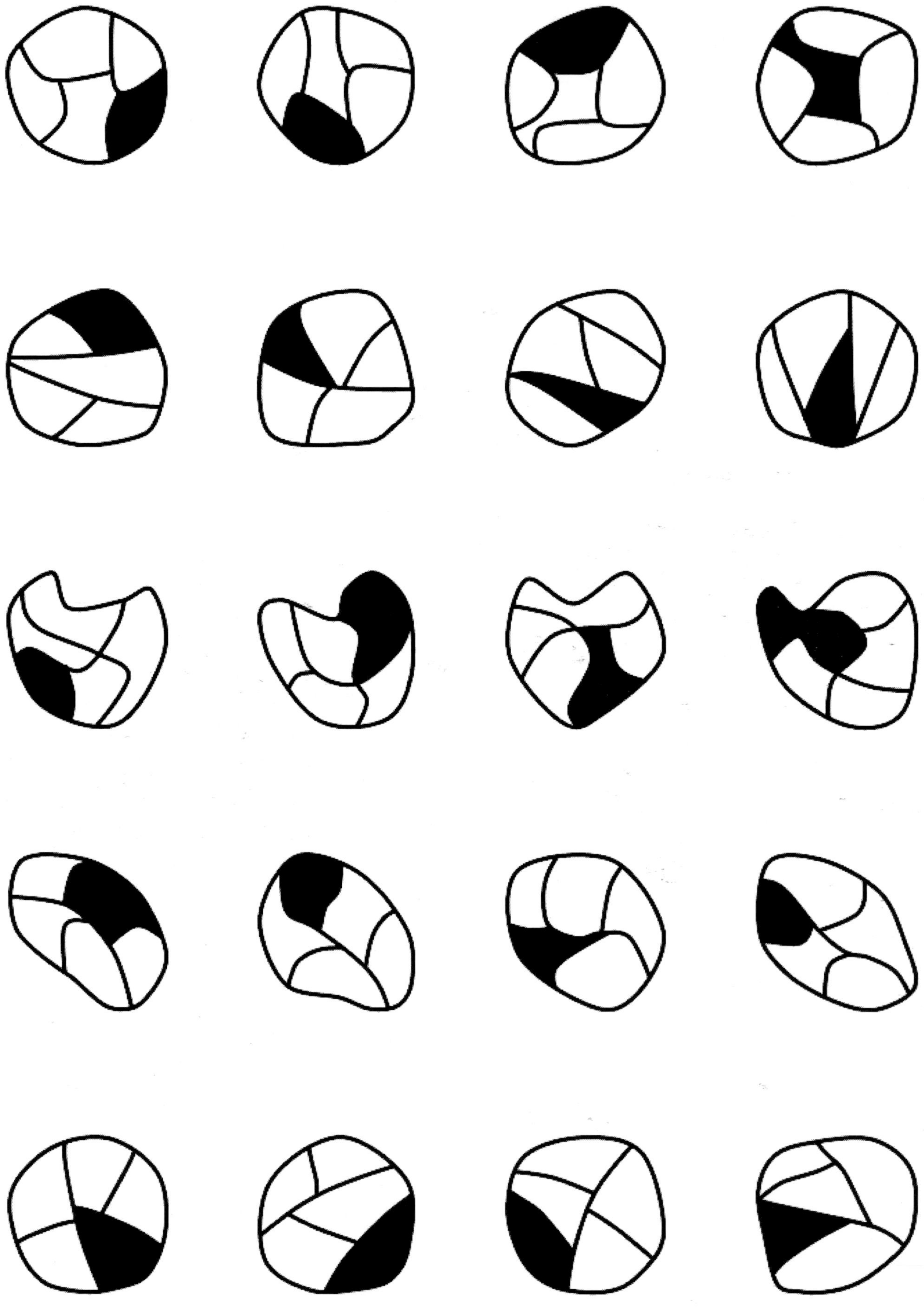

Fakten lernen (Einprägephase) **Lernzeit: 6 Minuten**

Lerche	ca. 55 Jahre	Dolmetscher, antriebslos – Bandwurm
Älster	ca. 55 Jahre	Deutschlehrerin, aggressiv – Halsschmerzen
Raab	ca. 55 Jahre	Schriftsteller, Pflegefall – Schluckstörungen
Feuerlich	ca. 35 Jahre	Historiker, witzig – Schnupfen
Wasserreich	ca. 35 Jahre	Archäologin, Intensivstation – Leberzirrhose
Blitzlein	ca. 35 Jahre	Geschichtslehrer, fordernd – Juckreiz
Vieregge	ca. 50 Jahre	Architektin, distanziert – Lymphödem
Rundlich	ca. 50 Jahre	Statiker, ängstlich – Rötungen
Dreizack	ca. 50 Jahre	Immobilienkaufmann, reich – Kopfschmerzen
Kettler	ca. 20 Jahre	Volontärin, feige – Lipödem
Bandner	ca. 20 Jahre	Wehrdienstleistender, Notfall – Milzriss
Schleif	ca. 20 Jahre	Praktikant, wütend – Heuschnupfen
Höflich	ca. 40 Jahre	Totengräber, glücklich – Atemnot
Fröhlich	ca. 40 Jahre	Bestatterin, verbittert – Lungenödem
Netter	ca. 40 Jahre	Gerichtsmedizinerin, ledig – Fettleber

Nicht umblättern! Zuerst 60 Min. Pause/Textverständnis!

STOP

Figuren lernen (Reproduktionsphase) **Bearbeitungszeit: 5 Minuten**

301)

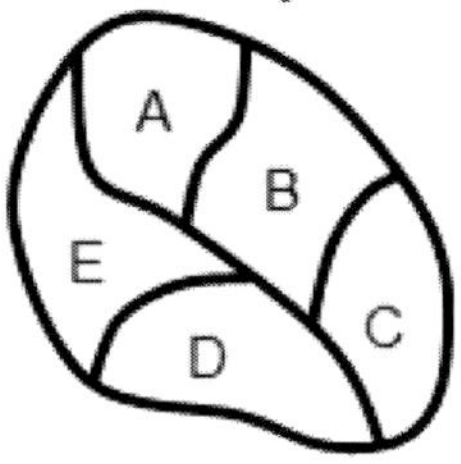

302)

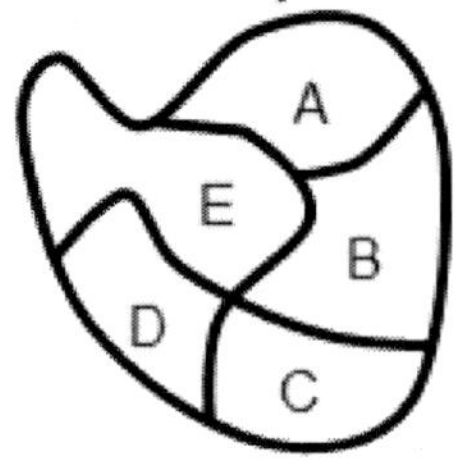

303)

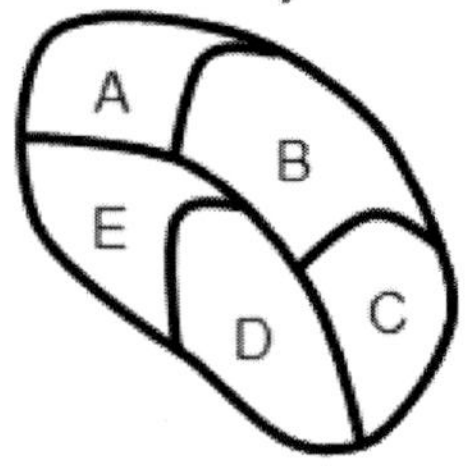

304)

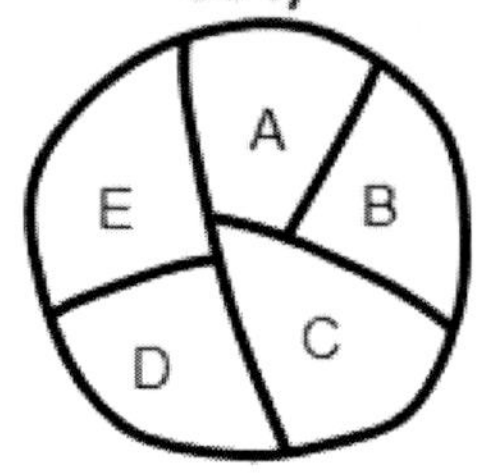

305)

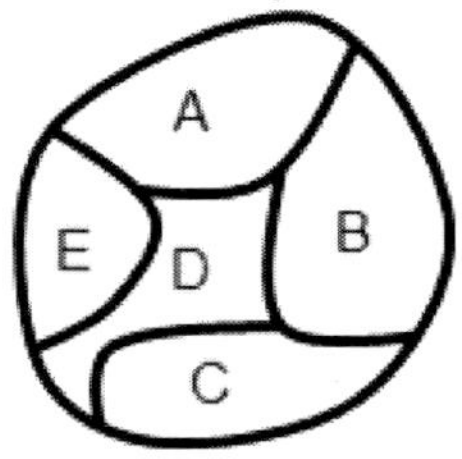

306)

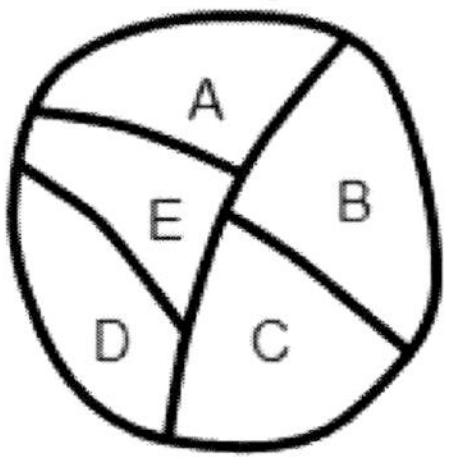

307)

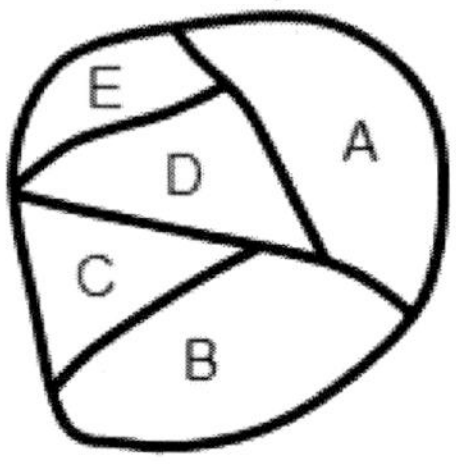

308)

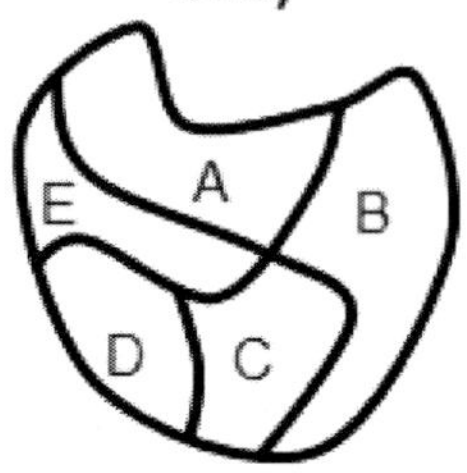

309)

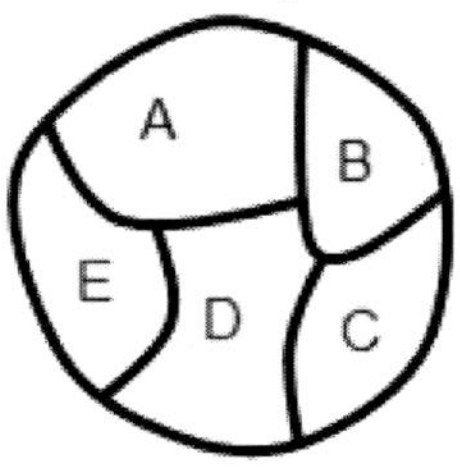

310)

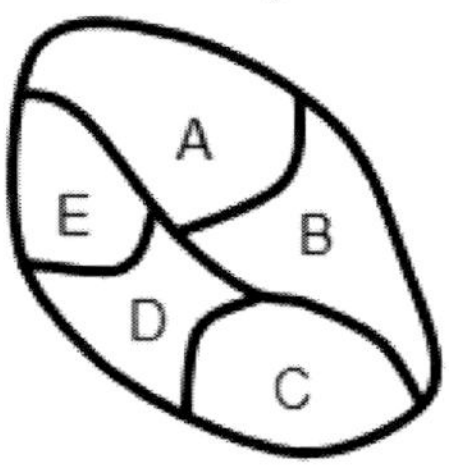

311)

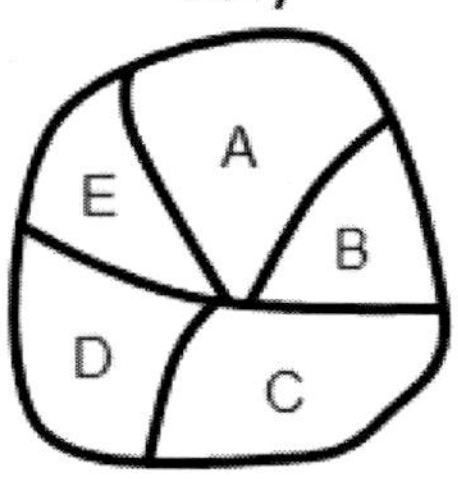

312)

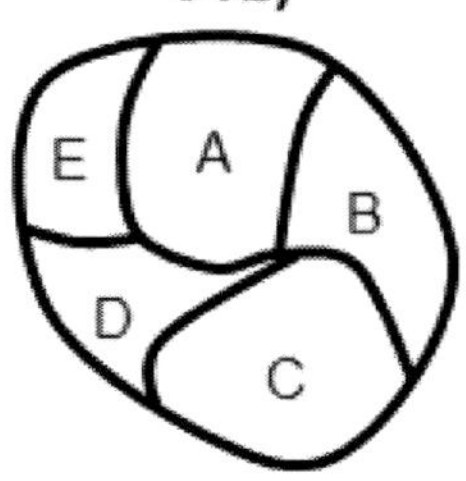

313)

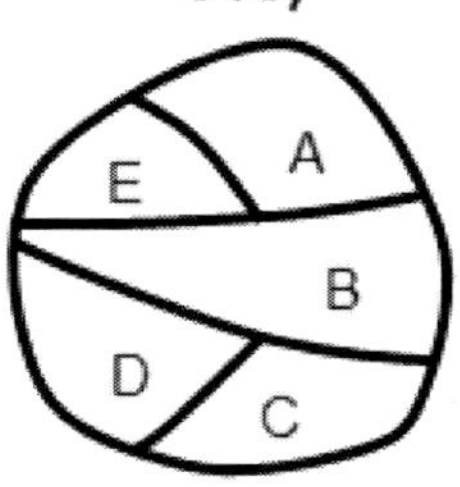

314)

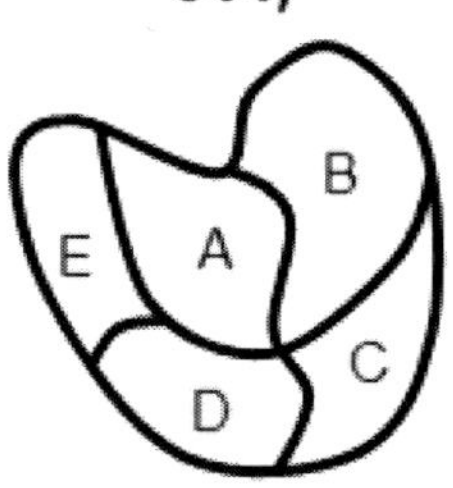

315)

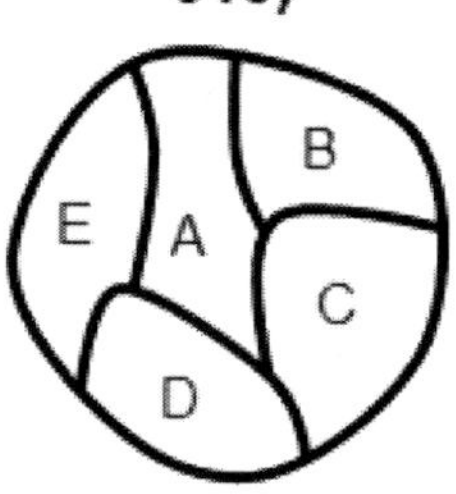

316)

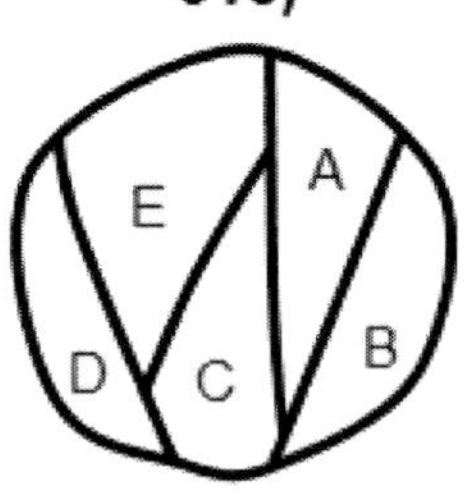

317)

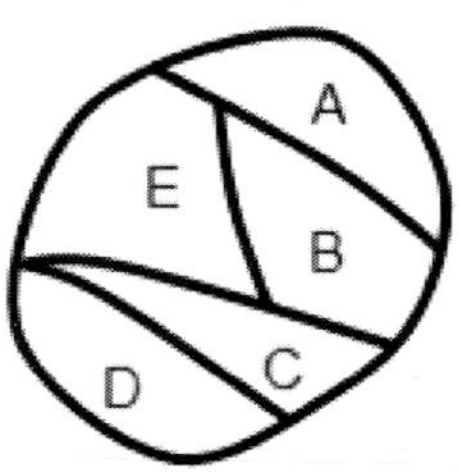

318)

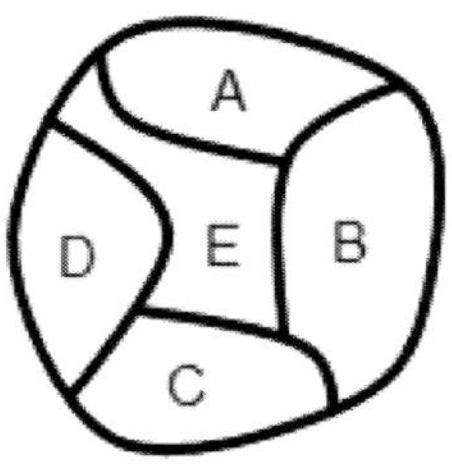

319)

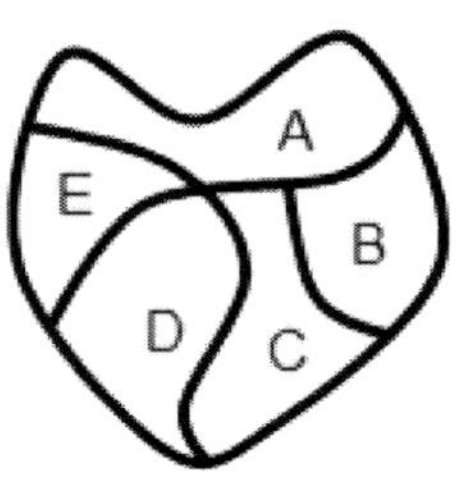

320)

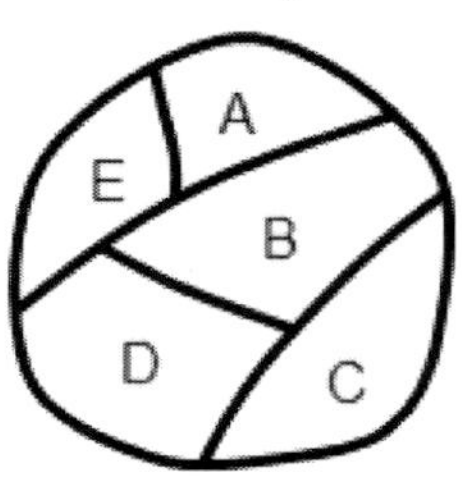

Fakten lernen (Reproduktionsphase)

Bearbeitungszeit: 7 Minuten

301) Herr Blitzlein ist...

(A) Geschichtslehrer.
(B) Statiker.
(C) Totengräber.
(D) Immobilienkaufmann.
(E) Dolmetscher.

302) Der Patient mit Heuschnupfen heißt...

(A) Raab.
(B) Feuerlich.
(C) Fröhlich.
(D) Rundlich.
(E) Schleif.

303) Die an einer Fettleber leidende Patientin ist...

(A) auf der Intensivstation.
(B) fordernd.
(C) ledig.
(D) ängstlich.
(E) ein Pflegefall.

304) Die Deutschlehrerin leidet an...

(A) Lipödem.
(B) Milzriss.
(C) Atemnot.
(D) Halsschmerzen.
(E) Schluckstörungen.

305) Der reiche Patient heißt...

(A) Kettler.
(B) Dreizack.
(C) Älster.
(D) Netter.
(E) Blitzlein.

306) Das Alter von Herrn Bandner beträgt...

(A) ca. 20 Jahre.
(B) ca. 35 Jahre.
(C) ca. 40 Jahre.
(D) ca. 50 Jahre.
(E) ca. 55 Jahre.

307) Die ca. 50jährige Patientin leidet an...

(A) Lungenödem.
(B) Juckreiz.
(C) Kopfschmerzen.
(D) Lipödem.
(E) Lymphödem.

308) Die verbitterte Patientin leidet an...

(A) Schluckstörungen.
(B) Lungenödem.
(C) Atemnot.
(D) Fettleber.
(E) Halsschmerzen.

309) Der Patient mit Rötungen ist von Beruf...

(A) Wehrdienstleistender.
(B) Geschichtslehrer.
(C) Immobilienkaufmann.
(D) Statiker.
(E) Dolmetscher.

310) Der antriebslose Patient leidet an...

(A) Milzriss.
(B) Leberzirrhose.
(C) Heuschnupfen.
(D) Bandwurm.
(E) Schnupfen.

311) Der wütende Patient ist von Beruf...

(A) Totengräber.
(B) Praktikant.
(C) Wehrdienstleistender.
(D) Historiker.
(E) Dolmetscher.

312) Das Alter des Schriftstellers beträgt...

(A) ca. 20 Jahre.
(B) ca. 35 Jahre.
(C) ca. 40 Jahre.
(D) ca. 50 Jahre.
(E) ca. 55 Jahre.

313) Der Historiker ist...

(A) distanziert.
(B) antriebslos.
(C) reich.
(D) witzig.
(E) verbittert.

314) Die ca. 35jährige Patientin ist von Beruf...

(A) Deutschlehrerin.
(B) Archäologin.
(C) Architektin.
(D) Bestatterin.
(E) Geschichtsmedizinerin.

315) Die Architektin heißt...

(A) Netter.
(B) Kettler.
(C) Vieregge.
(D) Lerche.
(E) Blitzlein.

316) Der 40jährige Patient heißt...

(A) Schleif.
(B) Feuerlich.
(C) Dreizack.
(D) Raab.
(E) Höflich.

317) Frau Älster ist...

(A) feige.
(B) ein Notfall.
(C) auf der Intensivstation.
(D) verbittert.
(E) aggressiv.

318) Das Alter der feigen Patientin beträgt...

(A) ca. 20 Jahre.
(B) ca. 35 Jahre.
(C) ca. 40 Jahre.
(D) ca. 50 Jahre.
(E) ca. 55 Jahre.

319) Der Patient, der Kopfschmerzen hat, ist...

(A) ca. 20 Jahre.
(B) ca. 35 Jahre.
(C) ca. 40 Jahre.
(D) ca. 50 Jahre.
(E) ca. 55 Jahre.

320) Die Diagnose für Frau Wasserreich lautet:

(A) Leberzirrhose.
(B) Heuschnupfen.
(C) Fettleber.
(D) Kopfschmerzen.
(E) Schluckbeschwerden.

17. Test

Figuren lernen (Einprägephase) **Lernzeit: 4 Minuten**

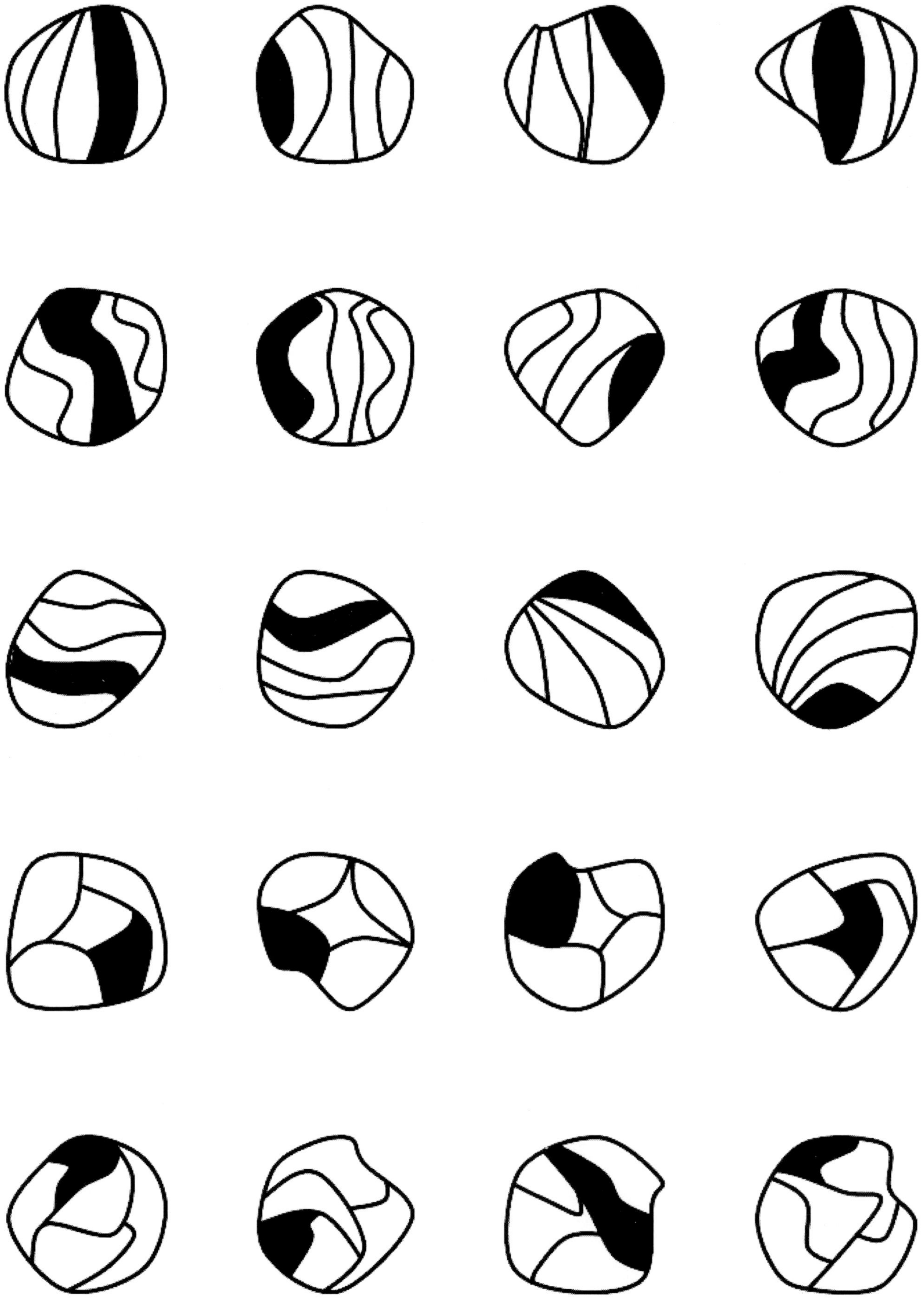

Fakten lernen (Einprägephase) **Lernzeit: 6 Minuten**

Lopez	ca. 60 Jahre	Erzieher, geldgierig - Wundrose
Martinez	ca. 60 Jahre	Lehrerin, launisch - Krampfadern
Gonzalez	ca. 60 Jahre	Tagesmutter, ledig - Mandelentzündung
Aug	ca. 55 Jahre	Bootbauerin, hektisch - Kleinwuchs
Zahner	ca. 55 Jahre	Geigenbauerin, Witwe - Inkontinenz
Öhrlein	ca. 55 Jahre	Flugzeugbauer, schlank - Mundgeruch
Messerle	ca. 40 Jahre	Opernsänger, korpulent - Sodbrennen
Gabler	ca. 40 Jahre	Balletttänzerin, oberflächlich - Parodontitis
Löffler	ca. 40 Jahre	Musiker, ambulant - Läusebefall
Täfler	ca. 30 Jahre	Psychiater, ernst - Haarausfall
Kreidel	ca. 30 Jahre	Kinderärztin, glücklich - Zystennieren
Quietsch	ca. 30 Jahre	Orthopäde, ambulant - Schweinegrippe
Lupner	ca. 25 Jahre	Florist, verwirrt- Skoliose
Brillchen	ca. 25 Jahre	Försterin, hübsch - Vogelgrippe
Monokeler	ca. 25 Jahre	Landwirt, 1 Kind - Pilzinfektion

Nicht umblättern! Zuerst 60 Min. Pause/Textverständnis! **STOP**

Figuren lernen (Reproduktionsphase) **Bearbeitungszeit: 5 Minuten**

321)

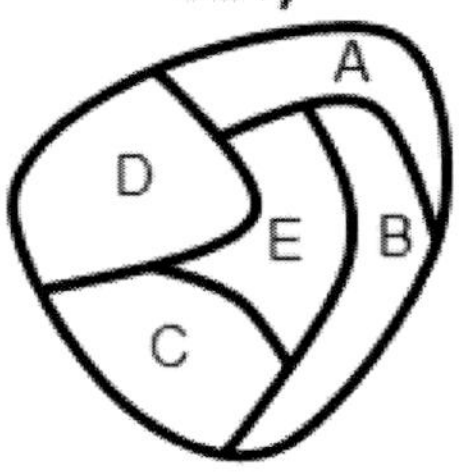

322)

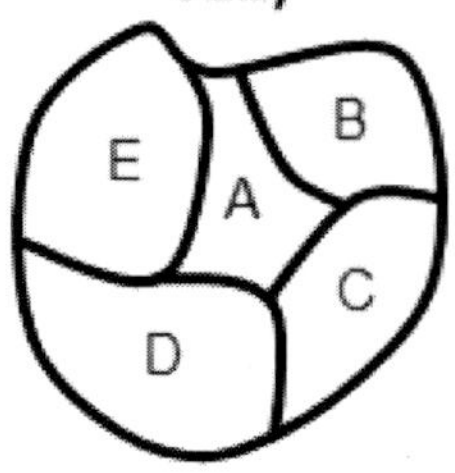

323)

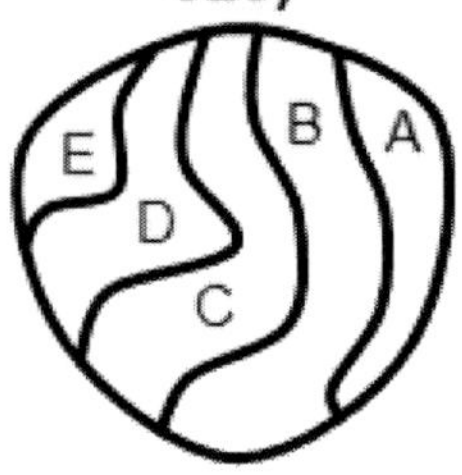

324)

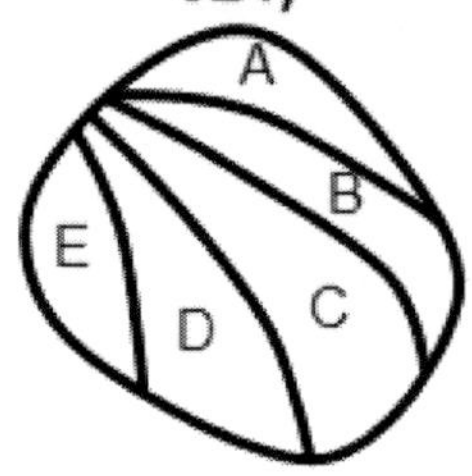

325)

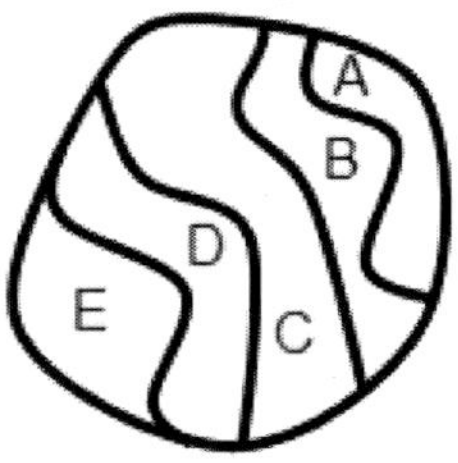

326)

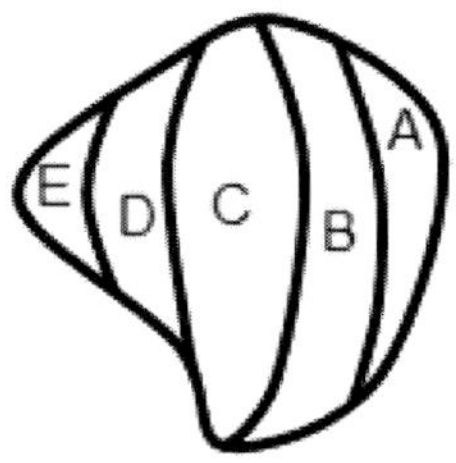

327)

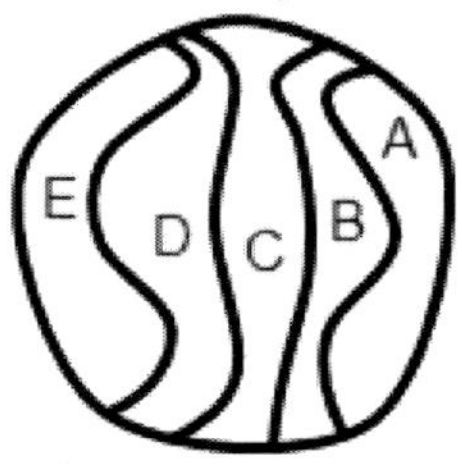

328)

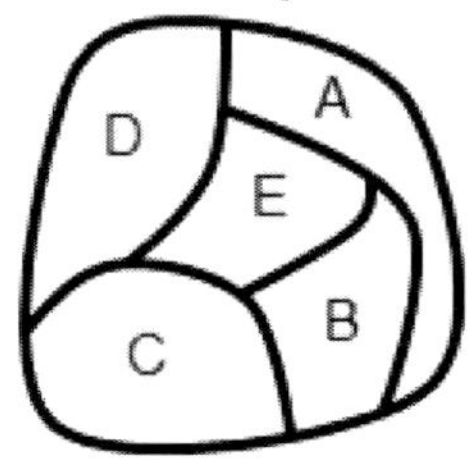

329)

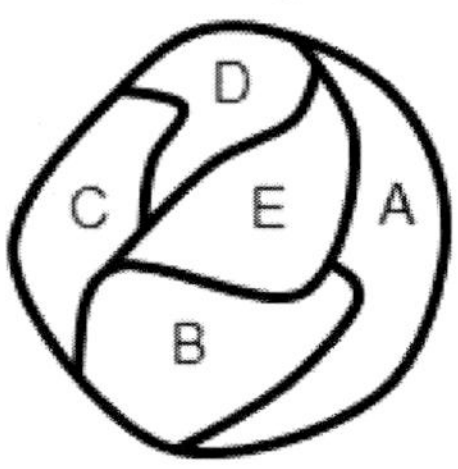

330)

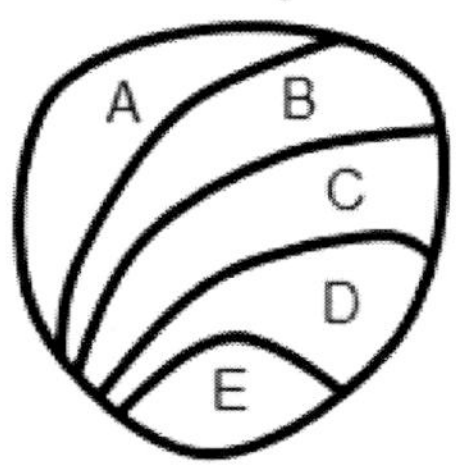

331)

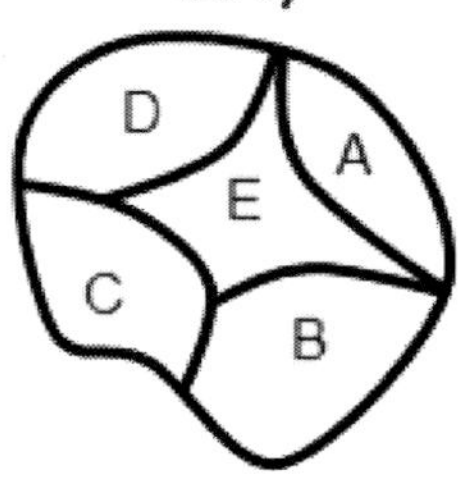

332)

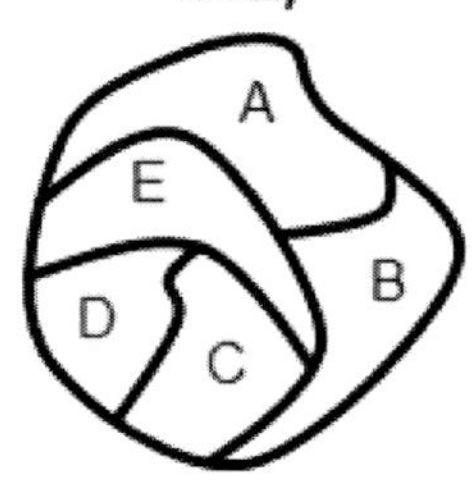

333)

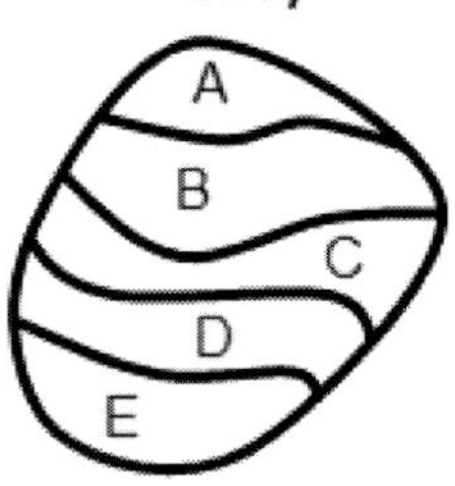

334)

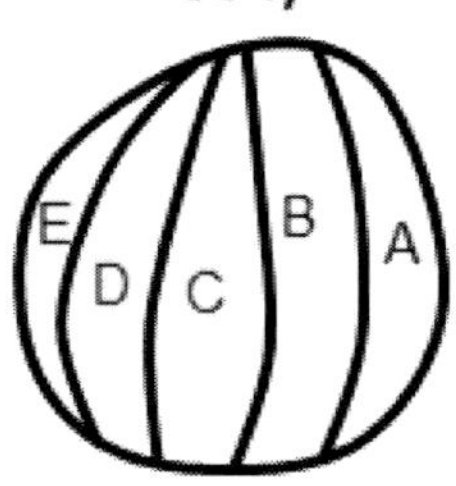

335)

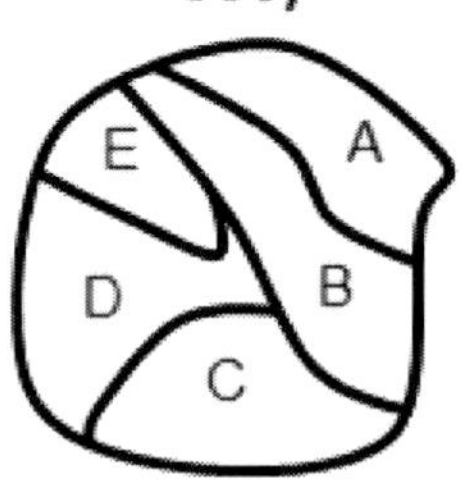

336)

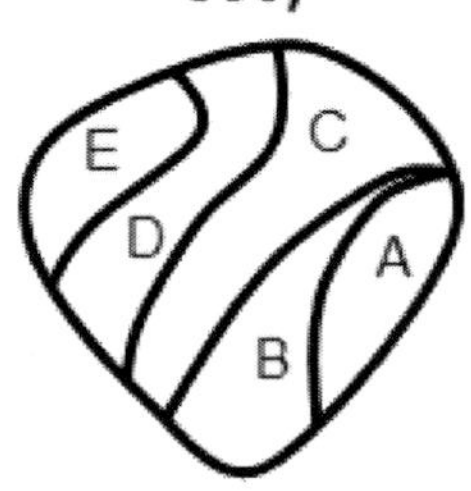

337)

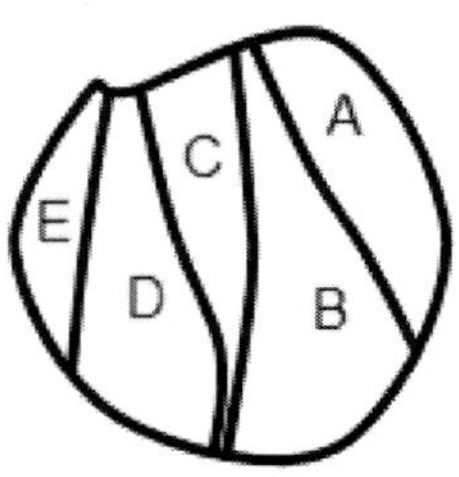

338)

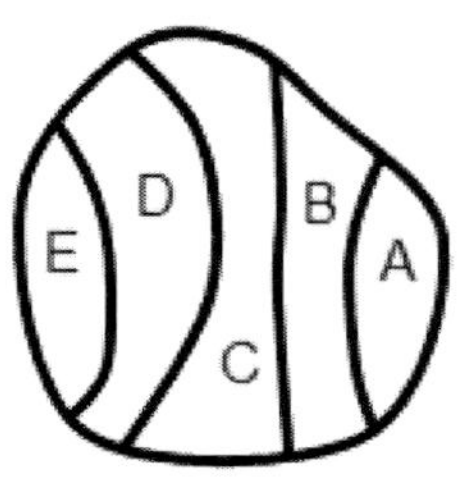

339)

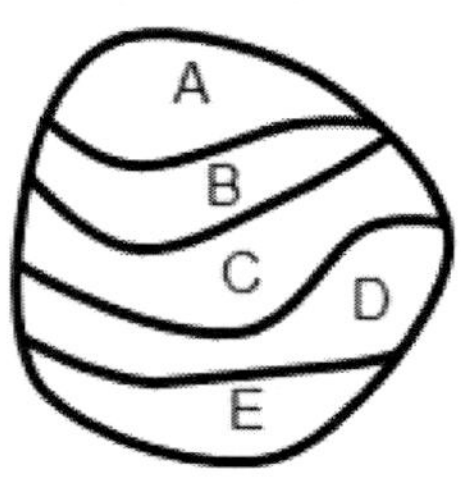

340)

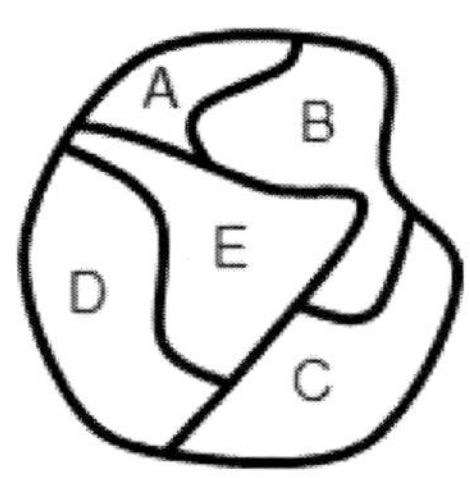

Fakten lernen (Reproduktionsphase) Bearbeitungszeit: 7 Minuten

321) Die Diagnose für Herrn Monokeler lautet:

(A) Mandelentzündung
(B) Wundrose.
(C) Parodontitis.
(D) Pilzinfektion.
(E) Skoliose.

322) Der an Wundrose erkrankte Patient ist...

(A) verwirrt.
(B) ernst.
(C) ambulant.
(D) ledig.
(E) geldgierig.

323) Die Tagesmutter hat...

(A) Mundgeruch.
(B) Schweinegrippe.
(C) Mandelentzündung.
(D) Sodbrennen.
(E) Haarausfall.

324) Das Alter des verwirrten Patienten beträgt...

(A) ca. 25 Jahre.
(B) ca. 30 Jahre.
(C) ca. 40 Jahre.
(D) ca. 55 Jahre.
(E) ca. 60 Jahre.

325) Der ca. 55jährige Patient heißt...

(A) Öhrlein.
(B) Quietsch.
(C) Brillchen.
(D) Lopez.
(E) Gabler.

326) Der Patient mit Skoliose heißt...

(A) Lupner.
(B) Kreidel.
(C) Gabler.
(D) Zahner.
(E) Martinez.

327) Die ca. 30jährige Patientin leidet an...

(A) Parodontitits.
(B) Inkontinenz.
(C) Wundrose.
(D) Zystennieren.
(E) Mundgeruch.

328) Die oberflächliche Patientin ist von Beruf...

(A) Tagesmutter.
(B) Kinderärztin.
(C) Balletttänzerin.
(D) Geigenbauerin.
(E) Tagesmutter.

329) Frau Kreidel ist...

(A) korpulent.
(B) verwirrt.
(C) hübsch.
(D) launisch.
(E) glücklich.

330) Das Alter des Orthopäden beträgt...

(A) ca. 25 Jahre.
(B) ca. 30 Jahre.
(C) ca. 40 Jahre.
(D) ca. 55 Jahre.
(E) ca. 60 Jahre.

331) Die ledige Patientin heißt...

(A) Monokeler.
(B) Quietsch.
(C) Löffler.
(D) Öhrlein.
(E) Gonzalez.

332) Der Patient, der Läusebefall hat, ist...

(A) ca. 25 Jahre.
(B) ca. 30 Jahre.
(C) ca. 40 Jahre.
(D) ca. 55 Jahre.
(E) ca. 60 Jahre.

333) Der ca. 60jährige Patient ist von Beruf...

(A) Erzieher.
(B) Opernsänger.
(C) Orthopäde.
(D) Landwirt.
(E) Flugzeugbauer.

334) Herr Täfler ist von Beruf...

(A) Florist.
(B) Psychiater.
(C) Musiker.
(D) Flugzeugbauer.
(E) Erzieher.

335) Die Geigenbauerin ist...

(A) hübsch.
(B) glücklich.
(C) oberflächlich.
(D) Witwe.
(E) launisch.

336) Die hektische Patientin leidet an...

(A) Skoliose.
(B) Haarausfall.
(C) Kleinwuchs.
(D) Sodbrennen.
(E) Wundrose.

337) Das Alter von Frau Brillchen beträgt...

(A) ca. 25 Jahre.
(B) ca. 30 Jahre.
(C) ca. 40 Jahre.
(D) ca. 55 Jahre.
(E) ca. 60 Jahre.

338) Der ca. 55jährige Patient ist...

(A) geldgierig.
(B) hektisch.
(C) korpulent.
(D) verwirrt.
(E) schlank.

339) Der Opernsänger heißt...

(A) Lupner.
(B) Messerle.
(C) Täfler.
(D) Aug.
(E) Lopez.

340) Die Patientin mit Krampfadern ist von Beruf...

(A) Försterin.
(B) Kinderärztin.
(C) Balletttänzerin.
(D) Lehrerin.
(E) Bootbauerin.

18. Test

Figuren lernen (Einprägephase) **Lernzeit: 4 Minuten**

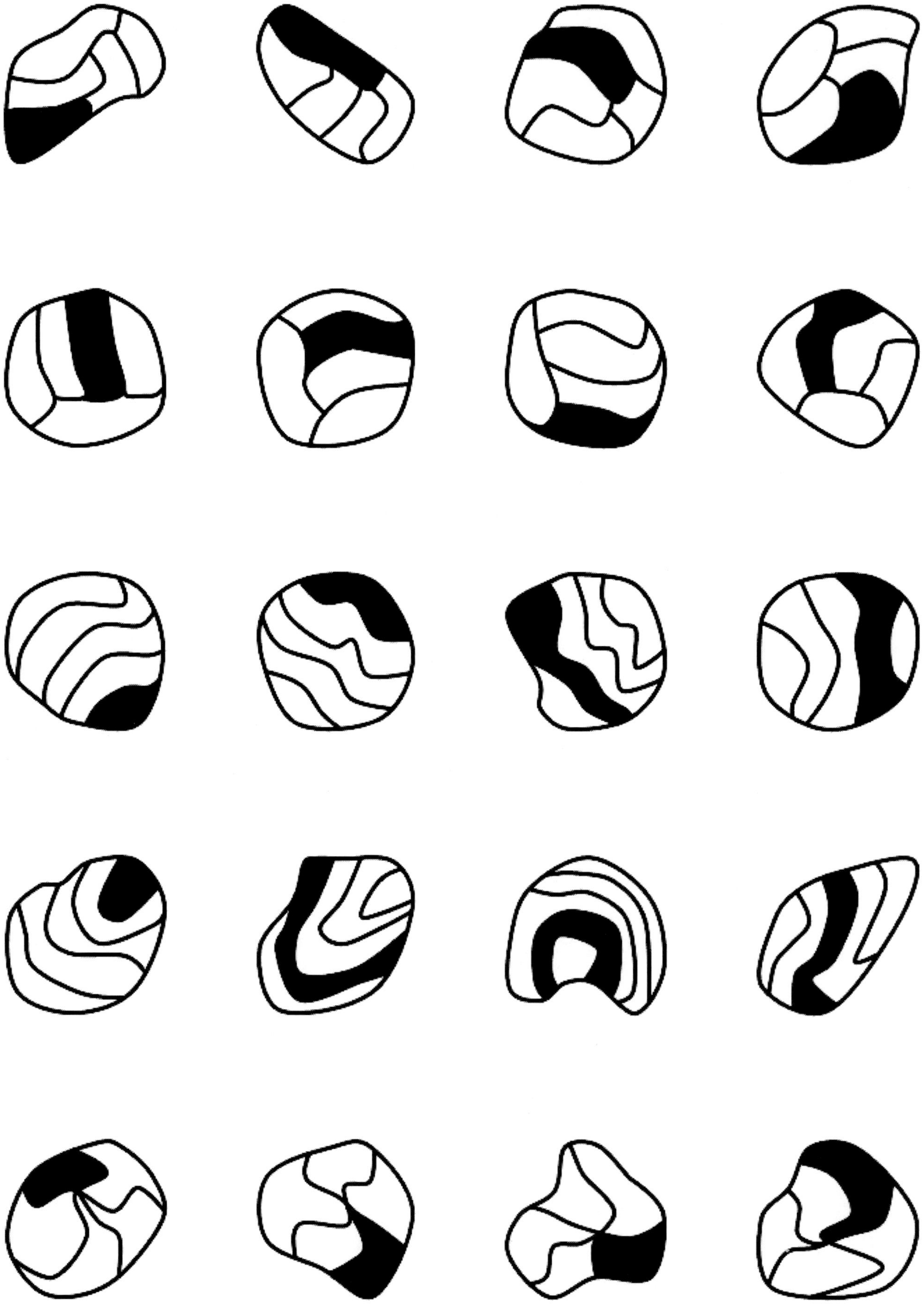

Fakten lernen (Einprägephase) **Lernzeit: 6 Minuten**

Sitzer	ca. 25 Jahre	Einzelhandelskaufmann, verliebt – Multiple Sklerose
Stuhlmann	ca. 25 Jahre	Verkäuferin, dreist – Typhus
Hock	ca. 25 Jahre	Bürokaufmann, kinderlos – Erkältung
Fehte	ca. 55 Jahre	Busfahrer, dreist – Warzen
Partie	ca. 55 Jahre	KFZ-Mechatronikerin, Notfall – Borreliose
Faier	ca. 55 Jahre	Fahrlehrer, großzügig – Parkinson
Stiftler	ca. 40 Jahre	Fluglotse, konservativ – Malaria
Briefmann	ca. 40 Jahre	Pilotin, ehrgeizig – Grippe
Pohst	ca. 40 Jahre	Stewardess, traumatisiert – Armlähmung
Zopfner	ca. 60 Jahre	Frührentnerin, konservativ – Mumps
Hahr	ca. 60 Jahre	Künstlerin, herrschsüchtig – Alzheimer
Ponie	ca. 60 Jahre	Fotograf, Sanatorium – Syphilis
Bahner	ca. 30 Jahre	Kabarettistin, engstirnig – Querschnittslähmung
Gleisner	ca. 30 Jahre	Moderator, Intensivstation – Fieber
Zuge	ca. 30 Jahre	Nachrichtensprecherin, begriffsstutzig – Tetanus

Nicht umblättern! Zuerst 60 Min. Pause/Textverständnis!

STOP

Figuren lernen (Reproduktionsphase) **Bearbeitungszeit: 5 Minuten**

341)
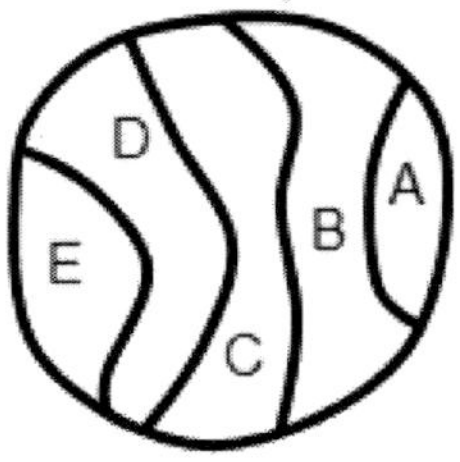

342)
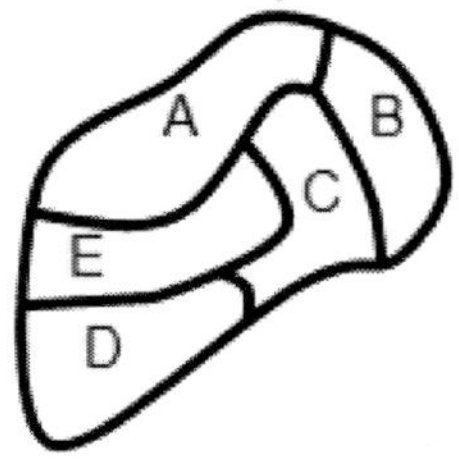

343)
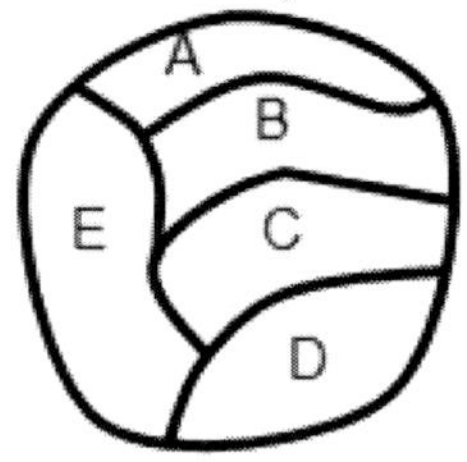

344)
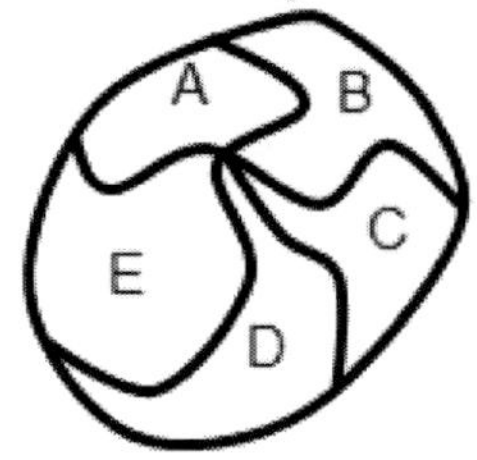

345)
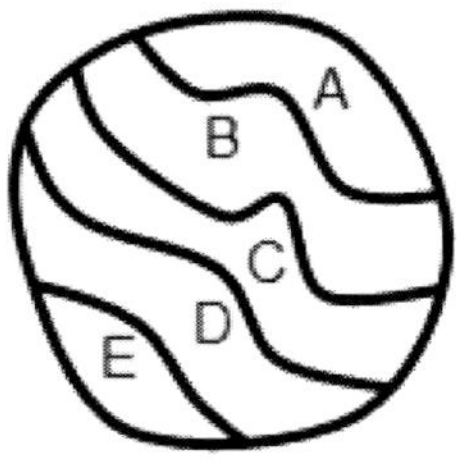

346)
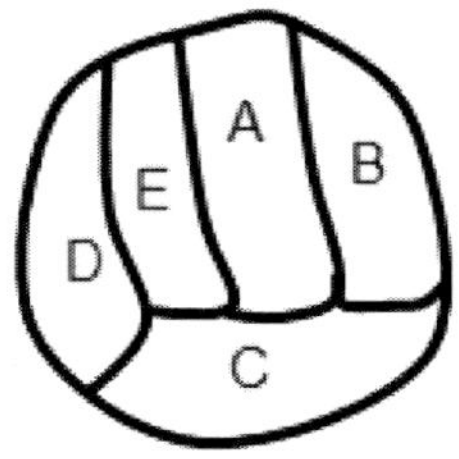

347)
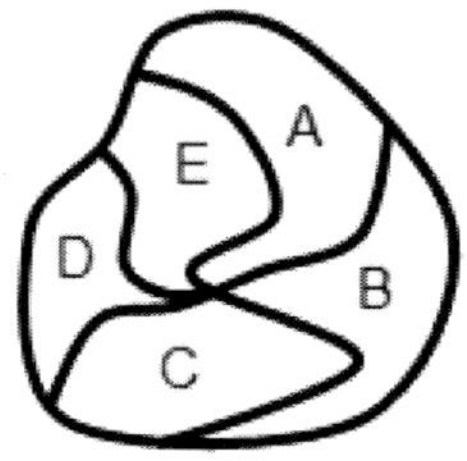

348)
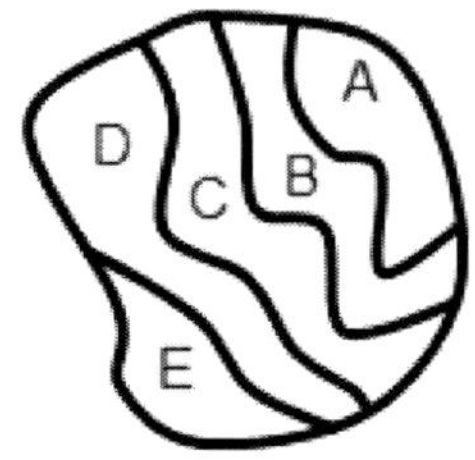

349)
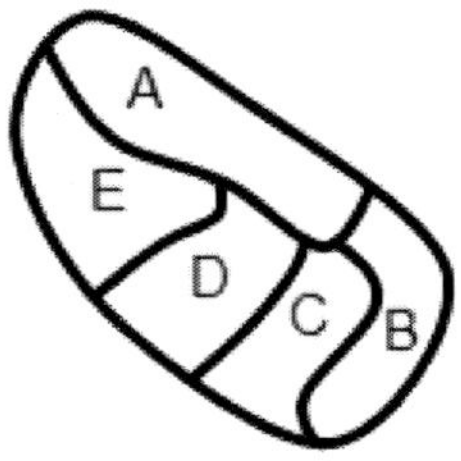

350)
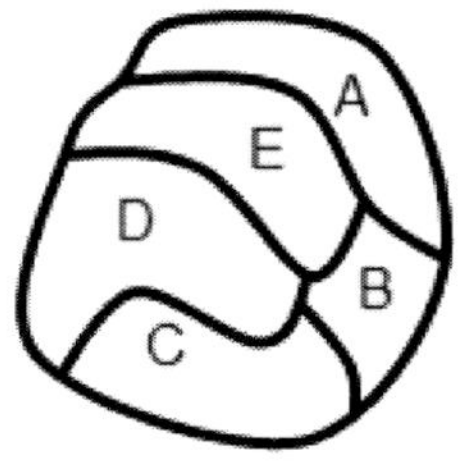

351)
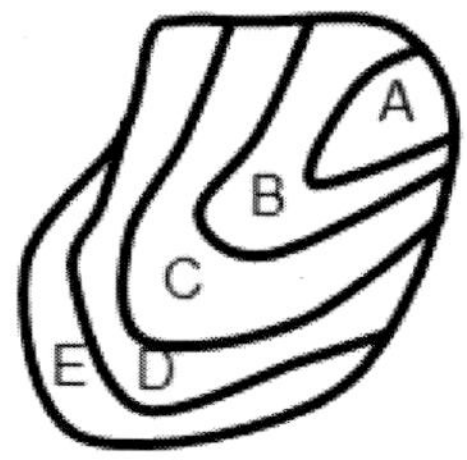

352)
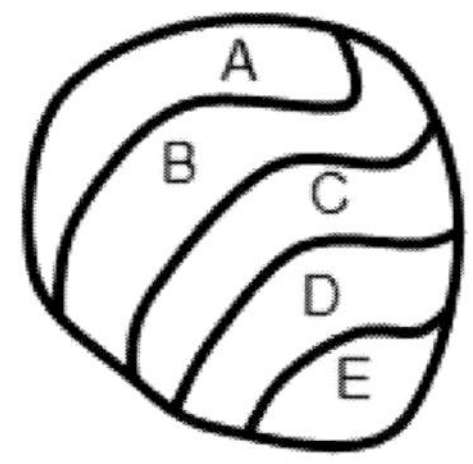

353)
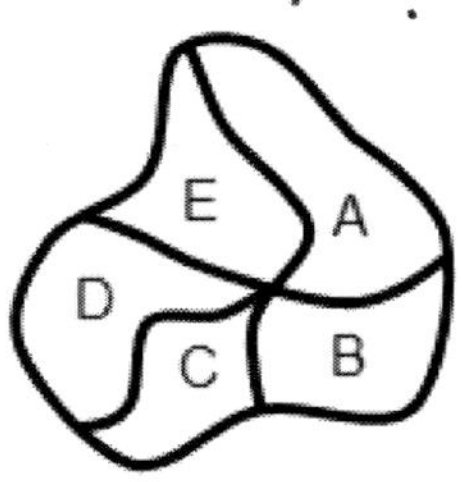

354)
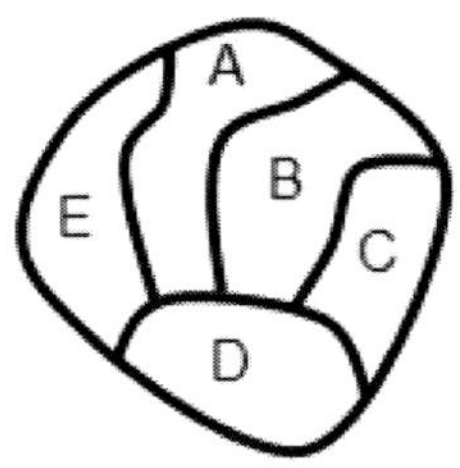

355)
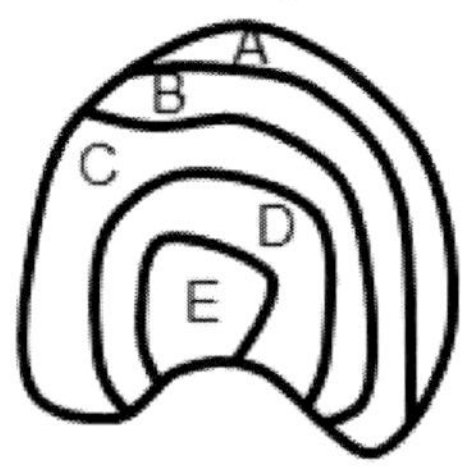

356)
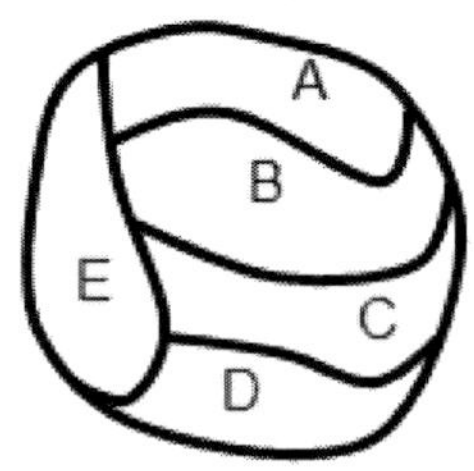

357)
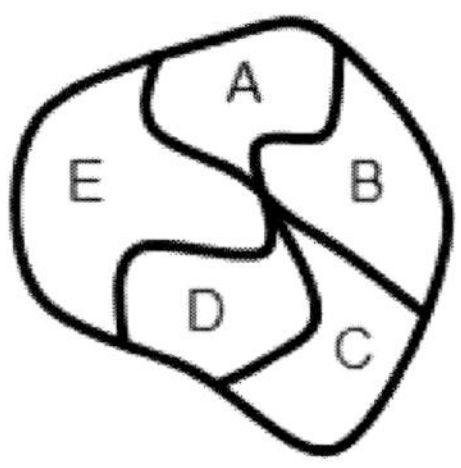

358)
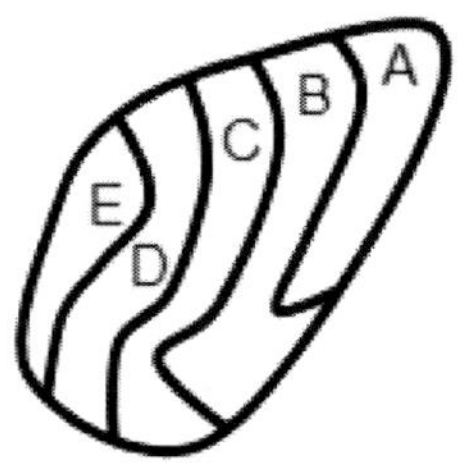

359)
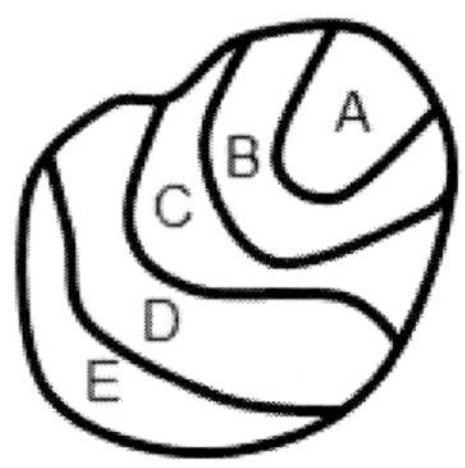

360)
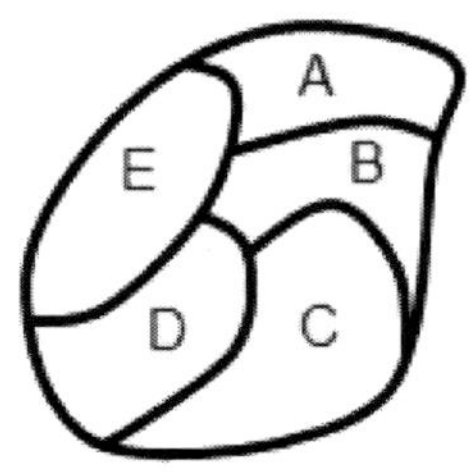

Fakten lernen (Reproduktionsphase) Bearbeitungszeit: 7 Minuten

341) Herr Ponie ist...

(A) Einzelhandelskaufmann.
(B) Moderator.
(C) Fotograf.
(D) Busfahrer.
(E) Bürokaufmann.

342) Die traumatisierte Patientin heißt...

(A) Zuge.
(B) Zopfner.
(C) Stuhlmann.
(D) Briefmann.
(E) Pohst.

343) Die Patientin mit Querschnittslähmung ist...

(A) ca. 25 Jahre.
(B) ca. 30 Jahre.
(C) ca. 40 Jahre.
(D) ca. 55 Jahre.
(E) ca. 60 Jahre.

344) Die Nachrichtensprecherin ist...

(A) verliebt.
(B) begriffsstutzig.
(C) herrschsüchtig.
(D) konservativ.
(E) dreist.

345) Der ca. 30jährige Patient ist von Beruf...

(A) Fahrlehrer.
(B) Einzelhandelskaufmann.
(C) Bürokaufmann.
(D) Moderator.
(E) Fluglotse.

346) Der Patient mit Warzen heißt...

(A) Ponie.
(B) Faier.
(C) Gleisner.
(D) Hock.
(E) Fehte.

347) Der ca. 40jährige Patient leidet an...

(A) Malaria.
(B) Typhus.
(C) Borreliose.
(D) Syphilis.
(E) Tetanus.

348) Die ehrgeizige Patientin ist von Beruf...

(A) Verkäuferin.
(B) Pilotin.
(C) Stewardess.
(D) Künstlerin.
(E) Nachrichtensprecherin.

349) Frau Bahner ist...

(A) verliebt.
(B) begriffsstutzig.
(C) konservativ.
(D) engstirnig.
(E) ein Notfall.

350) Das Alter des Fahrlehrers beträgt...

(A) ca. 25 Jahre.
(B) ca. 30 Jahre.
(C) ca. 40 Jahre.
(D) ca. 55 Jahre.
(E) ca. 60 Jahre.

351) Der kinderlose Patient leidet an...

(A) Tetanus.
(B) Armlähmung.
(C) Parkinson.
(D) Erkältung.
(E) Syphilis.

352) Das Alter von Frau Zuge beträgt...

(A) ca. 25 Jahre.
(B) ca. 30 Jahre.
(C) ca. 40 Jahre.
(D) ca. 55 Jahre.
(E) ca. 60 Jahre.

353) Der ca. 60jährige Patient ist...

(A) im Sanatorium.
(B) großzügig.
(C) traumatisiert.
(D) begriffsstutzig.
(E) verliebt.

354) Die KFZ-Mechatronikerin heißt...

(A) Stuhlmann.
(B) Gleisner.
(C) Briefmann.
(D) Partie.
(E) Hahr.

355) Die Patientin mit Mumps ist von Beruf...

(A) Verkäuferin.
(B) Kabarettistin.
(C) Nachrichtensprecherin.
(D) Pilotin.
(E) Frührentnerin.

356) Die Diagnose für Herrn Sitzer lautet:

(A) Malaria.
(B) Warzen.
(C) Mumps.
(D) Multiple Sklerose.
(E) Querschnittslähmung.

357) Der an Fieber erkrankte Patient ist...

(A) auf der Intensivstation.
(B) dreist.
(C) ehrgeizig.
(D) ein Notfall.
(E) herrschsüchtig.

358) Die Künstlerin leidet an...

(A) Typhus.
(B) Tetanus.
(C) Grippe.
(D) Borreliose.
(E) Alzheimer.

359) Das Alter der dreisten Patientin beträgt...

(A) ca. 25 Jahre.
(B) ca. 30 Jahre.
(C) ca. 40 Jahre.
(D) ca. 55 Jahre.
(E) ca. 60 Jahre.

360) Der ca. 40jährige Patient heißt...

(A) Zopfner.
(B) Fehte.
(C) Stuhlmann.
(D) Stiftler.
(E) Bahner.

19. Test

Figuren lernen (Einprägephase) **Lernzeit: 4 Minuten**

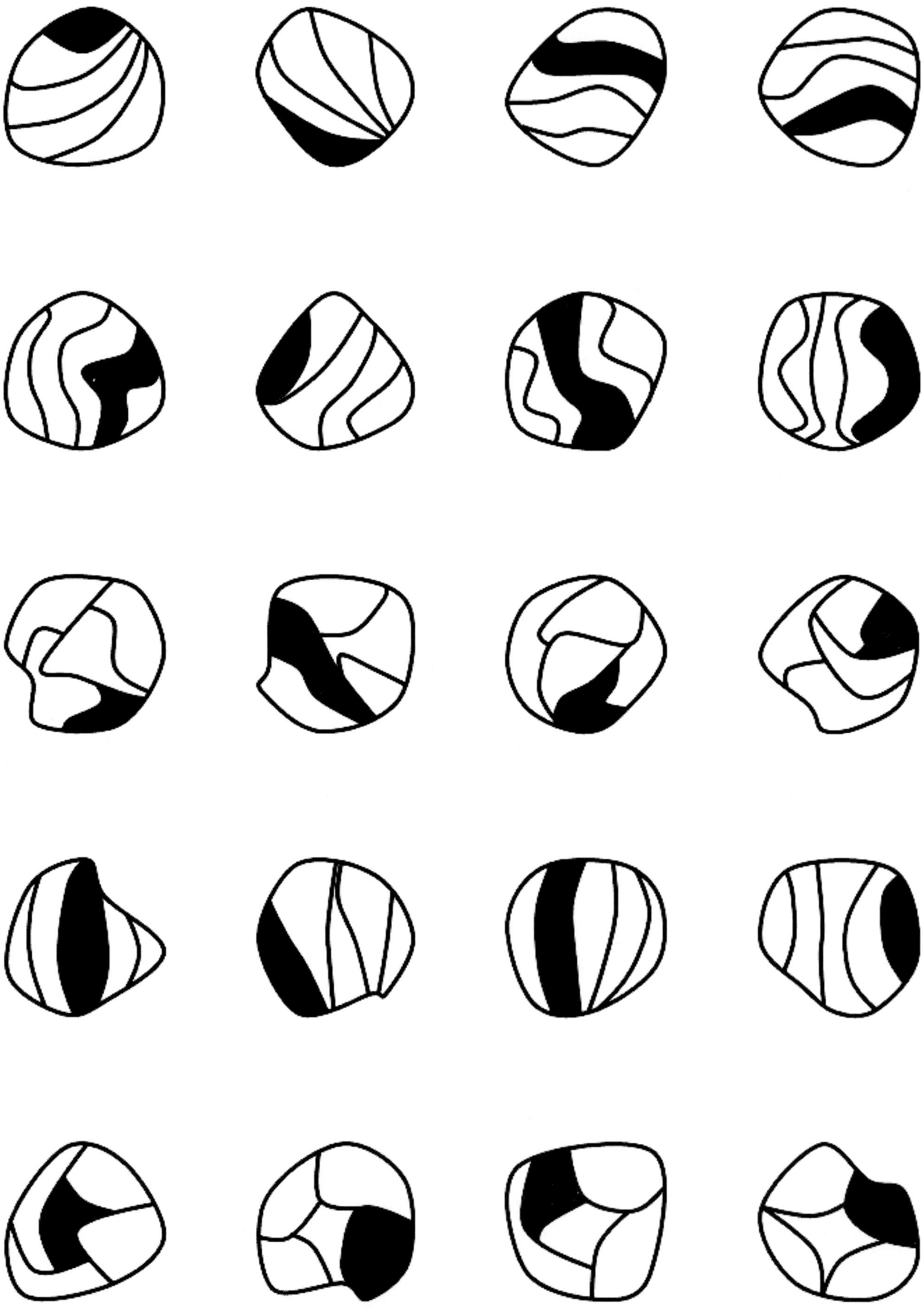

Fakten lernen (Einprägephase) **Lernzeit: 6 Minuten**

Ritter	ca. 45 Jahre	Zimmermädchen, verlobt - Bulimie
Magder	ca. 45 Jahre	Kellner, unzufrieden - Diabetes
Butler	ca. 45 Jahre	Page, muskulös - ausgekugelter Arm
Chang	ca. 55 Jahre	Eventmanager, geschieden - amputierter Finger
Huang	ca. 55 Jahre	Unternehmensberater, gestresst - Ohnmacht
Liang	ca. 55 Jahre	Werbetexterin, kreativ - Raucherbein
Rosalein	ca. 30 Jahre	Richterin, tapfer - Alkoholismus
Grünmann	ca. 30 Jahre	Staatsanwalt, glücklich - Übelkeit
Blaulich	ca. 30 Jahre	Notar, depressiv - Handprellung
Rück	ca. 20 Jahre	Friseur, entspannt - Karpaltunnelsyndrom
Bauchner	ca. 20 Jahre	Perückenhersteller, hager - Adipositas
Rumpfke	ca. 20 Jahre	Kosmetikerin, Einzelkind - Kopfschmerzen
Uranuss	ca. 60 Jahre	Technischer Zeichner, ambulant - Magenschmerzen
Mehrkur	ca. 60 Jahre	Elektrikerin, korpulent - Schnittwunde
Jupitär	ca. 60 Jahre	Tontechniker, verärgert - Lungenkrebs

Nicht umblättern! Zuerst 60 Min.
Pause/Textverständnis!

STOP

Figuren lernen (Reproduktionsphase) **Bearbeitungszeit: 5 Minuten**

361)

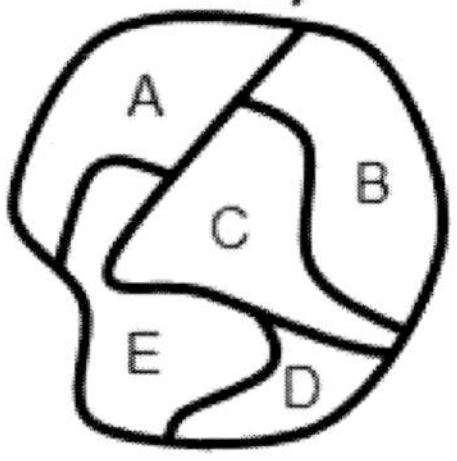

362)

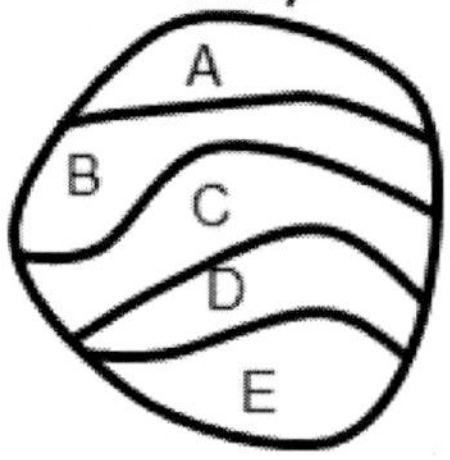

363)

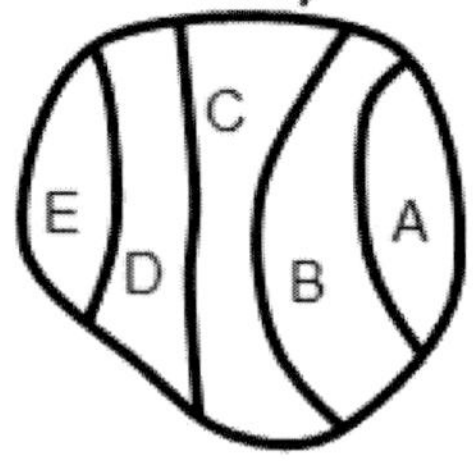

364)

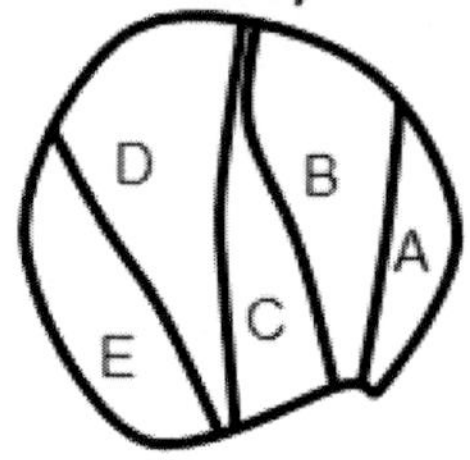

365)

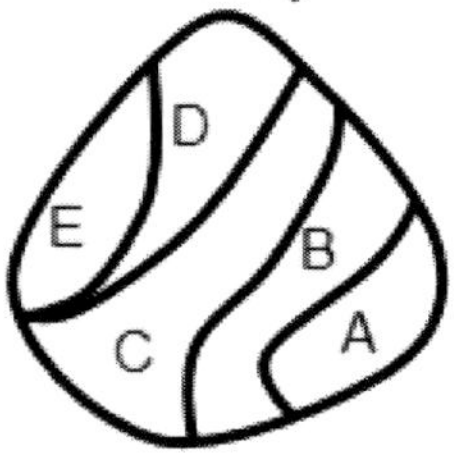

366)

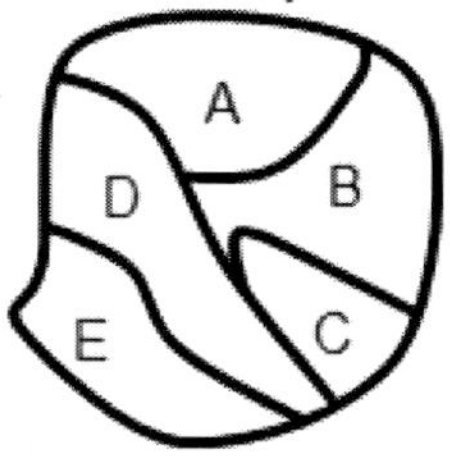

367)

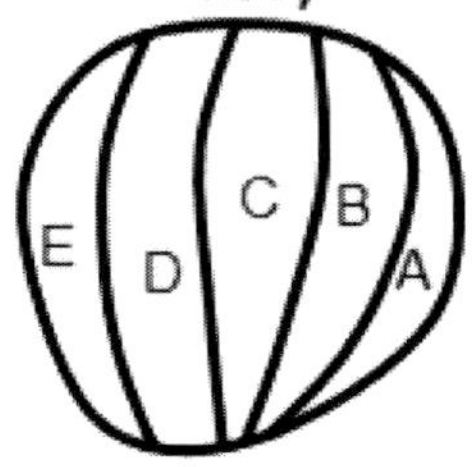

368)

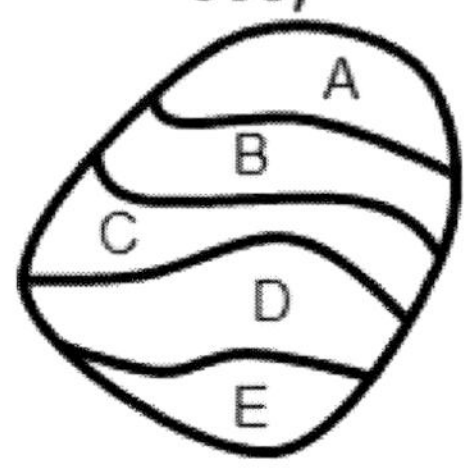

369)

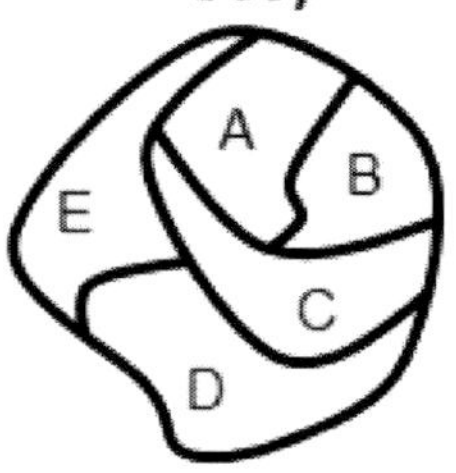

370)

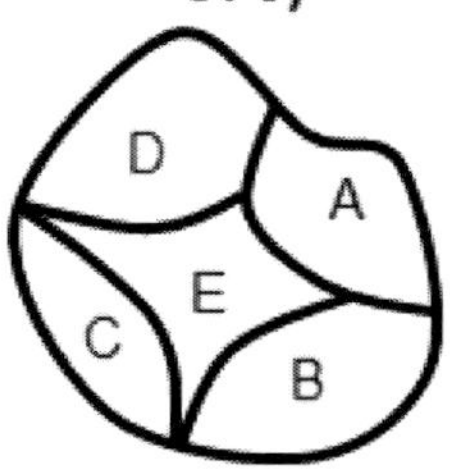

371)

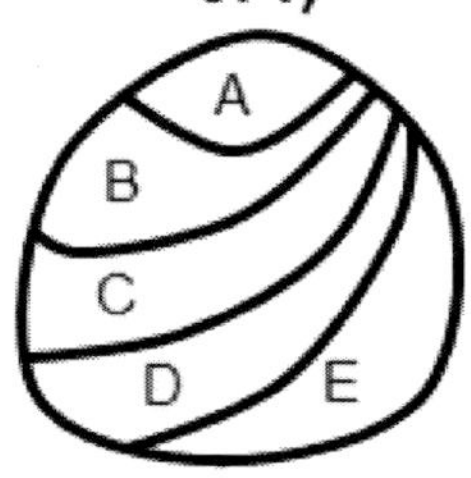

372)

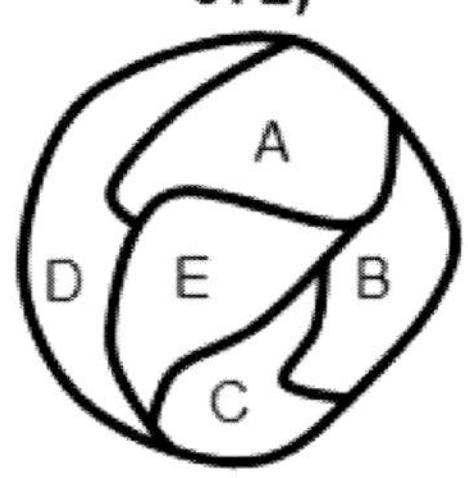

373)

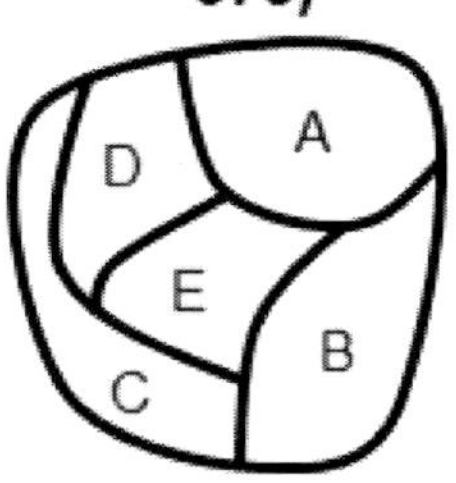

374)

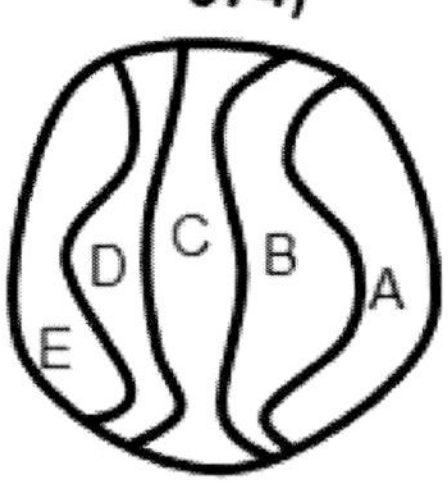

375)

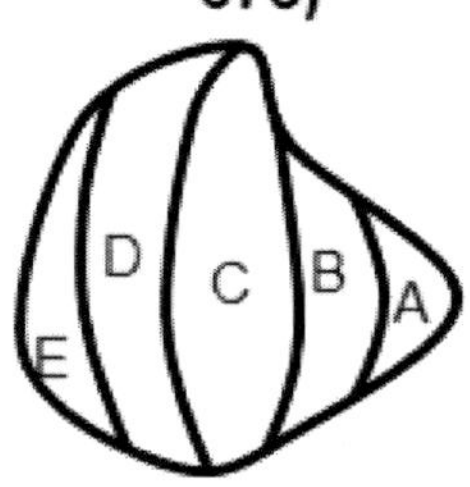

376)

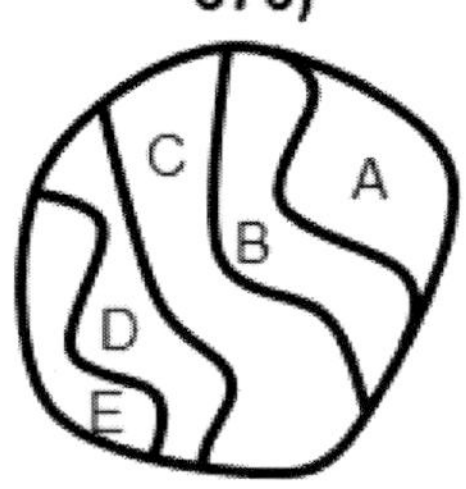

377)

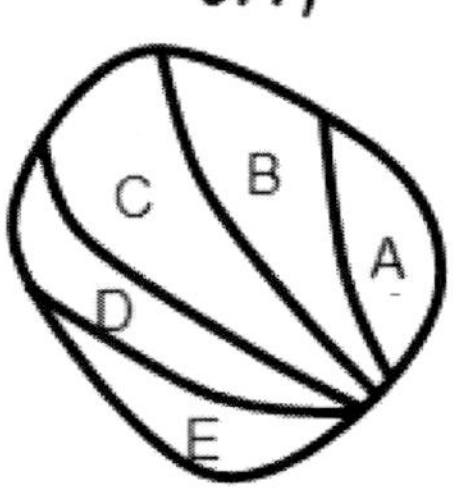

378)

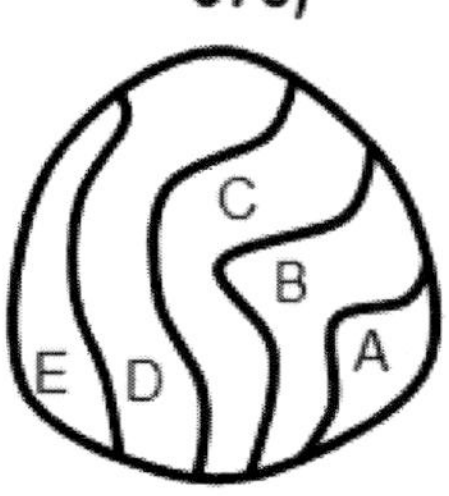

379)

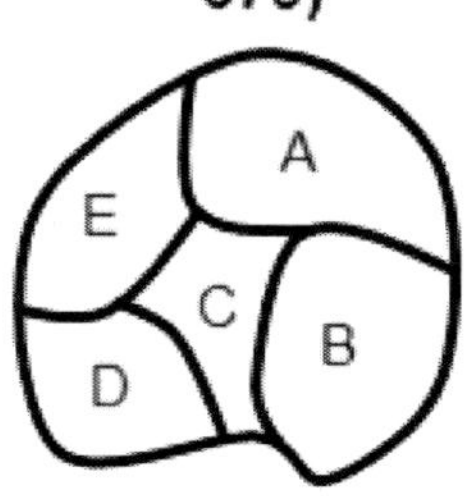

380)

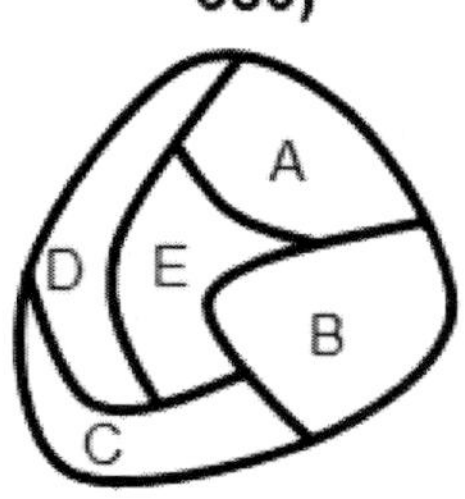

Fakten lernen (Reproduktionsphase) Bearbeitungszeit: 7 Minuten

361) Die ca. 60jährige Patientin ist von Beruf...

(A) Kosmetikerin.
(B) Richterin.
(C) Zimmermädchen.
(D) Elektrikerin.
(E) Werbetexterin.

362) Die Patientin, die Kopfschmerzen hat, ist...

(A) ca. 20 Jahre.
(B) ca. 30 Jahre.
(C) ca. 45 Jahre.
(D) ca. 55 Jahre.
(E) ca. 60 Jahre.

363) Das Zimmermädchen ist...

(A) geschieden.
(B) verlobt.
(C) tapfer.
(D) Einzelkind.
(E) gestresst.

364) Herr Huang ist...

(A) Eventmanager.
(B) Staatsanwalt.
(C) Unternehmensberater.
(D) Tontechniker.
(E) Friseur.

365) Die tapfere Patientin heißt...

(A) Rosalein.
(B) Chang.
(C) Mehrkur.
(D) Rück.
(E) Ritter.

366) Die ca. 55jährige Patientin heißt...

(A) Rosalein
(B) Liang.
(C) Rumpfke.
(D) Uranuss.
(E) Butler.

367) Der Patient mit Karpaltunnelsyndrom ist...

(A) unzufrieden.
(B) ambulant.
(C) muskulös.
(D) entspannt.
(E) Einzelkind.

368) Der technische Zeichner leidet an...

(A) Handprellung.
(B) Lungenkrebs.
(C) Magenschmerzen.
(D) Adipositas.
(E) ausgekugeltem Arm.

369) Das Alter des geschiedenen Patienten beträgt...

(A) ca. 20 Jahre.
(B) ca. 30 Jahre.
(C) ca. 45 Jahre.
(D) ca. 55 Jahre.
(E) ca. 60 Jahre.

370) Die Diagnose für Herrn Blaulich lautet:

(A) Alkoholismus.
(B) Kopfschmerzen.
(C) Raucherbein.
(D) Diabetes
(E) Handprellung.

371) Das Alter der Richterin beträgt...

(A) ca. 20 Jahre.
(B) ca. 30 Jahre.
(C) ca. 45 Jahre.
(D) ca. 55 Jahre.
(E) ca. 60 Jahre.

372) Der Patient mit Adipositas heißt...

(A) Jupitär.
(B) Huang.
(C) Butler.
(D) Bauchner.
(E) Blaulich.

373) Herr Jupitär ist...

(A) verärgert.
(B) kreativ.
(C) unzufrieden.
(D) tapfer.
(E) entspannt.

374) Die ca. 45jährige Patientin leidet an...

(A) Lungenkrebs.
(B) Karpaltunnelsyndrom.
(C) Ohnmacht.
(D) Magenschmerzen.
(E) Bulimie.

375) Der muskulöse Patient ist von Beruf...

(A) Page.
(B) Perückenhersteller.
(C) Staatsanwalt.
(D) Kellner.
(E) Eventmanager.

376) Der glückliche Patient leidet an...

(A) Adipositas.
(B) Übelkeit.
(C) Diabetes.
(D) Ohnmacht.
(E) Schnittwunde.

377) Das Alter von Herrn Rück beträgt...

(A) ca. 20 Jahre.
(B) ca. 30 Jahre.
(C) ca. 45 Jahre.
(D) ca. 55 Jahre.
(E) ca. 60 Jahre.

378) Die Patientin mit Raucherbein ist von Beruf...

(A) Richterin.
(B) Kosmetikerin.
(C) Zimmermädchen.
(D) Werbetexterin.
(E) Elektrikerin.

379) Die ca. 60jährige Patientin ist...

(A) korpulent.
(B) gestresst.
(C) verlobt.
(D) depressiv.
(E) hager.

380) Der Kellner heißt...

(A) Bauchner.
(B) Grünmann.
(C) Magder.
(D) Huang.
(E) Mehrkur.

20. Test

Figuren lernen (Einprägephase) **Lernzeit: 4 Minuten**

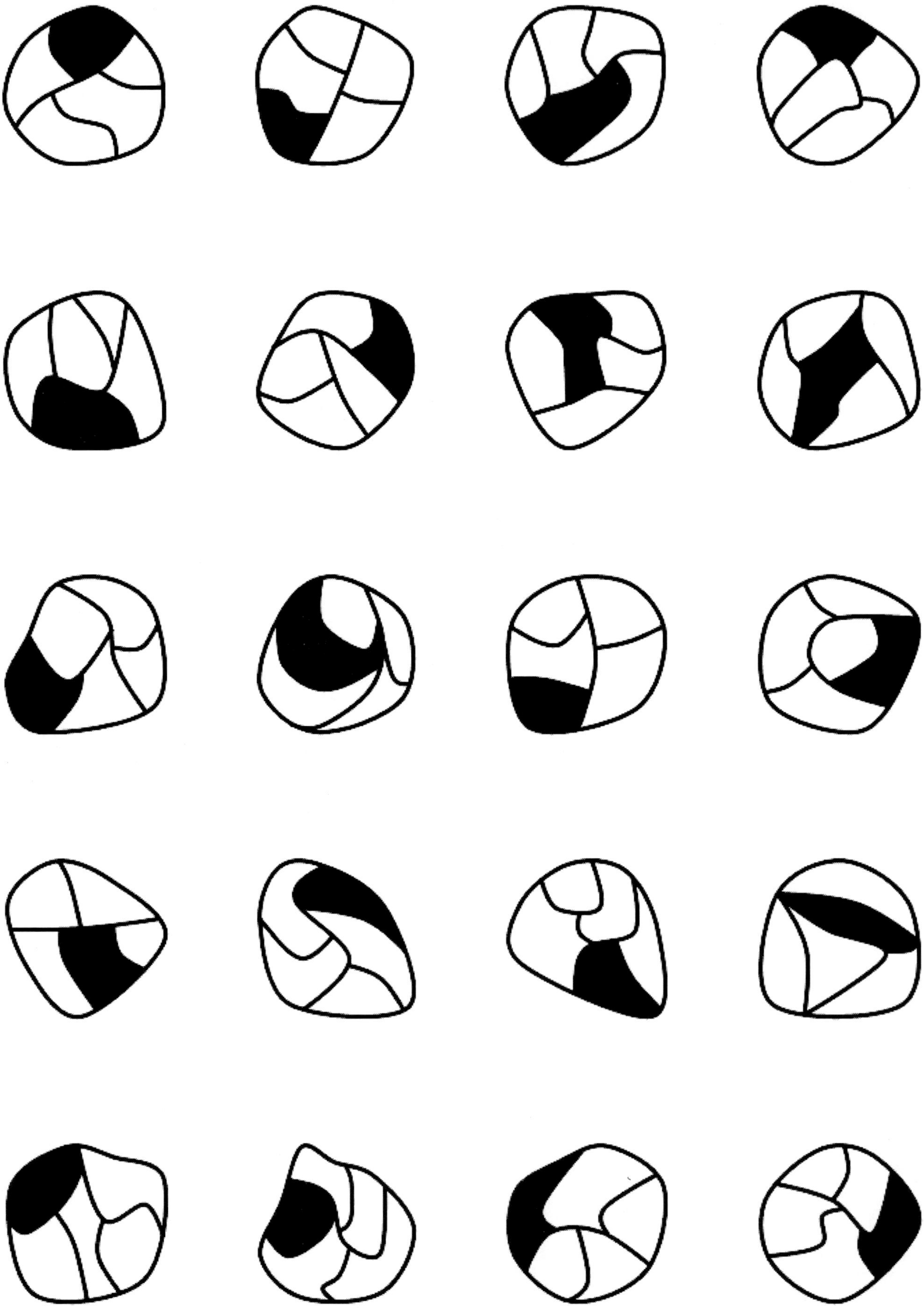

Fakten lernen (Einprägephase)

Lernzeit: 6 Minuten

Kamehra	ca. 60 Jahre	Detektivin, Intensivstation – Stichwunde
Bildner	ca. 60 Jahre	Polizist, ernst – Prostatakrebs
Fohto	ca. 60 Jahre	Spionin, unscheinbar – Schlaganfall
Rollig	ca. 40 Jahre	Dolmetscher, engagiert – Bandscheibenvorfall
Eckner	ca. 40 Jahre	Deutschlehrerin, 2 Kinder – Bänderriss
Kurvmann	ca. 40 Jahre	Dichter, genervt – Impotenz
Gomolka	ca. 25 Jahre	Schaffner, amüsiert – Multiple Sklerose
Bukowski	ca. 25 Jahre	Lokführer, einsam – Hodenkrebs
Starek	ca. 25 Jahre	Servicefachfrau, verbittert – Muskelzerrung
Dahme	ca. 55 Jahre	Radiosprecherin, traurig – Brustkrebs
Springherr	ca. 55 Jahre	Fernsehmoderator, Kuraufenthalt – Schizophrenie
Thurm	ca. 55 Jahre	Kabarettistin, fidel – Beinbruch
Nosek	ca. 30 Jahre	Erzieherin, lieb – Gehirnerschütterung
Pakulski	ca. 30 Jahre	Kinderärztin, verwirrt – Abort
Piontek	ca. 30 Jahre	Lehrer, verheiratet – Migräne

Nicht umblättern! Zuerst 60 Min. Pause/Textverständnis! **STOP**

Figuren lernen (Reproduktionsphase) **Bearbeitungszeit: 5 Minuten**

381)

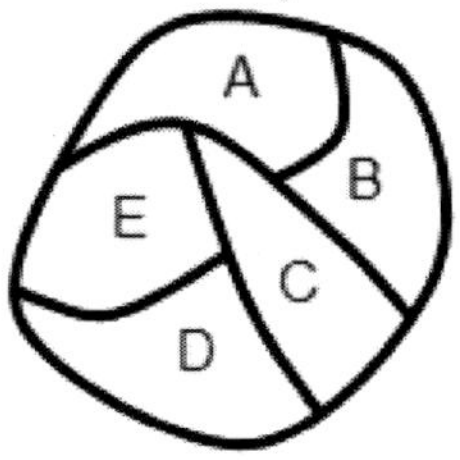

382)

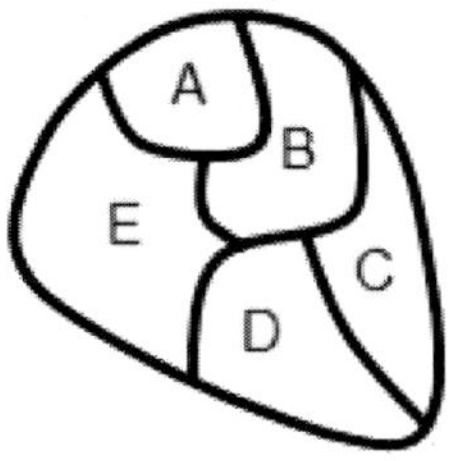

383)

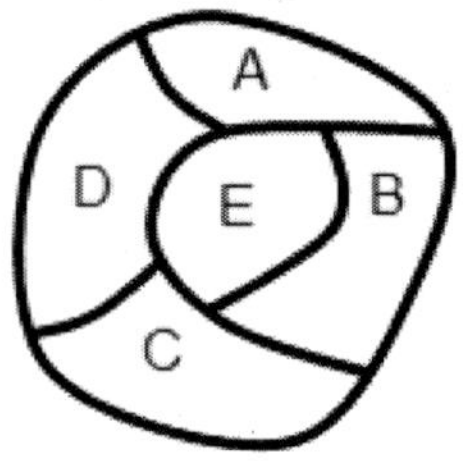

384)

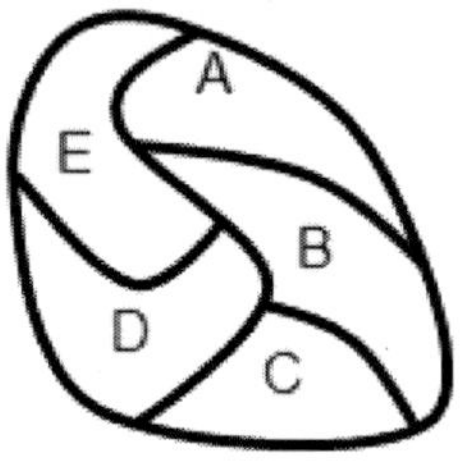

385)

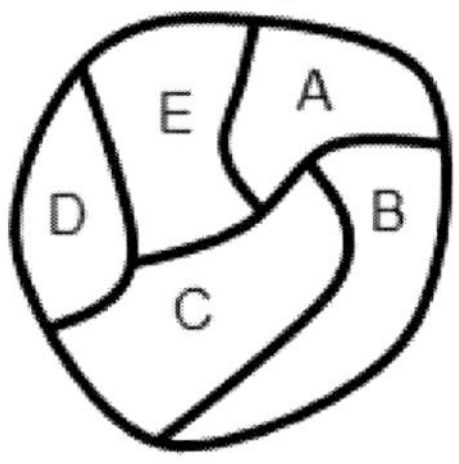

386)

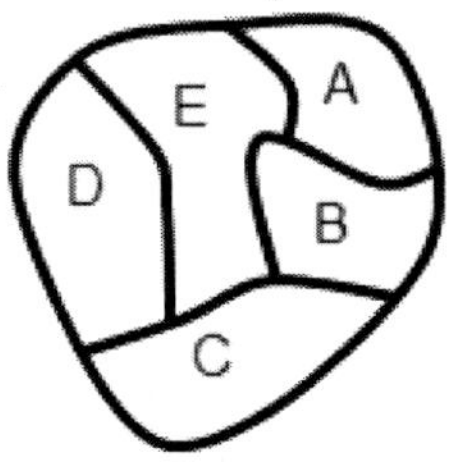

387)

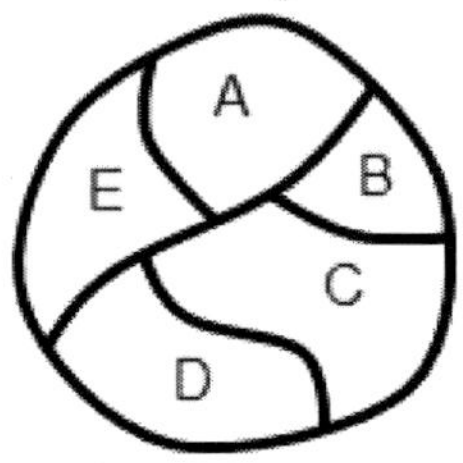

388)

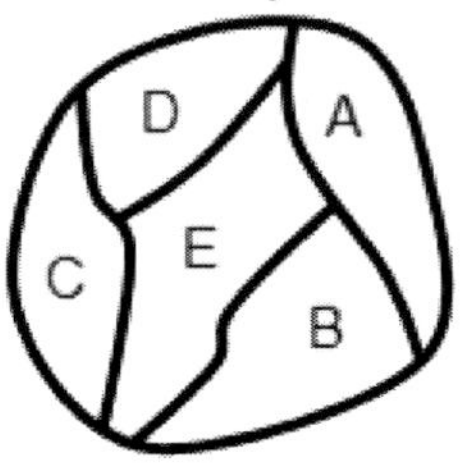

389)

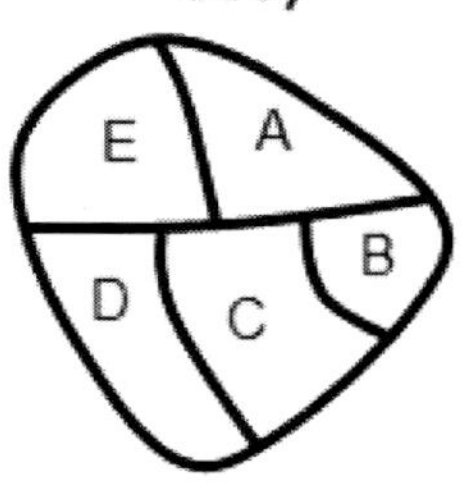

390)

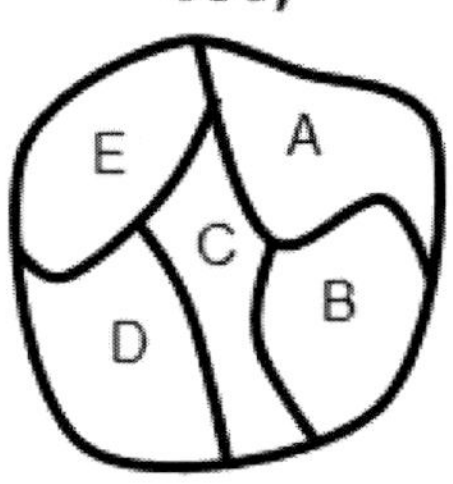

391)

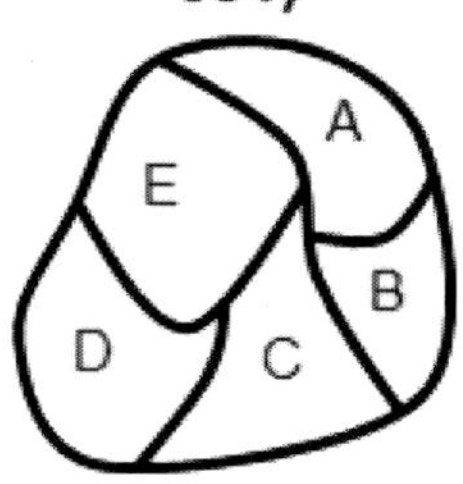

392)

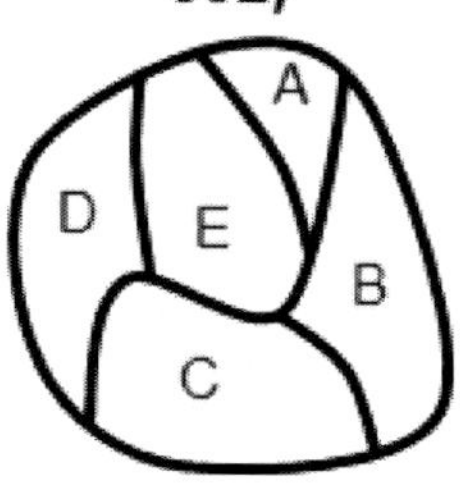

393)

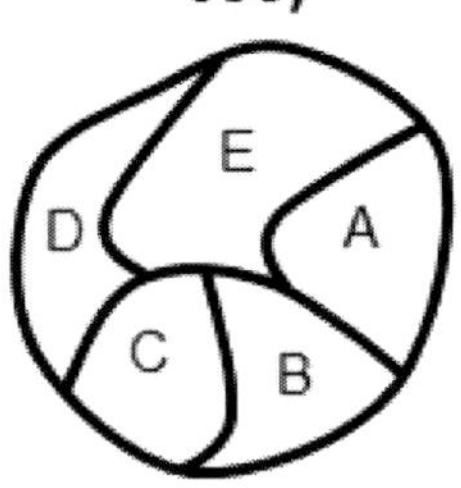

394)

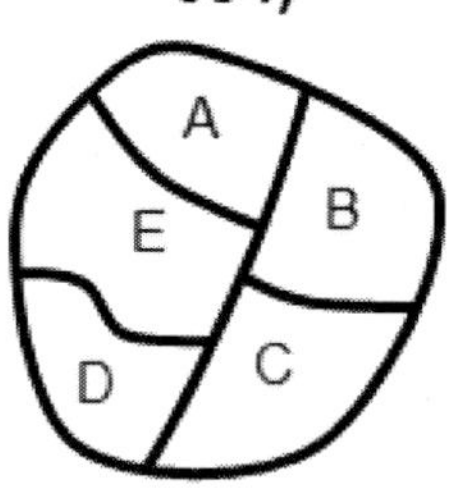

395)

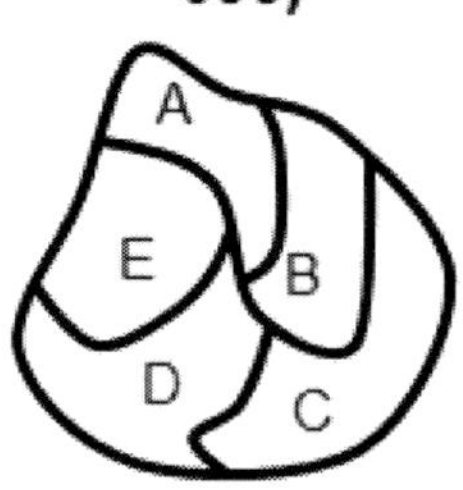

396)

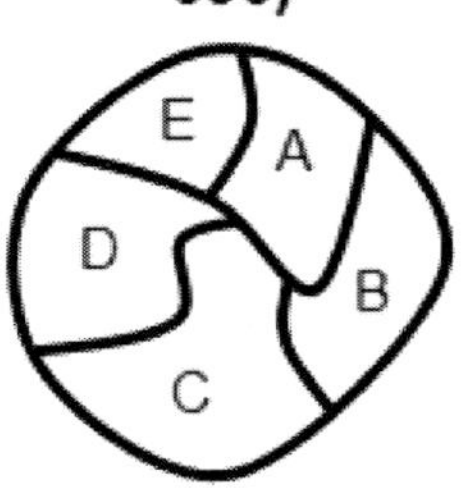

397)

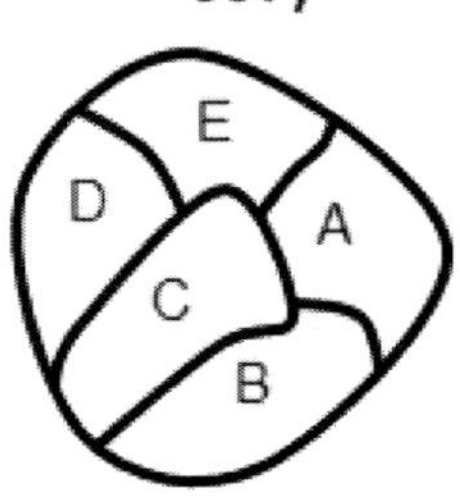

398)

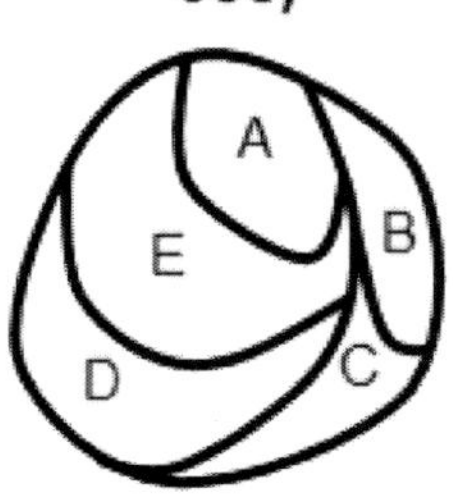

399)

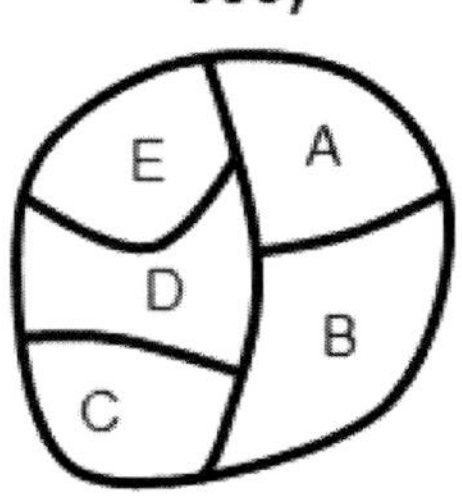

400)

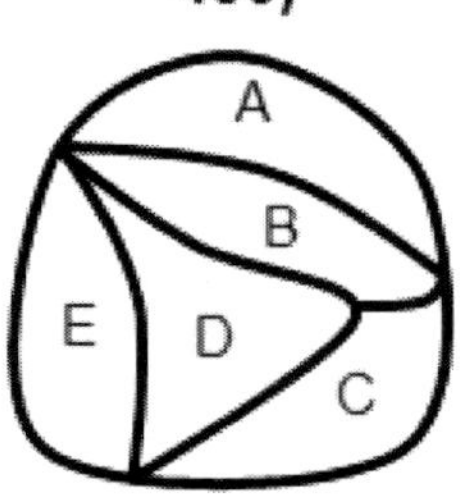

Fakten lernen (Reproduktionsphase)

Bearbeitungszeit: 7 Minuten

381) Der Lokführer heißt...

(A) Bukowski.
(B) Springherr.
(C) Fohto.
(D) Nosek.
(E) Starek.

382) Der genervte Patient leidet an...

(A) Multiple Sklerose.
(B) Schizophrenie.
(C) Impotenz.
(D) Hodenkrebs.
(E) Prostatakrebs.

383) Der Patient mit Migräne ist von Beruf...

(A) Schaffner.
(B) Lehrer.
(C) Fernsehmoderator.
(D) Dichter.
(E) Dolmetscher.

384) Das Alter von Frau Dahme beträgt...

(A) ca. 25 Jahre.
(B) ca. 30 Jahre.
(C) ca. 45 Jahre.
(D) ca. 55 Jahre.
(E) ca. 60 Jahre.

385) Der ca. 60jährige Patient ist...

(A) engagiert.
(B) verwirrt.
(C) verbittert.
(D) amüsiert.
(E) ernst.

386) Der an Hodenkrebs erkrankte Patient ist...

(A) verbittert.
(B) genervt.
(C) ernst.
(D) im Kuraufenthalt.
(E) einsam.

387) Die ca. 40jährige Patientin heißt...

(A) Dahme.
(B) Rollig.
(C) Starek.
(D) Nosek.
(E) Eckner.

388) Das Alter der verwirrten Patientin beträgt...

(A) ca. 25 Jahre.
(B) ca. 30 Jahre.
(C) ca. 45 Jahre.
(D) ca. 55 Jahre.
(E) ca. 60 Jahre.

389) Die Erzieherin leidet an...

(A) Gehirnerschütterung.
(B) Migräne.
(C) Brustkrebs.
(D) Beinbruch.
(E) Multiple Sklerose.

390) Die Diagnose für Herrn Rollig lautet:

(A) Migräne.
(B) Impotenz.
(C) Bänderriss.
(D) Bandscheibenvorfall.
(E) Schlaganfall.

391) Das Alter des Polizisten beträgt...

(A) ca. 25 Jahre.
(B) ca. 30 Jahre.
(C) ca. 45 Jahre.
(D) ca. 55 Jahre.
(E) ca. 60 Jahre.

392) Der ca. 55jährige Patient leidet an...

(A) Schizophrenie.
(B) Gehirnerschütterung.
(C) Hodenkrebs.
(D) Schlaganfall.
(E) Impotenz.

393) Der Patient mit Multiple Sklerose heißt...

(A) Pakulski.
(B) Dahme.
(C) Gomolka.
(D) Bildner.
(E) Kurvmann.

394) Die unscheinbare Patientin ist von Beruf...

(A) Detektivin.
(B) Radiosprecherin.
(C) Spionin.
(D) Erzieherin.
(E) Kabarettistin.

395) Herr Piontek ist...

(A) verwirrt.
(B) genervt.
(C) ernst.
(D) verheiratet.
(E) auf der Intensivstation.

396) Die Patientin, die eine Muskelzerrung hat, ist...

(A) ca. 25 Jahre.
(B) ca. 30 Jahre.
(C) ca. 45 Jahre.
(D) ca. 55 Jahre.
(E) ca. 60 Jahre.

397) Die ca. 40jährige Patientin ist von Beruf...

(A) Deutschlehrerin.
(B) Servicefachfrau.
(C) Erzieherin.
(D) Radiosprecherin.
(E) Detektivin.

398) Die Radiosprecherin ist...

(A) amüsiert.
(B) lieb.
(C) traurig.
(D) ernst.
(E) verbittert.

399) Die fidele Patientin heißt...

(A) Fohto.
(B) Thurm.
(C) Rollig.
(D) Piontek.
(E) Starek.

400) Frau Kamehra ist von Beruf...

(A) Servicefachfrau.
(B) Kinderärztin.
(C) Kabarettistin.
(D) Spionin.
(E) Detektivin.

21. Test

Figuren lernen (Einprägephase) **Lernzeit: 4 Minuten**

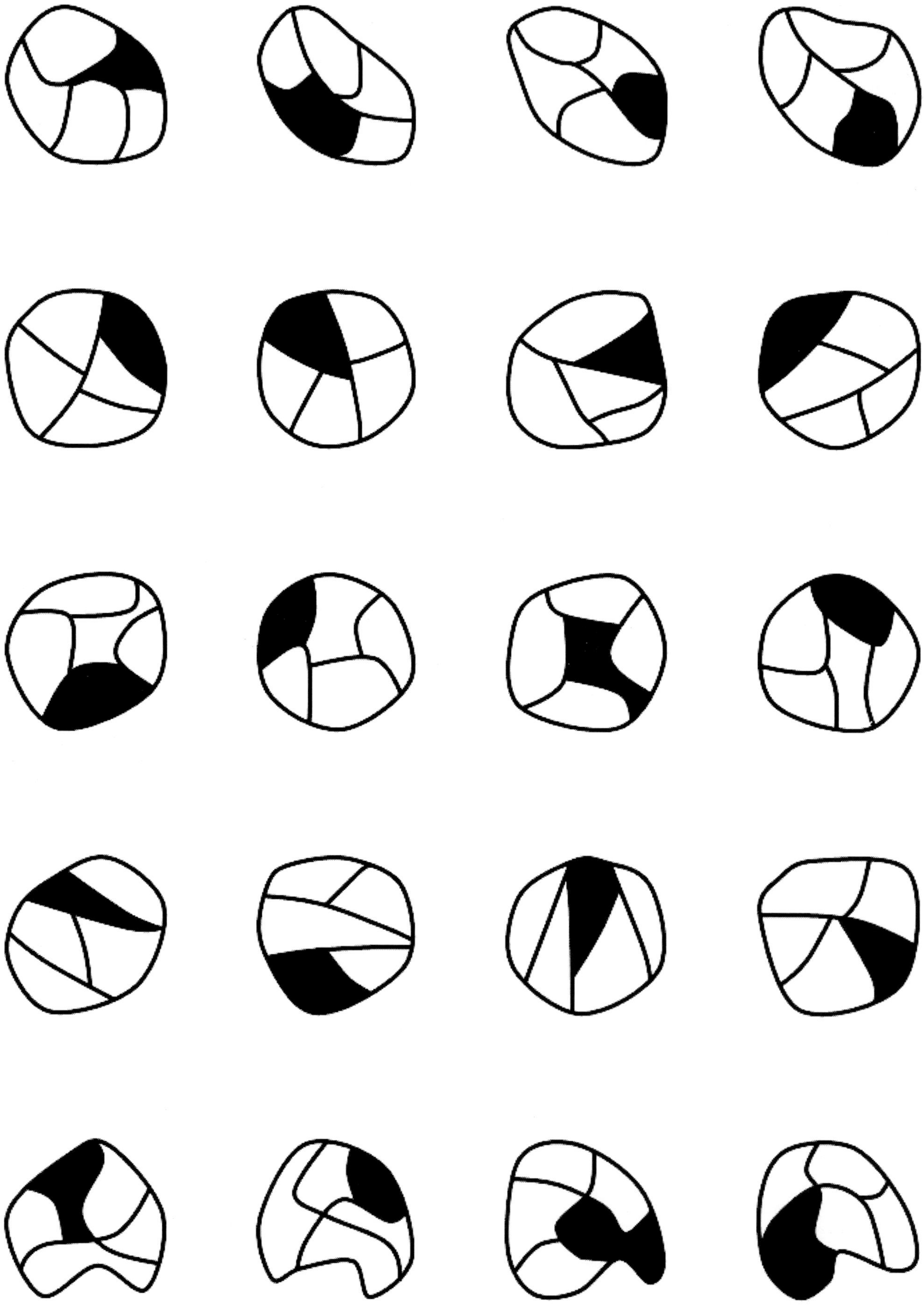

Fakten lernen (Einprägephase) **Lernzeit: 6 Minuten**

Ausruf	ca. 55 Jahre	Visagist, überarbeitet - Neurodermitis
Punktner	ca. 55 Jahre	Designerin, verliebt - Arthrose
Fraglein	ca. 55 Jahre	Künstlerin, Notfall - Atemstillstand
Biermann	ca. 30 Jahre	Eisverkäuferin, manisch - Aortenaneurysma
Weinert	ca. 30 Jahre	Konditor, Pflegefall - Mukoviszidose
Sekter	ca. 30 Jahre	Bäckerin, geschieden - Erschöpfung
Schillert	ca. 25 Jahre	Referendarin, ledig - Tinnitus
Göhte	ca. 25 Jahre	Volontär, depressiv - Bronchitis
Heiner	ca. 25 Jahre	Student, Chirurgie - Rheuma
Eisner	ca. 40 Jahre	Taxifahrerin, Kurklinik - Ohrenschmerzen
Kaltmann	ca. 40 Jahre	Busfahrer, temperamentvoll - Asthma
Frierherr	ca. 40 Jahre	Fahrlehrer, arrogant - Krampfadern
Kasperer	ca. 60 Jahre	Schauspieler, geizig - Lungenkollaps
Melchiohr	ca. 60 Jahre	Intendant, desillusioniert - Gicht
Baldasar	ca. 60 Jahre	Bühnenbildnerin, Sanatorium - Schwindel

Nicht umblättern! Zuerst 60 Min. Pause/Textverständnis! **STOP**

Figuren lernen (Reproduktionsphase) **Bearbeitungszeit: 5 Minuten**

401)

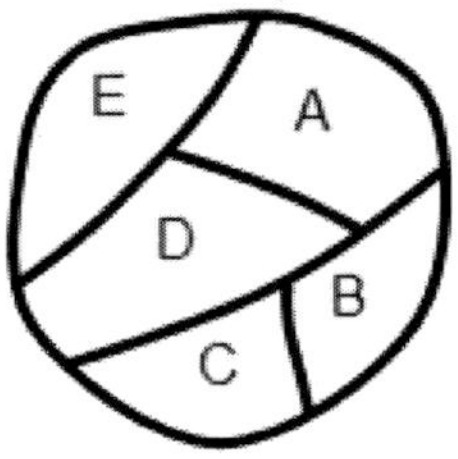

402)

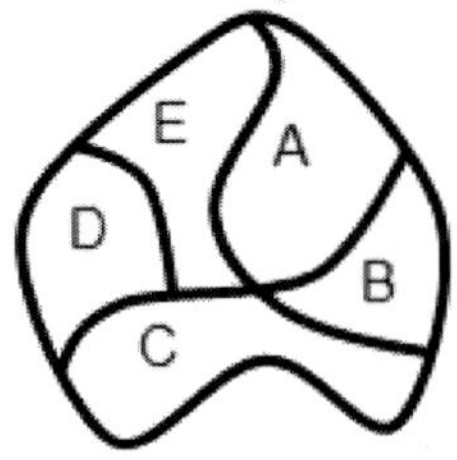

403)

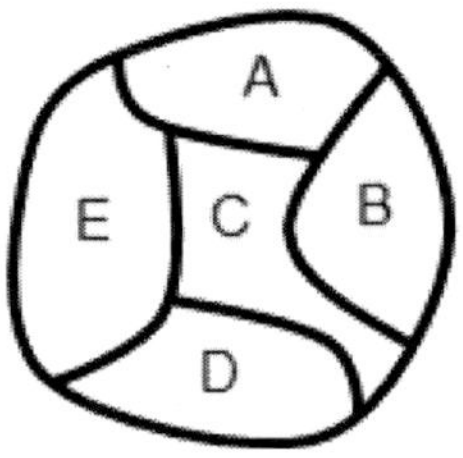

404)

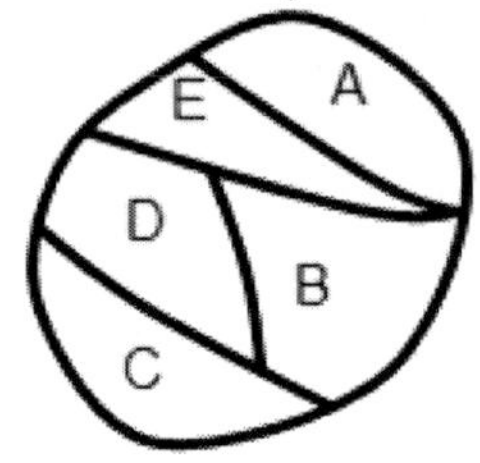

405)

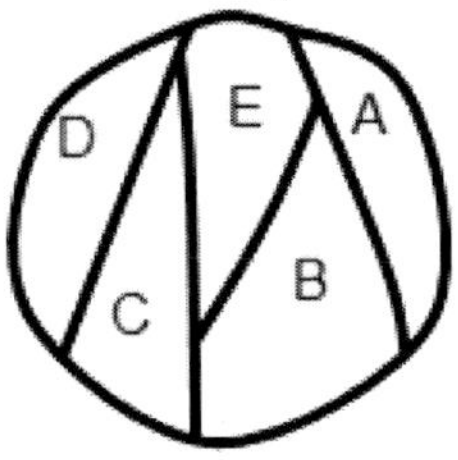

406)

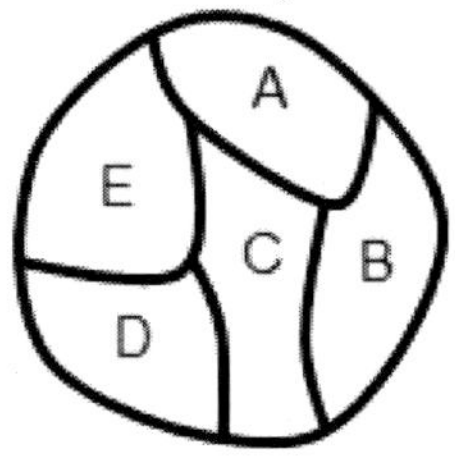

407)

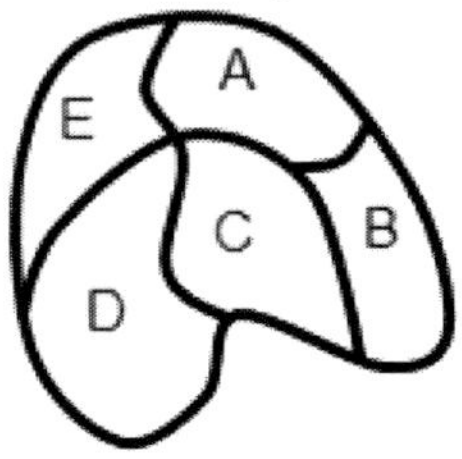

408)

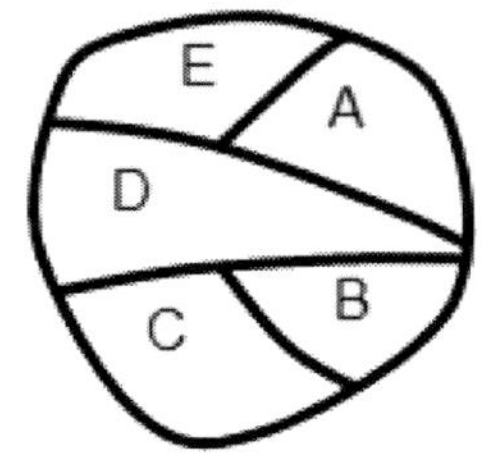

409)

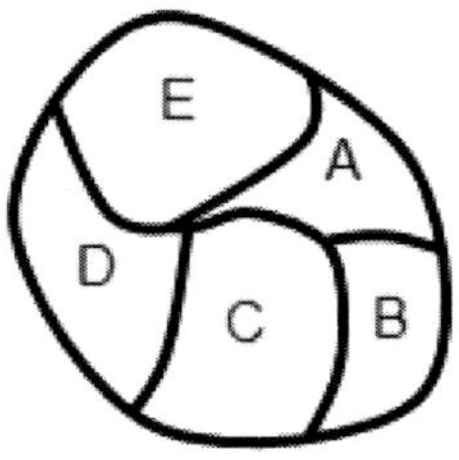

410)

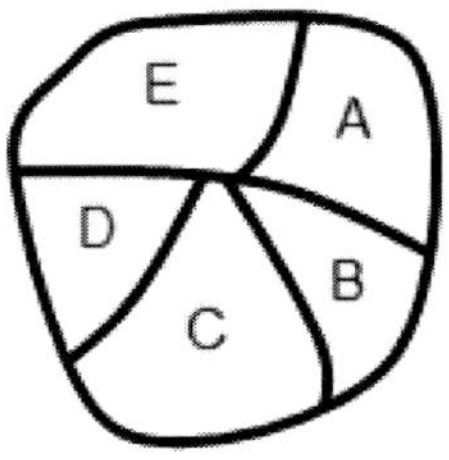

411)

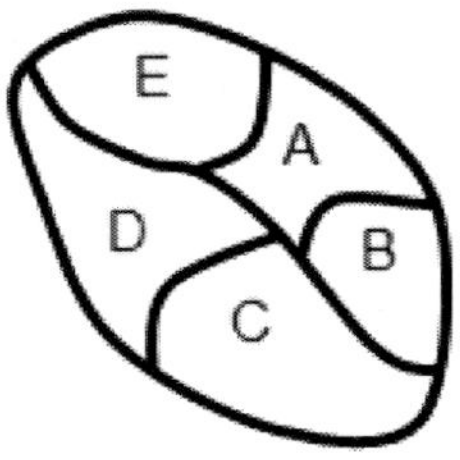

412)

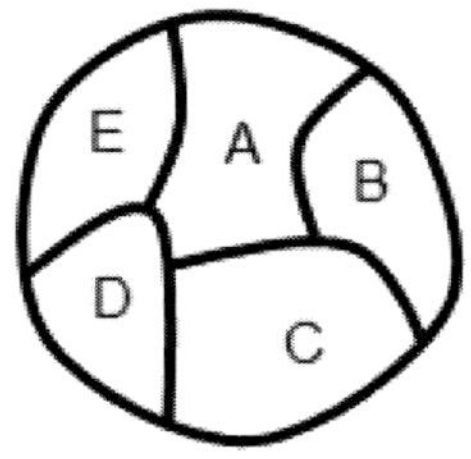

413)

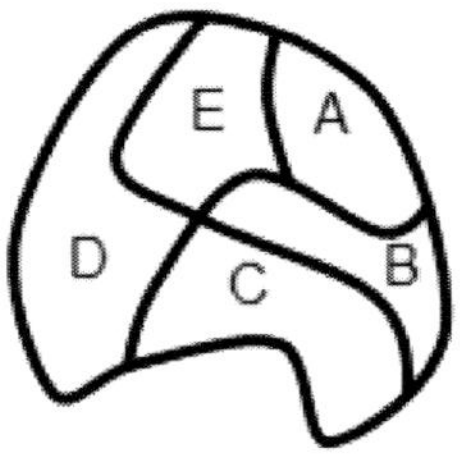

414)

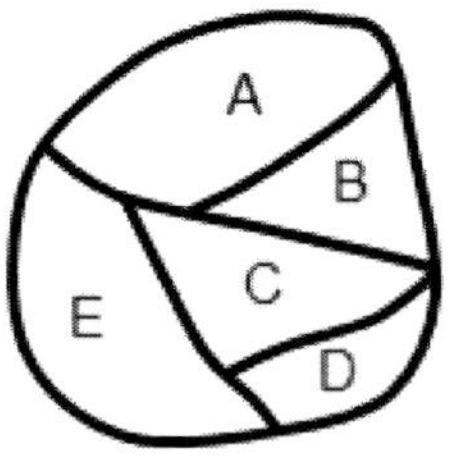

415)

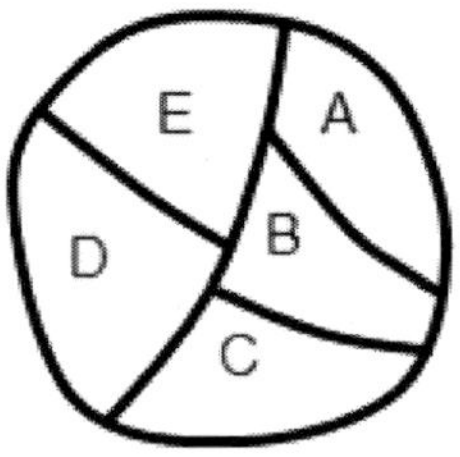

416)

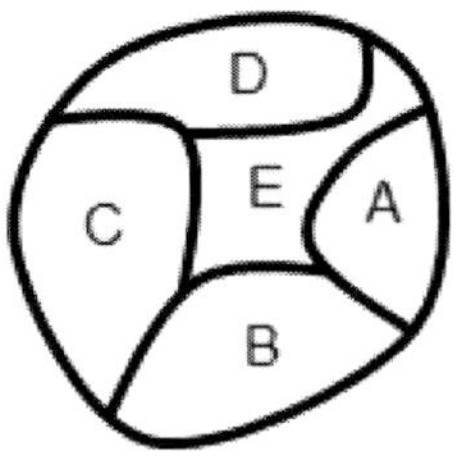

417)

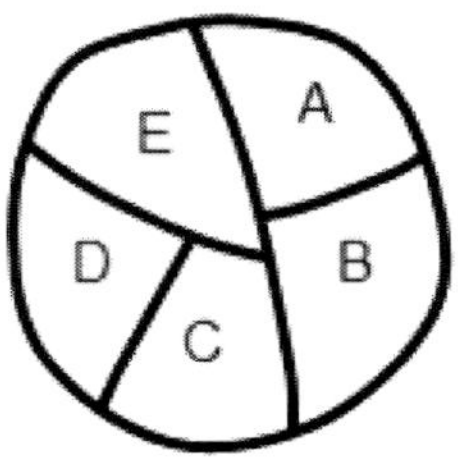

418)

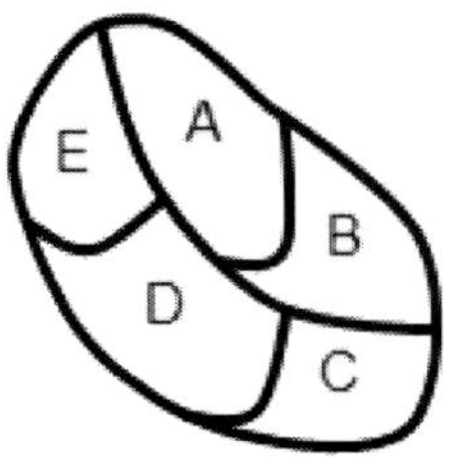

419)

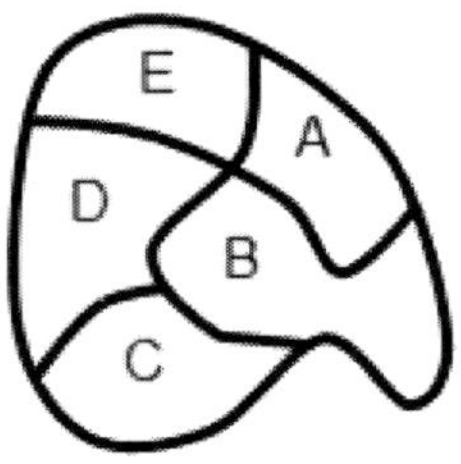

420)

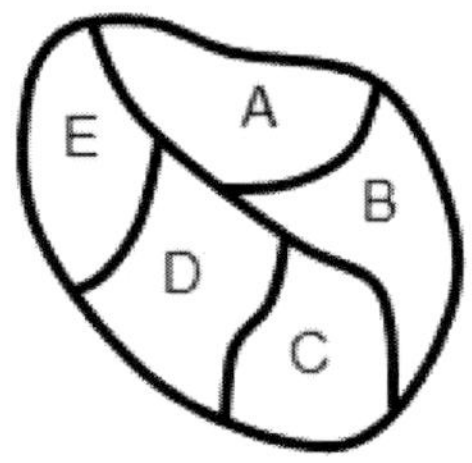

Fakten lernen (Reproduktionsphase)

Bearbeitungszeit: 7 Minuten

401) Die manische Patientin ist von Beruf...

(A) Bühnenbildnerin.
(B) Designerin.
(C) Bäckerin.
(D) Eisverkäuferin.
(E) Referendarin.

402) Das Alter des Volontärs beträgt...

(A) ca. 25 Jahre.
(B) ca. 30 Jahre.
(C) ca. 45 Jahre.
(D) ca. 55 Jahre.
(E) ca. 65 Jahre.

403) Frau Fraglein ist...

(A) ein Notfall.
(B) im Sanatorium.
(C) temperamentvoll.
(D) geschieden.
(E) depressiv.

404) Der ca. 30jährige Patient leidet an...

(A) Ohrenschmerzen.
(B) Erschöpfung.
(C) Bronchitis.
(D) Neurodermitis.
(E) Mukoviszidose.

405) Der Patient mit Neurodermitis heißt...

(A) Göhte.
(B) Ausruf.
(C) Melchiohr.
(D) Fraglein.
(E) Sekter.

406) Die Künstlerin leidet an...

(A) Rheuma.
(B) Erschöpfung.
(C) Ohrenschmerzen.
(D) Krampfadern.
(E) Atemstillstand.

407) Die ca. 40jährige Patientin heißt...

(A) Eisner.
(B) Schillert.
(C) Sektner.
(D) Fraglein.
(E) Baldasar.

408) Das Alter der verliebten Patientin beträgt...

(A) ca. 25 Jahre.
(B) ca. 30 Jahre.
(C) ca. 45 Jahre.
(D) ca. 55 Jahre.
(E) ca. 65 Jahre.

409) Die an Tinnitus erkrankte Patientin ist...

(A) manisch.
(B) geschieden.
(C) ledig.
(D) temperamentvoll.
(E) verliebt.

410) Die Diagnose für Herrn Weinert lautet:

(A) Lungenkollaps.
(B) Gicht.
(C) Mukoviszidose.
(D) Tinnitus.
(E) Schwindel.

411) Herr Kasperer ist von Beruf...

(A) Volontär.
(B) Student.
(C) Schauspieler.
(D) Intendant.
(E) Konditor.

412) Die Patientin, die ein Aortenaneurysma hat, ist...

(A) ca. 25 Jahre.
(B) ca. 30 Jahre.
(C) ca. 45 Jahre.
(D) ca. 55 Jahre.
(E) ca. 65 Jahre.

413) Der Student ist...

(A) in der Chirurgie.
(B) in einer Kurklinik.
(C) ein Notfall.
(D) im Sanatorium.
(E) geizig.

414) Die ca. 60jährige Patientin ist von Beruf...

(A) Referendarin.
(B) Eisverkäuferin.
(C) Taxifahrerin.
(D) Künstlerin.
(E) Bühnenbildnerin.

415) Der arrogante Patient heißt...

(A) Heiner.
(B) Eisner.
(C) Biermann.
(D) Frierherr.
(E) Kasperer.

416) Das Alter von Frau Sekter beträgt...

(A) ca. 25 Jahre.
(B) ca. 30 Jahre.
(C) ca. 45 Jahre.
(D) ca. 55 Jahre.
(E) ca. 65 Jahre.

417) Der Busfahrer heißt...

(A) Göhte.
(B) Weinert.
(C) Kaltmann.
(D) Punktner.
(E) Melchiohr.

418) Der Patient mit Gicht ist von Beruf...

(A) Schauspieler.
(B) Student.
(C) Konditor.
(D) Visagist.
(E) Intendant.

419) Der depressive Patient leidet an...

(A) Mukoviszidose.
(B) Bronchitis.
(C) Neurodermitis.
(D) Schwindel.
(E) Asthma.

420) Der ca. 55jährige Patient ist...

(A) überarbeitet.
(B) temperamentvoll.
(C) im Sanatorium.
(D) desillusioniert.
(E) geschieden.

22. Test

Figuren lernen (Einprägephase) **Lernzeit: 4 Minuten**

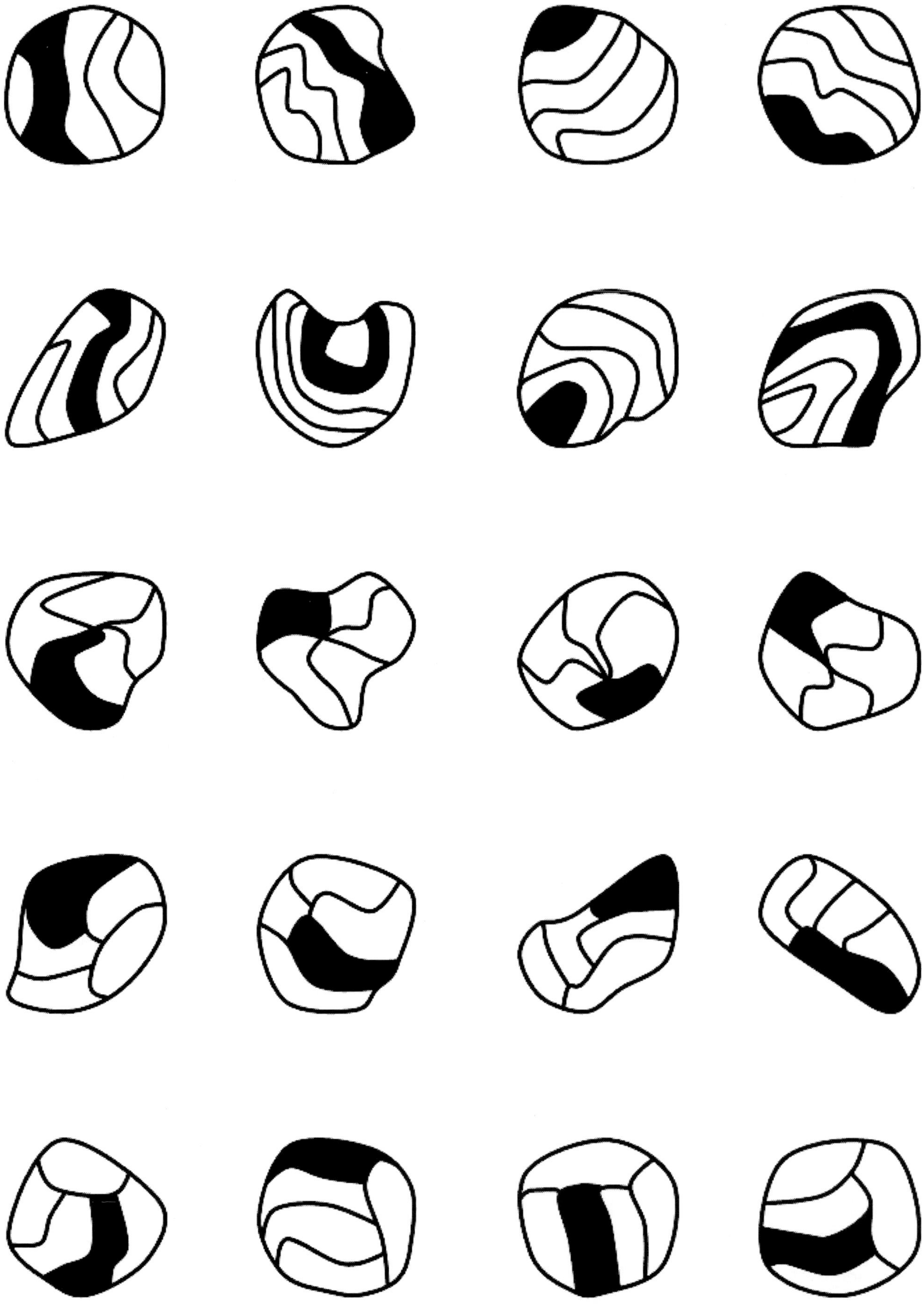

Fakten lernen (Einprägephase)

Lernzeit: 6 Minuten

Lichtler	ca. 60 Jahre	Landschaftsgärtner, gehörlos – Borreliose
Schattmann	ca. 60 Jahre	Landwirtin, fleißig – Schuppenflechte
Hellig	ca. 60 Jahre	Floristin, verwitwet – Osteoporose
Erdig	ca. 40 Jahre	Goldschmiedin, überwiesen – Tuberkulose
Sandmann	ca. 40 Jahre	Hufschmiedin, bemüht – Splitter im Finger
Matschner	ca. 40 Jahre	Schweißer, misstrauisch – Warzen
Keksler	ca. 50 Jahre	Zahnarzt, Pflegefall – Beckenbruch
Kukie	ca. 50 Jahre	Zahntechnikerin, alleinstehend – Masern
Pletzchen	ca. 50 Jahre	Zahnarzthelfer, sensibel – Sonnenbrand
Freudner	ca. 18 Jahre	Schülerin, schwanger – Akne
Spaßer	ca. 18 Jahre	Auszubildender, schreckhaft – Malaria
Lachmann	ca. 18 Jahre	Studentin, Notaufnahme – Glasknochen
Schlanger	ca. 30 Jahre	Immobilienmakler, verträumt – Knochenkrebs
Echsner	ca. 30 Jahre	Vermieter, kontaktarm – Aids
Salamand	ca. 30 Jahre	Innenarchitektin, kinderlos – Furunkel

Nicht umblättern! Zuerst 60 Min. Pause/Textverständnis!

STOP

Figuren lernen (Reproduktionsphase) **Bearbeitungszeit: 5 Minuten**

421)

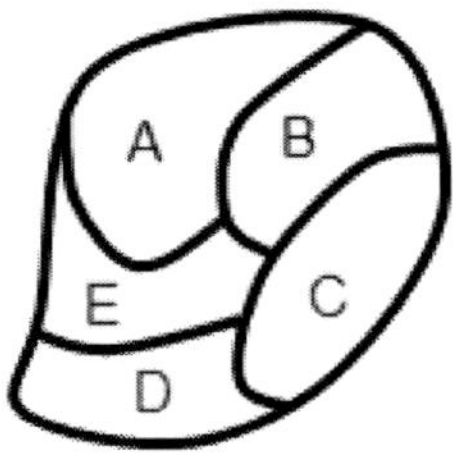

422)

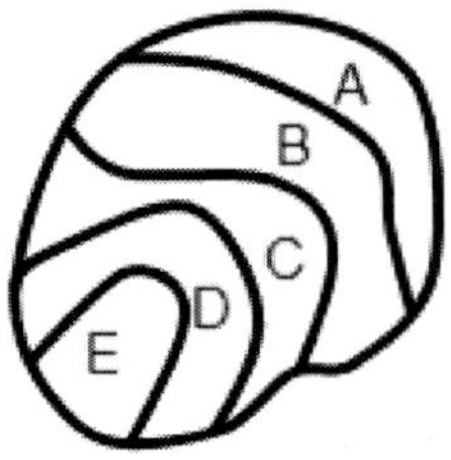

423)

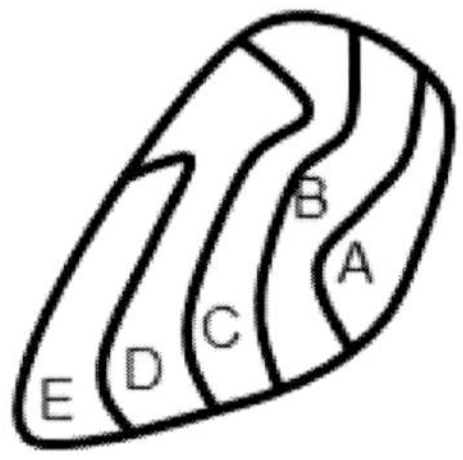

424)

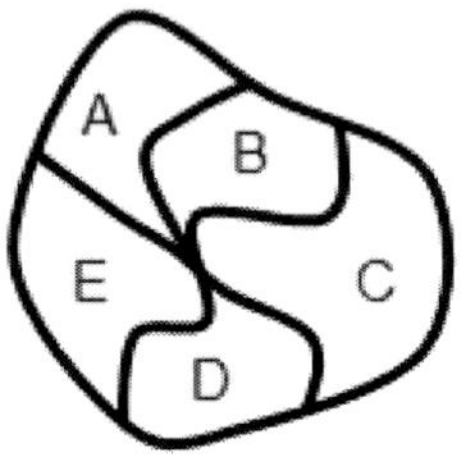

425)

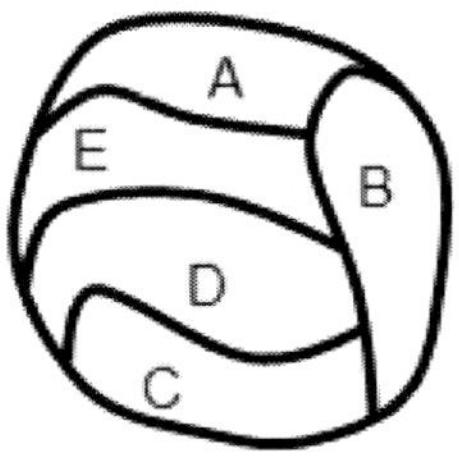

426)

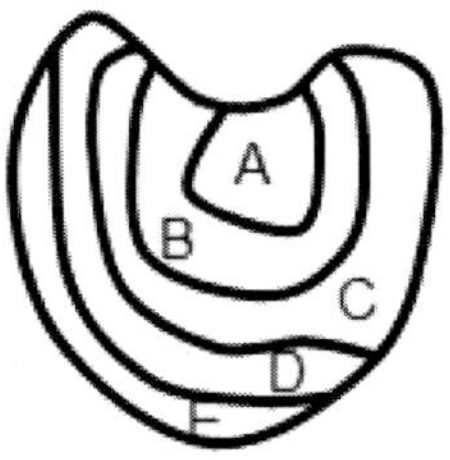

427)

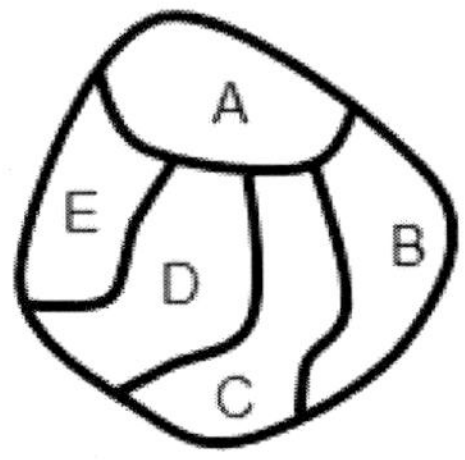

428)

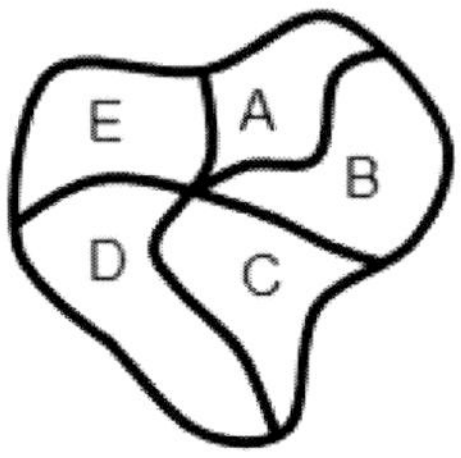

429)

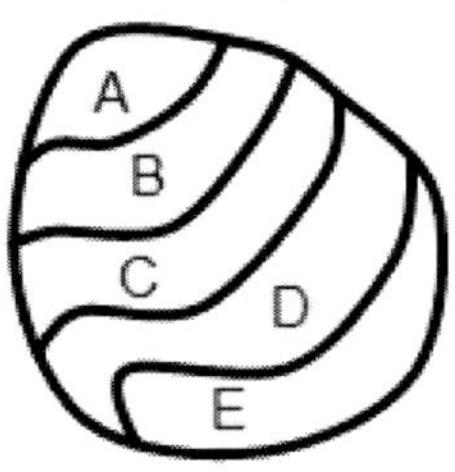

430)

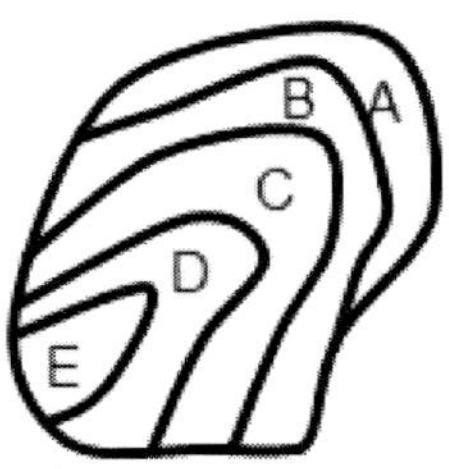

431)

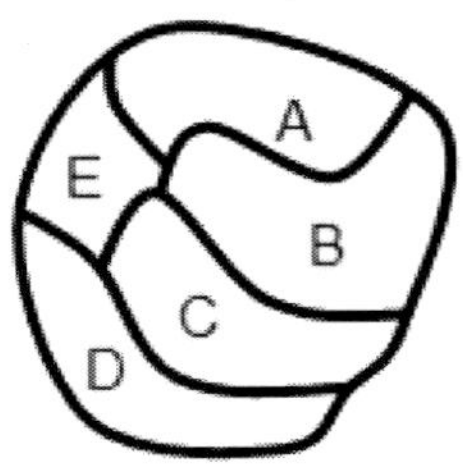

432)

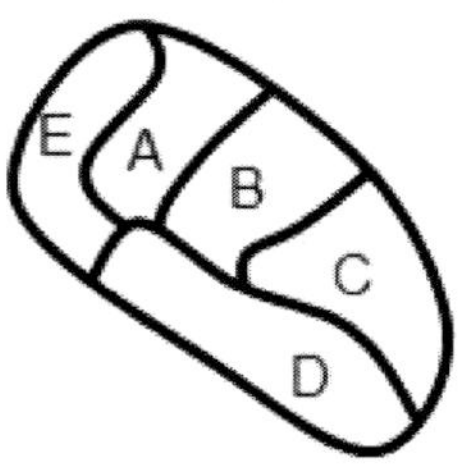

433)

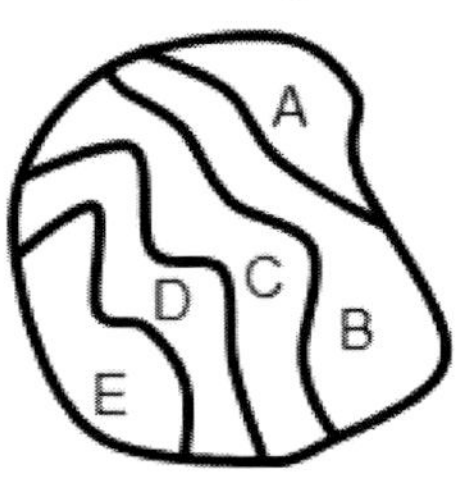

434)

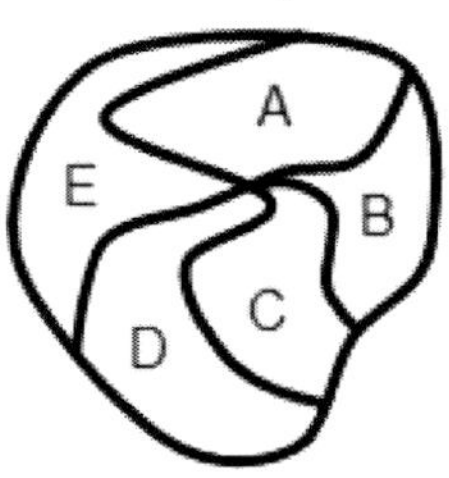

435)

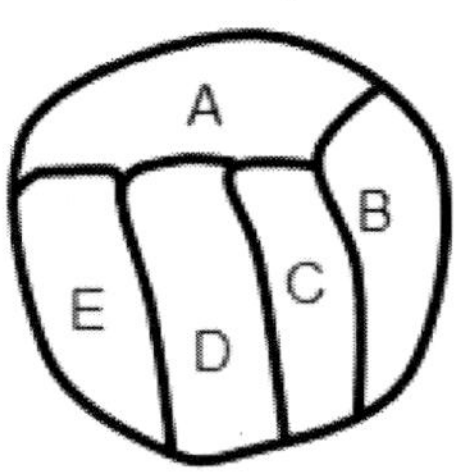

436)

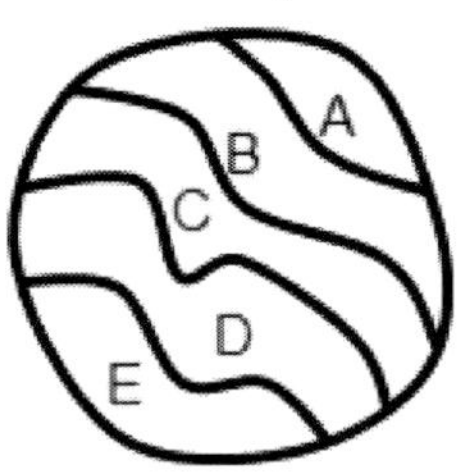

437)

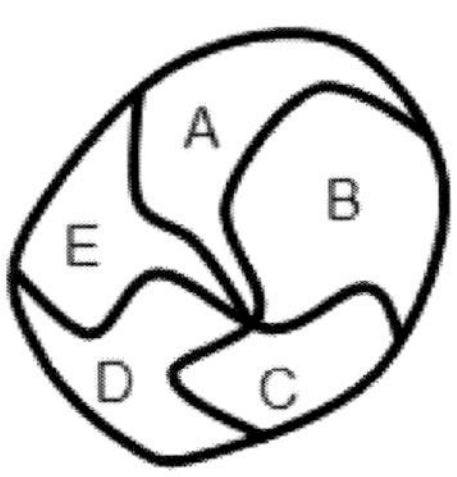

438)

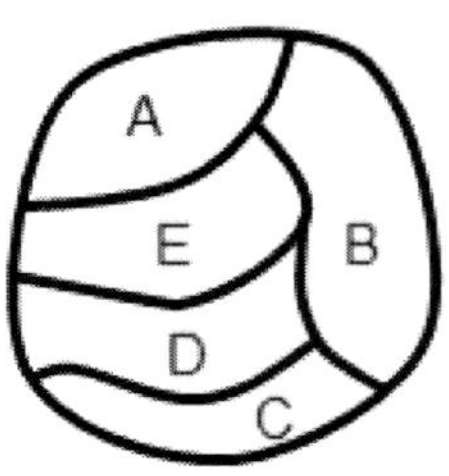

439)

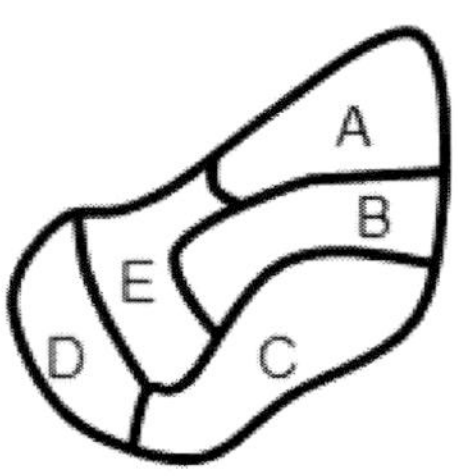

440)

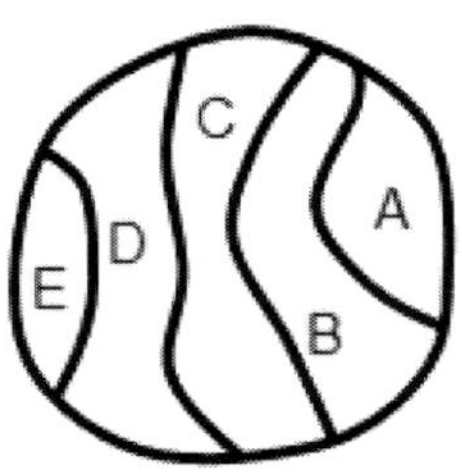

Fakten lernen (Reproduktionsphase)

Bearbeitungszeit: 7 Minuten

421) Die ca. 50jährige Patientin leidet an...

(A) Akne.
(B) Aids.
(C) Warzen.
(D) Masern.
(E) Schuppenflechte.

422) Das Alter des Vermieters beträgt...

(A) ca. 18 Jahre.
(B) ca. 30 Jahre.
(C) ca. 40 Jahre.
(D) ca. 50 Jahre.
(E) ca. 60 Jahre.

423) Die überwiesene Patientin ist von Beruf...

(A) Goldschmiedin.
(B) Schülerin.
(C) Innenarchitektin.
(D) Hufschmiedin.
(E) Landwirtin.

424) Der Patient mit Malaria heißt...

(A) Echsner.
(B) Sandmann.
(C) Kukie.
(D) Schattmann.
(E) Spaßer.

425) Frau Hellig ist...

(A) verträumt.
(B) schwanger.
(C) verwitwet.
(D) überwiesen.
(E) ein Pflegefall.

426) Die Schülerin leidet an...

(A) Akne.
(B) Warzen.
(C) Beckenbruch.
(D) Sonnenbrand.
(E) Borreliose.

427) Der an Borreliose erkrankte Patient ist...

(A) in der Notaufnahme.
(B) schreckhaft.
(C) misstrauisch.
(D) ein Pflegefall.
(E) gehörlos.

428) Die ca. 30jährige Patientin heißt...

(A) Freudner.
(B) Salamand.
(C) Schlanger.
(D) Erdig.
(E) Kukie.

429) Die Diagnose für Herrn Keksler lautet:

(A) Aids.
(B) Tuberkulose.
(C) Beckenbruch.
(D) Furunkel.
(E) Schuppenflechte.

430) Das Alter des sensiblen Patienten beträgt...

(A) ca. 18 Jahre.
(B) ca. 30 Jahre.
(C) ca. 40 Jahre.
(D) ca. 50 Jahre.
(E) ca. 60 Jahre.

431) Der Schweißer heißt...

(A) Lachmann.
(B) Matschner.
(C) Salamand.
(D) Pletzchen.
(E) Lichtler.

432) Die Patientin mit Splitter im Finger ist von Beruf...

(A) Goldschmiedin.
(B) Floristin.
(C) Hufschmiedin.
(D) Schülerin.
(E) Studentin.

433) Das Alter von Frau Schattmann beträgt...

(A) ca. 18 Jahre.
(B) ca. 30 Jahre.
(C) ca. 40 Jahre.
(D) ca. 50 Jahre.
(E) ca. 60 Jahre.

434) Der ca. 40jährige Patient ist...

(A) in der Notaufnahme.
(B) schreckhaft.
(C) alleinstehend.
(D) fleißig.
(E) misstrauisch.

435) Der verträumte Patient leidet an...

(A) Glasknochen.
(B) Akne.
(C) Knochenkrebs.
(D) Osteoporose.
(E) Beckenbruch.

436) Die schwangere Patientin heißt...

(A) Salamand.
(B) Freudner.
(C) Erdig.
(D) Sandmann.
(E) Lachmann.

437) Frau Kukie ist von Beruf...

(A) Zahntechnikerin.
(B) Innenarchitektin.
(C) Landwirtin.
(D) Floristin.
(E) Hufschmiedin.

438) Die Landwirtin ist...

(A) schwanger.
(B) kontaktarm.
(C) überwiesen.
(D) fleißig.
(E) gehörlos.

439) Die Patientin, die Glasknochen hat, ist...

(A) ca. 18 Jahre.
(B) ca. 30 Jahre.
(C) ca. 40 Jahre.
(D) ca. 50 Jahre.
(E) ca. 60 Jahre.

440) Der ca. 18jährige Patient ist von Beruf...

(A) Landschaftsgärtner.
(B) Auszubildender.
(C) Zahnarzt.
(D) Immobilienmakler.
(E) Zahnarzthelfer.

23. Test

Figuren lernen (Einprägephase) **Lernzeit: 4 Minuten**

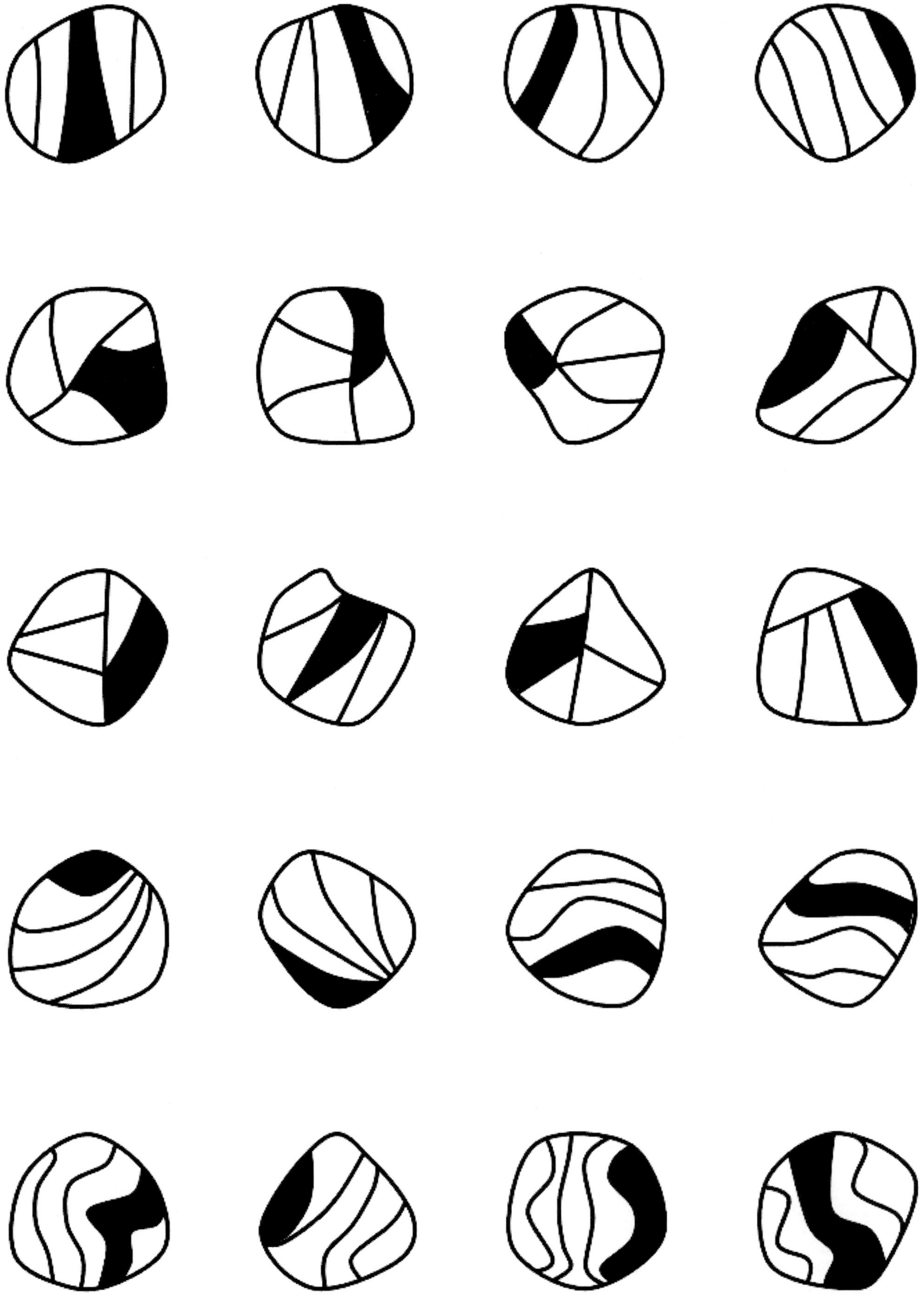

Fakten lernen (Einprägephase) **Lernzeit: 6 Minuten**

Glasmann	ca. 40 Jahre	Fluglotsin, Ambulanz – Zungenkrebs
Plastiek	ca. 40 Jahre	Lokführer, gehörlos – Netzhautablösung
Steiner	ca. 40 Jahre	Berufskraftfahrer, glücklich – Haarausfall
Kissner	ca. 20 Jahre	Fachinformatikerin, Intensivstation – Tinnitus
Deckle	ca. 20 Jahre	Anlagenmechaniker, pessimistisch – Kurzsichtigkeit
Bettlein	ca. 20 Jahre	Industrietechnologe, kreativ – Mandelentzündung
Schwarzner	ca. 60 Jahre	Richterin, besorgt – Speichelstein
Dunkler	ca. 60 Jahre	Vollzugsbeamter, Glatze – Grüner Star
Blindmann	ca. 60 Jahre	Notarin, einsam – Ekzem
Behr	ca. 50 Jahre	Schornsteinfegerin, dick – Schuppen
Eichhorn	ca. 50 Jahre	Zimmermann, Kurklinik – Kehlkopfentzündung
Fux	ca. 50 Jahre	Dachdeckerin, selbstbewusst – Gerstenkorn
Fedner	ca. 30 Jahre	Brauerin, sorgfältig – Bindehautentzündung
Vögel	ca. 30 Jahre	Diätassistent, 1 Kind – Läusebefall
Flieg	ca. 30 Jahre	Köchin, verliebt – Schilddrüsentumor

Nicht umblättern! Zuerst 60 Min. Pause/Textverständnis! **STOP**

Figuren lernen (Reproduktionsphase) **Bearbeitungszeit: 5 Minuten**

441)

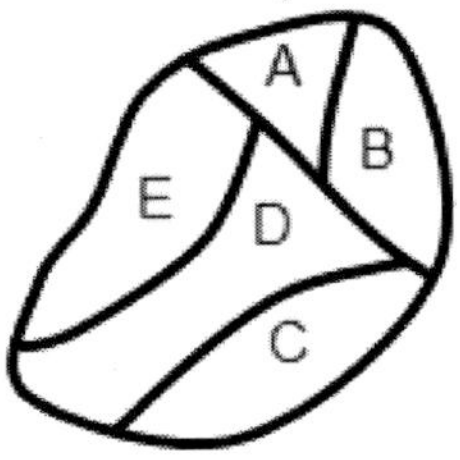

442)

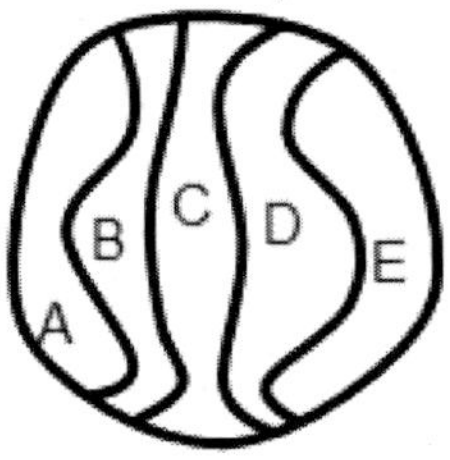

443)

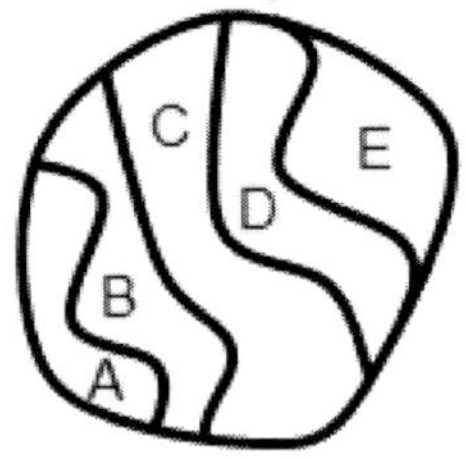

444)

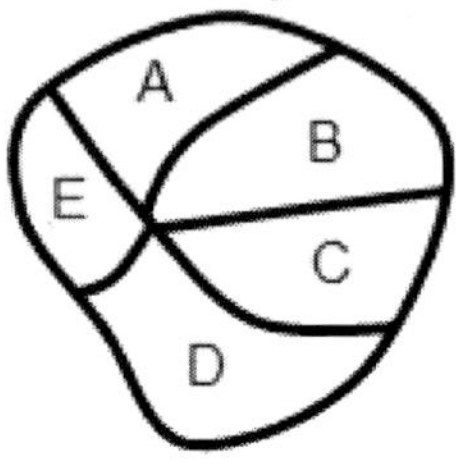

445)

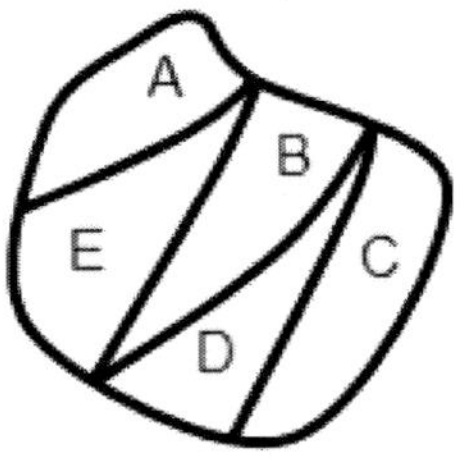

446)

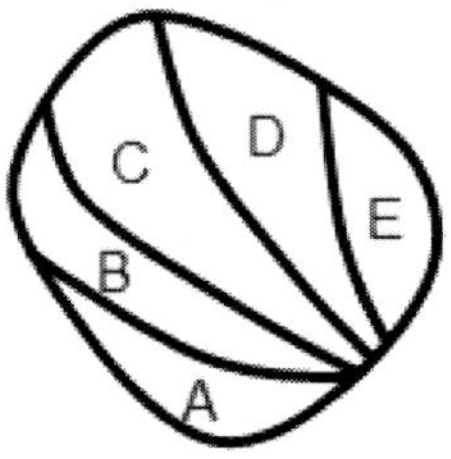

447)

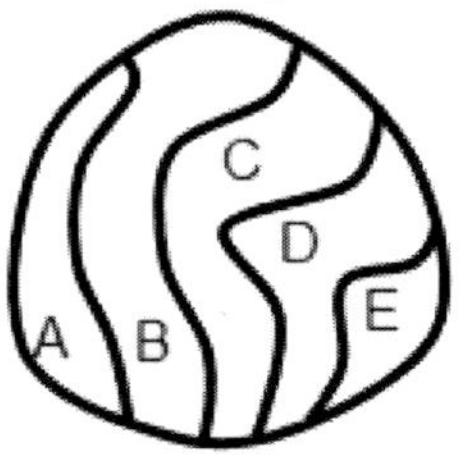

448)

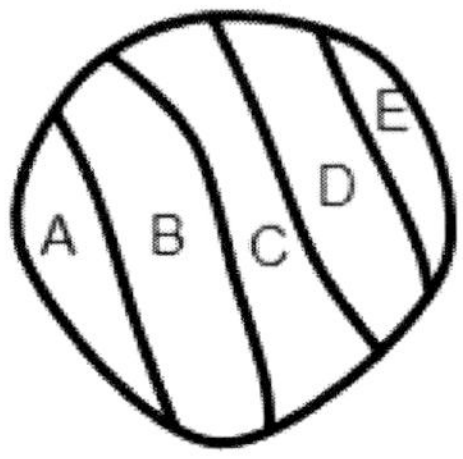

449)

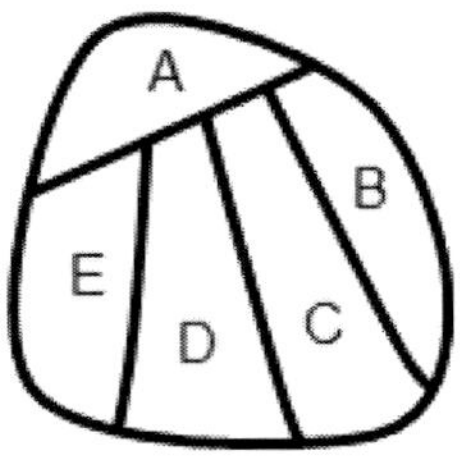

450)

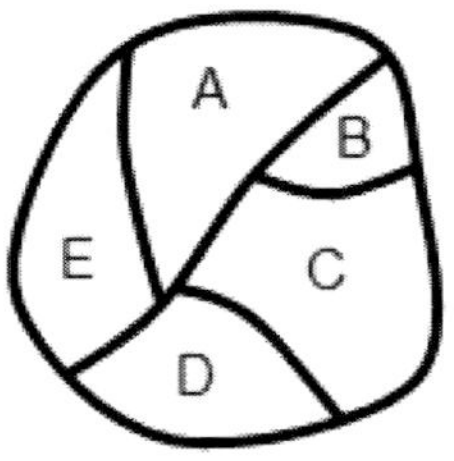

451)

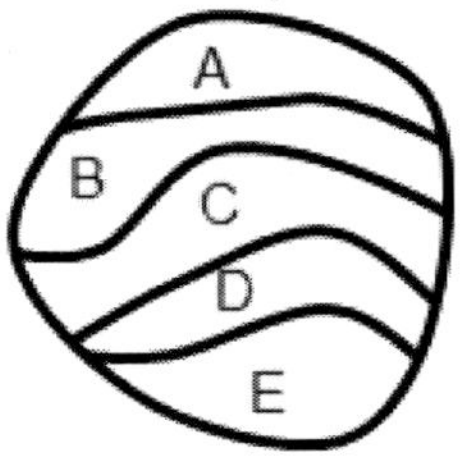

452)

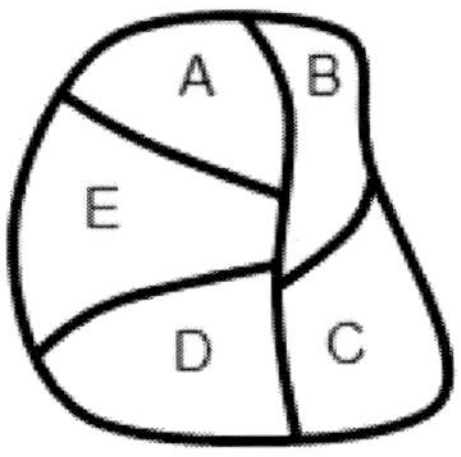

453)

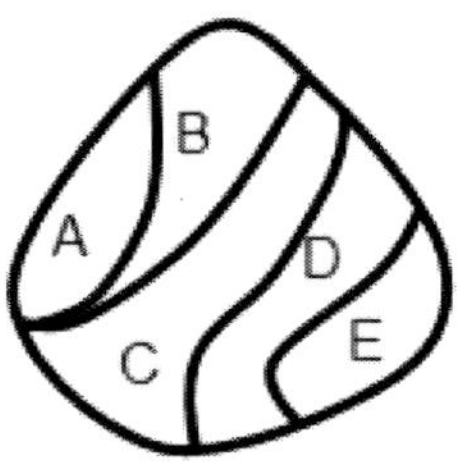

454)

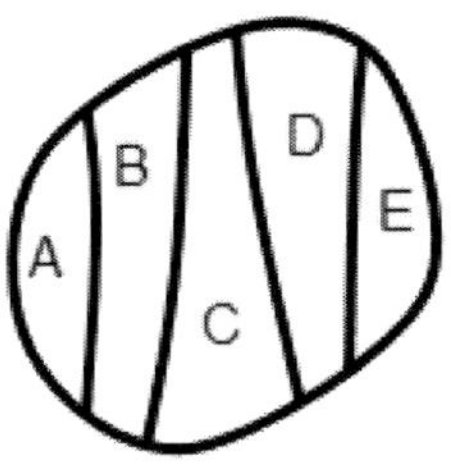

455)

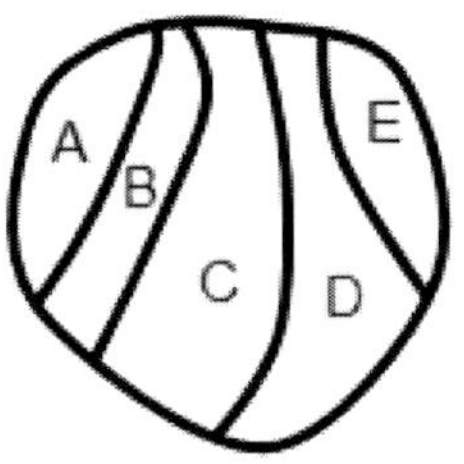

456)

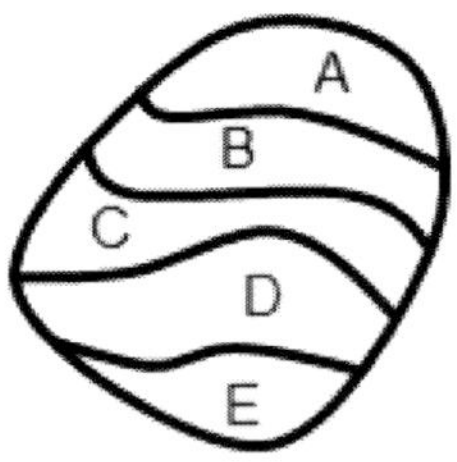

457)

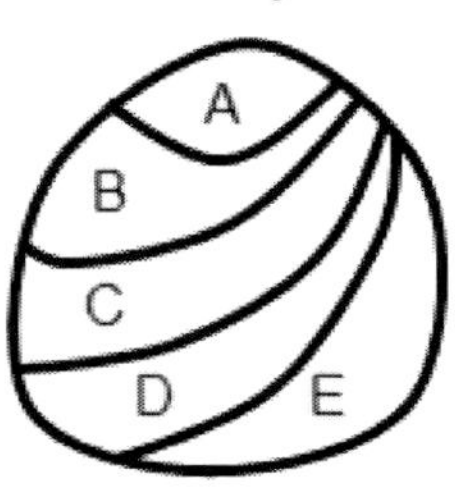

458)

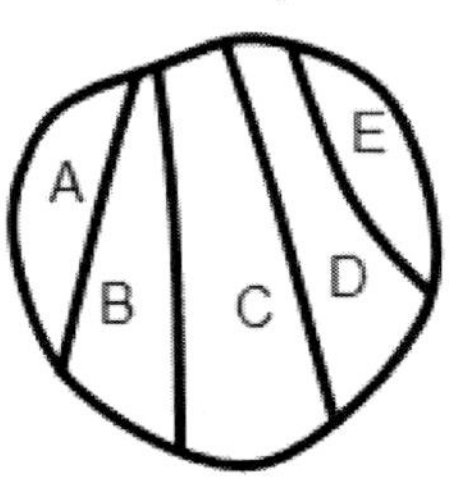

459)

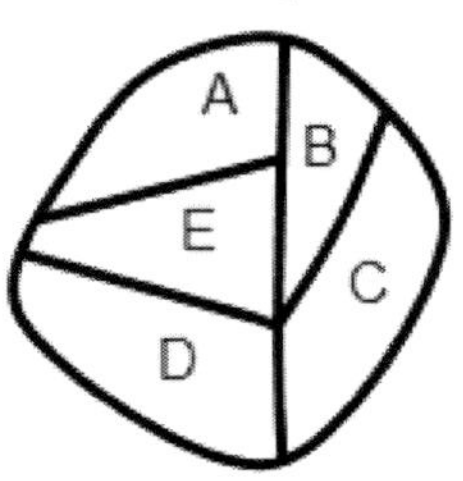

460)

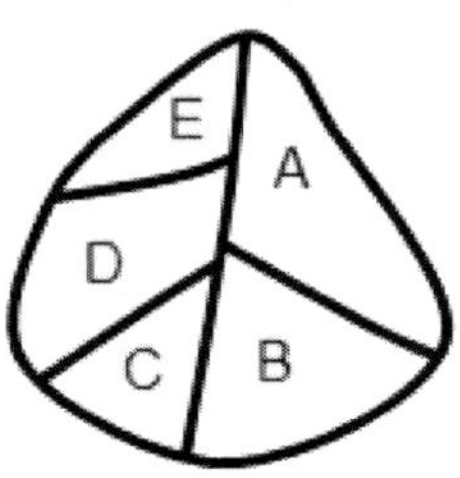

Fakten lernen (Reproduktionsphase) Bearbeitungszeit: 7 Minuten

441) Die ca. 20jährige Patientin leidet an...

(A) Tinnitus.
(B) Bindehautentzündung.
(C) Zungenkrebs.
(D) Schuppen.
(E) Speichelstein.

442) Frau Schwarzner ist...

(A) sorgfältig.
(B) kreativ.
(C) verliebt.
(D) selbstbewusst.
(E) besorgt.

443) Die dicke Patientin ist von Beruf...

(A) Fachinformatikerin.
(B) Brauerin.
(C) Fluglotsin.
(D) Richterin.
(E) Schornsteinfegerin.

444) Das Alter des Lokführers beträgt...

(A) ca. 20 Jahre.
(B) ca. 30 Jahre
(C) ca. 40 Jahre.
(D) ca. 50 Jahre.
(E) ca. 60 Jahre.

445) Der Patient mit Läusebefall heißt...

(A) Deckle.
(B) Plastiek.
(C) Vögel.
(D) Eichhorn.
(E) Dunkler.

446) Die ca. 40jährige Patientin ist...

(A) in der Ambulanz.
(B) auf der Intensivstation.
(C) einsam.
(D) gehörlos.
(E) kreativ.

447) Der Anlagenmechaniker heißt...

(A) Blindmann.
(B) Fux.
(C) Steiner.
(D) Deckle.
(E) Flieg.

448) Das Alter von Herrn Eichhorn beträgt...

(A) ca. 20 Jahre.
(B) ca. 30 Jahre.
(C) ca. 40 Jahre.
(D) ca. 50 Jahre.
(E) ca. 60 Jahre.

449) Die Patientin mit Bindehautentzündung ist...

(A) Köchin.
(B) Brauerin.
(C) Dachdeckerin.
(D) Notarin.
(E) Fachinformatikerin.

450) Der Patient mit Glatze leidet an...

(A) Netzhautablösung.
(B) Kehlkopfentzündung.
(C) Grünem Star.
(D) Läusebefall.
(E) Kurzsichtigkeit.

451) Der ca. 60jährige Patient ist von Beruf...

(A) Anlagenmechaniker.
(B) Lokführer.
(C) Diätassistent.
(D) Zimmermann.
(E) Vollzugsbeamter.

452) Herr Steiner ist von Beruf...

(A) Vollzugsbeamter.
(B) Berufskraftfahrer.
(C) Vollzugsbeamter.
(D) Lokführer.
(E) Industrietechnologe.

453) Der kreative Patient heißt...

(A) Bettlein.
(B) Fedner.
(C) Glasmann.
(D) Behr.
(E) Schwarzner.

454) Die Notarin ist...

(A) sorgfältig.
(B) in der Ambulanz.
(C) in der Kurklinik.
(D) einsam.
(E) pessimistisch.

455) Die Patientin, die einen Schilddrüsentumor hat, ist...

(A) ca. 20 Jahre.
(B) ca. 30 Jahre.
(C) ca. 40 Jahre.
(D) ca. 50 Jahre.
(E) ca. 60 Jahre.

456) Der Industrietechnologe leidet an...

(A) Zungenkrebs.
(B) Schilddrüsentumor.
(C) Mandelentzündung.
(D) Kehlkopfentzündung.
(E) Ekzem.

457) Der an Kehlkopfentzündung erkrankte Patient...

(A) ist in der Kurklinik.
(B) ist gehörlos.
(C) hat 1 Kind.
(D) hat eine Glatze.
(E) ist verliebt.

458) Die ca. 20jährige Patientin heißt...

(A) Bettlein.
(B) Flieg.
(C) Plastiek.
(D) Kissner.
(E) Fux.

459) Die Diagnose für Frau Fux lautet...

(A) Tinnitus.
(B) Netzhautablösung.
(C) Ekzem.
(D) Speichelstein.
(E) Gerstenkorn.

460) Das Alter der selbstbewussten Patientin beträgt...

(A) ca. 20 Jahre.
(B) ca. 30 Jahre.
(C) ca. 40 Jahre.
(D) ca. 50 Jahre.
(E) ca. 60 Jahre.

24. Test

Figuren lernen (Einprägephase) **Lernzeit: 4 Minuten**

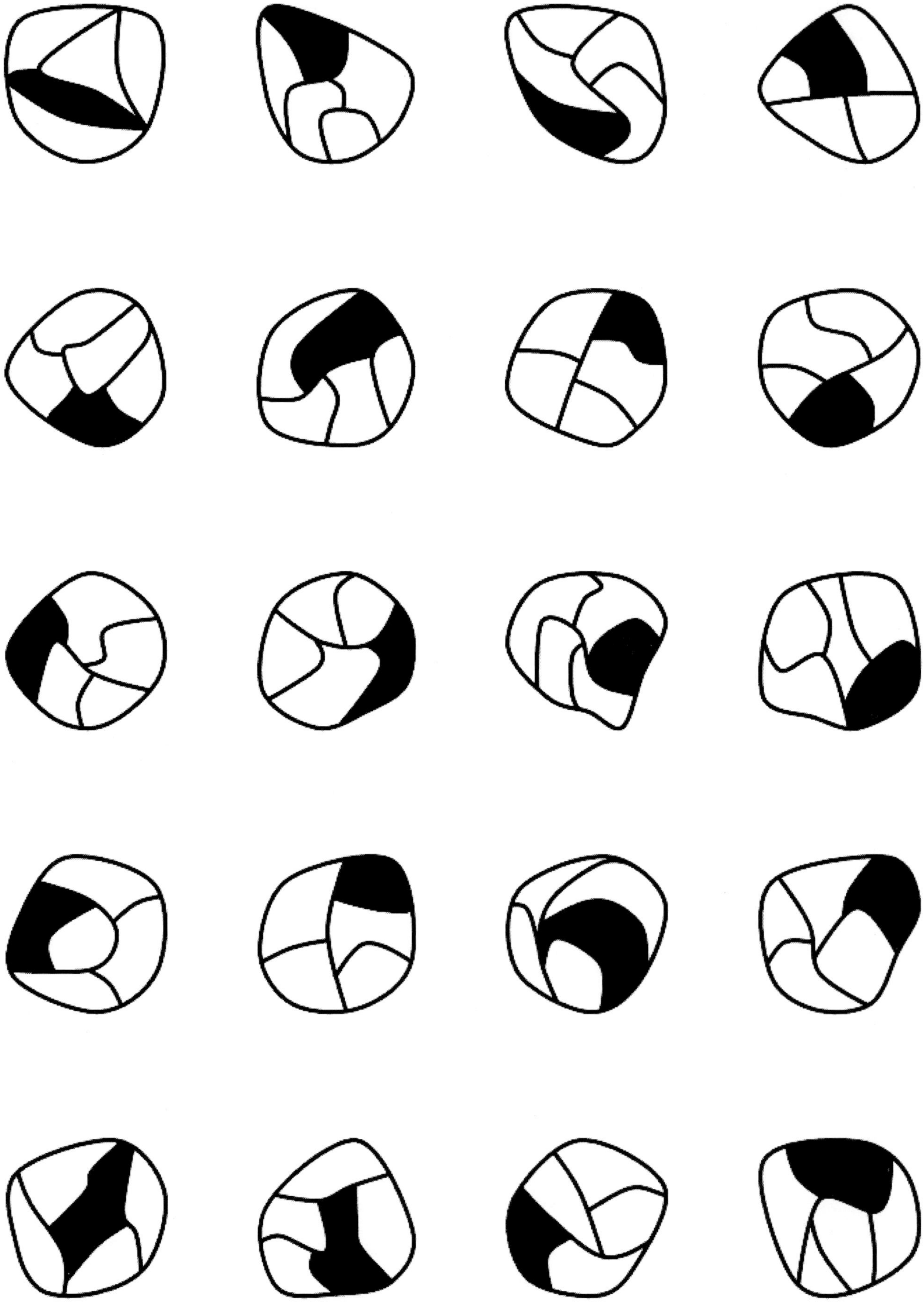

Fakten lernen (Einprägephase)

Lernzeit: 6 Minuten

Niemec	ca. 25 Jahre	Masseur, neugierig – Albinismus
Miazga	ca. 25 Jahre	Physiotherapeutin, zurückhaltend – Zystennieren
Stanek	ca. 25 Jahre	Ergotherapeut, paranoid – Lebertransplantation
Perez	ca. 30 Jahre	Musicaldarsteller, vornehm – Fettleber
Diaz	ca. 30 Jahre	Musiklehrerin, stationär – Nierenentzündung
Munoz	ca. 30 Jahre	Musikfachhändler, streitsüchtig – Marfan-Syndrom
Hu	ca. 45 Jahre	Rettungssanitäterin, Kardiologie – Nierensteine
Ho	ca. 45 Jahre	Notarzt, kleinlich – Lippen-Kiefer-Spalte
Ma	ca. 45 Jahre	Krankenschwester, verzweifelt – Hepatitis
Blumer	ca. 50 Jahre	Sattler, Entzugsklinik – Alkoholsucht
Bienchen	ca. 50 Jahre	Hufschmiedin, neugierig – Sichelzellanämie
Bäumer	ca. 50 Jahre	Pferdewirtin, erfolgreich – Blasenentzündung
Roth	ca. 60 Jahre	Lacklaborant, lebenslustig – Nierenversagen
Bleu	ca. 60 Jahre	Malerin, neugierig – Chorea Huntington
Jelloh	ca. 60 Jahre	Raumausstatter, anhänglich – Leberzirrhose

Nicht umblättern! Zuerst 60 Min. Pause/Textverständnis!

STOP

Figuren lernen (Reproduktionsphase) **Bearbeitungszeit: 5 Minuten**

461)

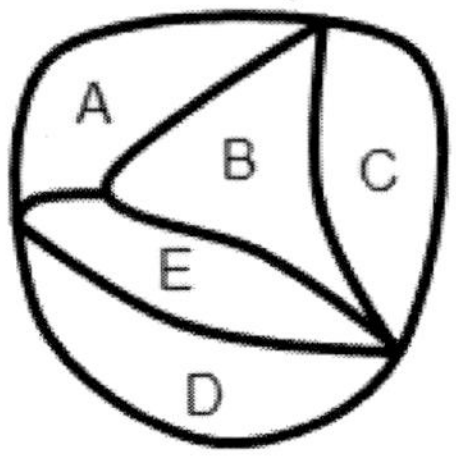

462)

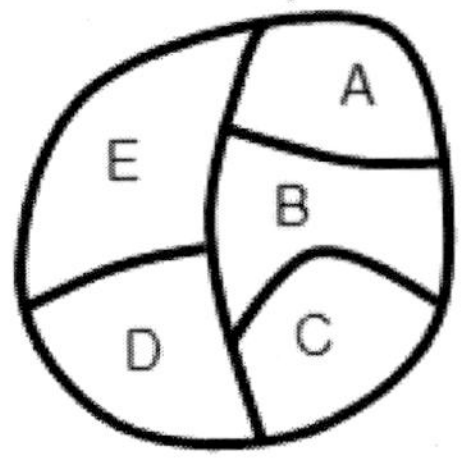

463)

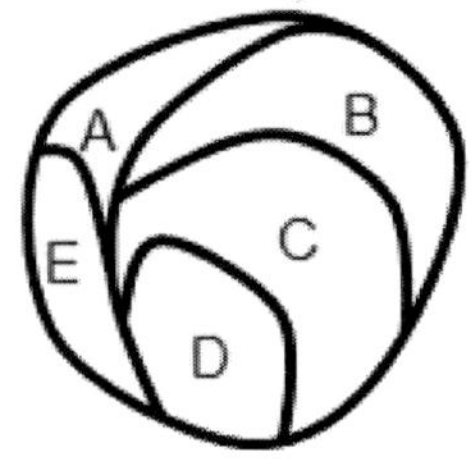

464)

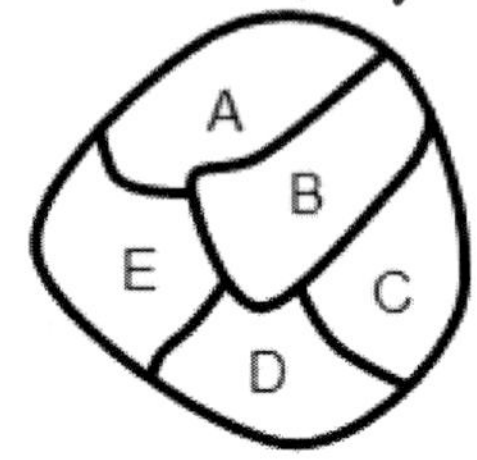

465)

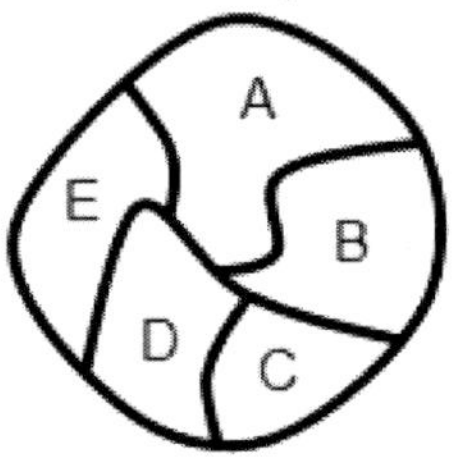

466)

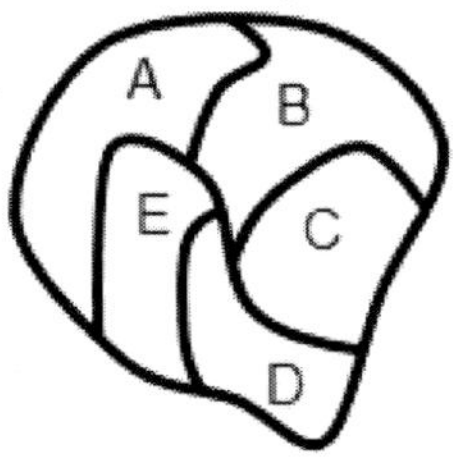

467)

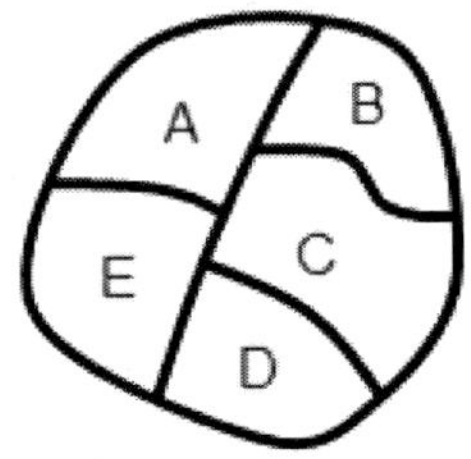

468)

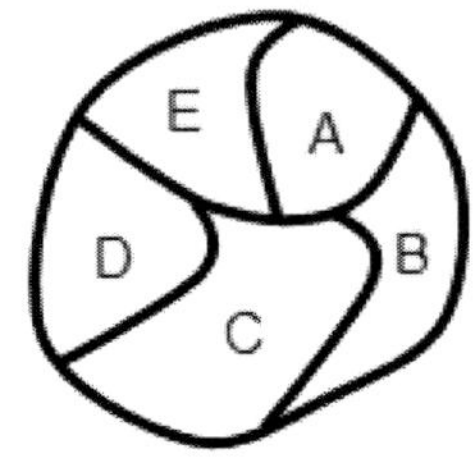

469)

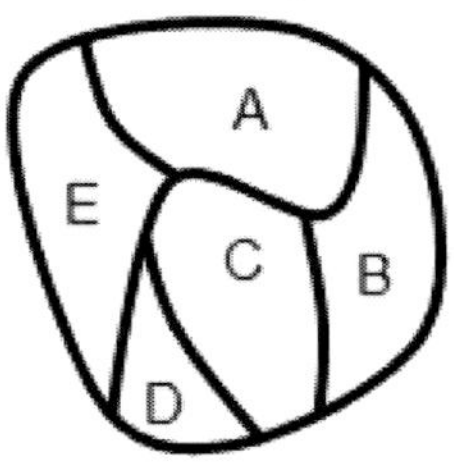

470)

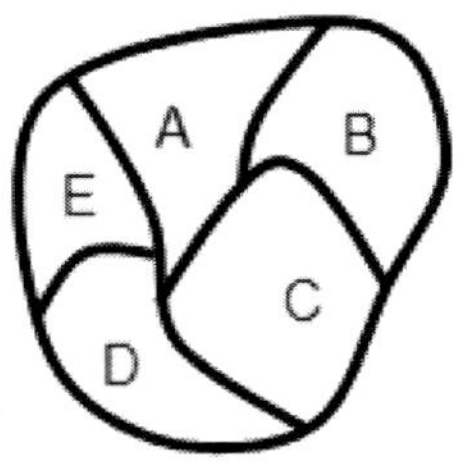

471)

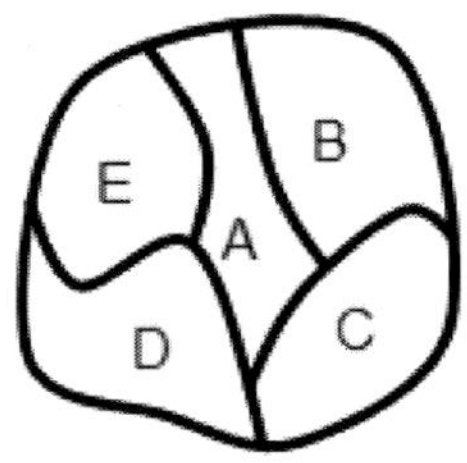

472)

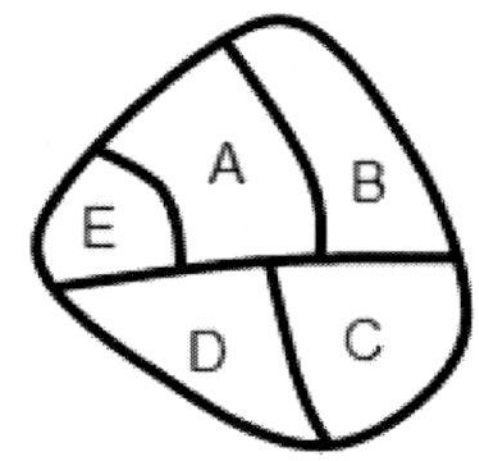

473)

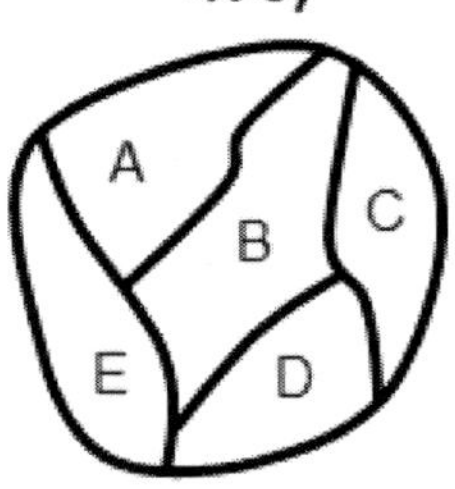

474)

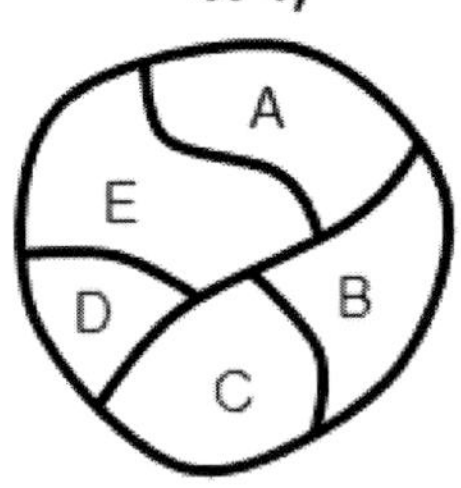

475)

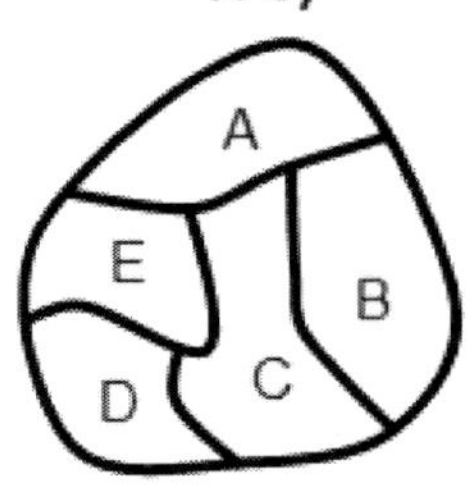

476)

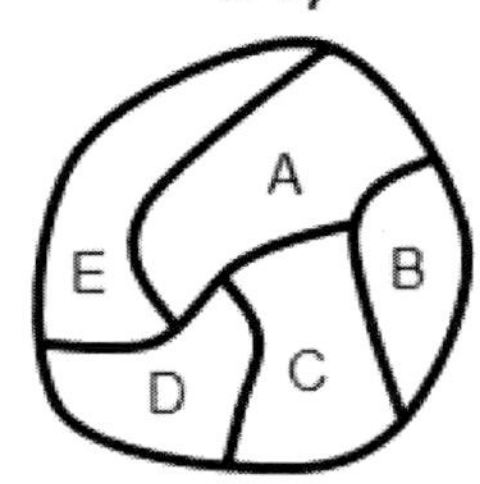

477)

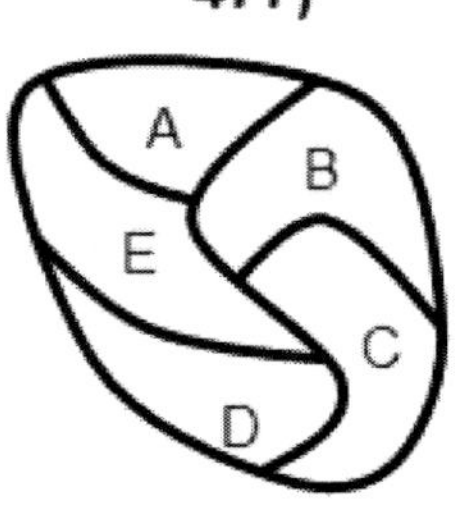

478)

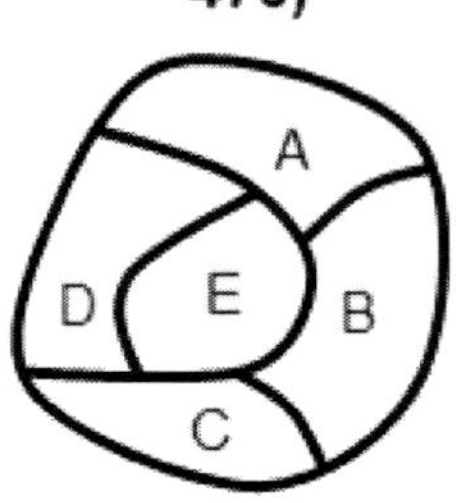

479)

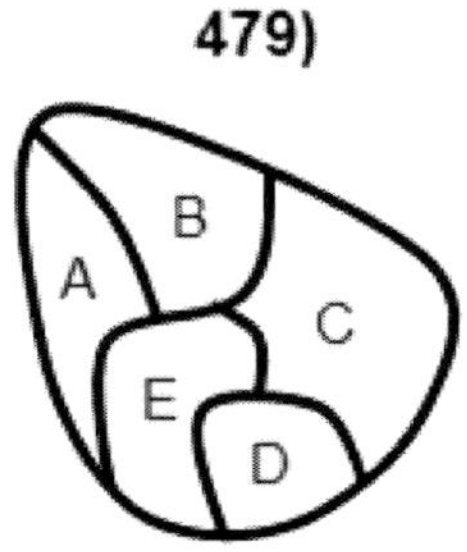

480)

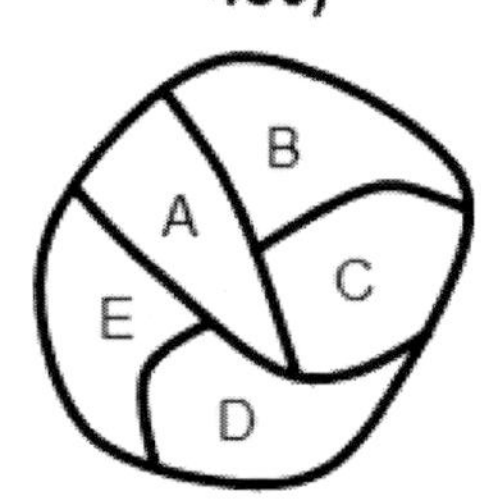

Fakten lernen (Reproduktionsphase) Bearbeitungszeit: 7 Minuten

461) Der lebenslustige Patient ist von Beruf...

(A) Lacklaborant.
(B) Sattler.
(C) Notarzt.
(D) Musikfachhändler.
(E) Masseur.

462) Der ca. 45jährige Patient leidet an...

(A) Zystennieren.
(B) Nierenentzündung.
(C) Lippen-Kiefer-Spalte.
(D) Sichelzellanämie.
(E) Chorea Huntington.

463) Frau Diaz ist...

(A) zurückhaltend.
(B) kleinlich.
(C) stationär.
(D) neugierig.
(E) erfolgreich.

464) Der Patient mit Albinismus heißt...

(A) Roth.
(B) Hu.
(C) Blumer.
(D) Perez.
(E) Niemec.

465) Das Alter des Sattlers beträgt...

(A) ca. 25 Jahre.
(B) ca. 30 Jahre.
(C) ca. 45 Jahre.
(D) ca. 50 Jahre.
(E) ca. 60 Jahre.

466) Die ca. 60jährige Patientin heißt...

(A) Bienchen.
(B) Bleu.
(C) Ho.
(D) Diaz.
(E) Miazga.

467) Die an Zystennieren erkrankte Patientin ist...

(A) vornehm.
(B) erfolgreich.
(C) in der Entzugsklinik.
(D) zurückhaltend.
(E) streitsüchtig.

468) Das Alter des paranoiden Patienten beträgt...

(A) ca. 25 Jahre.
(B) ca. 30 Jahre.
(C) ca. 45 Jahre.
(D) ca. 50 Jahre.
(E) ca. 60 Jahre.

469) Die Diagnose für Herrn Munoz lautet:

(A) Albinismus.
(B) Sichelzellanämie.
(C) Marfan-Syndrom.
(D) Blasenentzündung.
(E) Lippen-Kiefer-Spalte.

470) Der Musicaldarsteller leidet an...

(A) Fettleber.
(B) Hepatitis.
(C) Chorea Huntington.
(D) Leberzirrhose.
(E) Marfan-Syndrom.

471) Die Patientin mit Blasenentzündung ist von Beruf...

(A) Malerin.
(B) Pferdewirtin.
(C) Hufschmiedin.
(D) Musiklehrerin.
(E) Physiotherapeutin.

472) Die Krankenschwester heißt...

(A) Bäumer.
(B) Jelloh.
(C) Ma.
(D) Munoz.
(E) Stanek.

473) Die ca. 30jährige Patientin ist...

(A) neugierig.
(B) zurüchhaltend.
(C) in der Kardiologie.
(D) streitsüchtig.
(E) stationär.

474) Der anhängliche Patient leidet an...

(A) Leberzirrhose.
(B) Alkoholsucht.
(C) Nierenentzündung.
(D) Fettleber.
(E) Nierenversagen.

475) Das Alter von Frau Bienchen beträgt...

(A) ca. 25 Jahre.
(B) ca. 30 Jahre.
(C) ca. 45 Jahre.
(D) ca. 50 Jahre.
(E) ca. 60 Jahre.

476) Der vornehme Patient heißt...

(A) Perez.
(B) Miazga.
(C) Ho.
(D) Blumer.
(E) Bleu.

477) Herr Jelloh ist von Beruf...

(A) Ergotherapeut.
(B) Masseur.
(C) Raumausstatter.
(D) Notarzt.
(E) Musikfachhändler.

478) Die ca. 25jährige Patientin ist von Beruf...

(A) Malerin.
(B) Musiklehrerin.
(C) Krankenschwester.
(D) Physiotherapeutin.
(E) Rettungssanitäterin.

479) Die Patientin, die Nierensteine hat, ist...

(A) ca. 25 Jahre.
(B) ca. 30 Jahre.
(C) ca. 45 Jahre.
(D) ca. 50 Jahre.
(E) ca. 60 Jahre.

480) Die Malerin ist...

(A) zurückhaltend.
(B) kleinlich.
(C) neugierig.
(D) erfolgreich.
(E) streitsüchtig.

25. Test

Figuren lernen (Einprägephase) **Lernzeit: 4 Minuten**

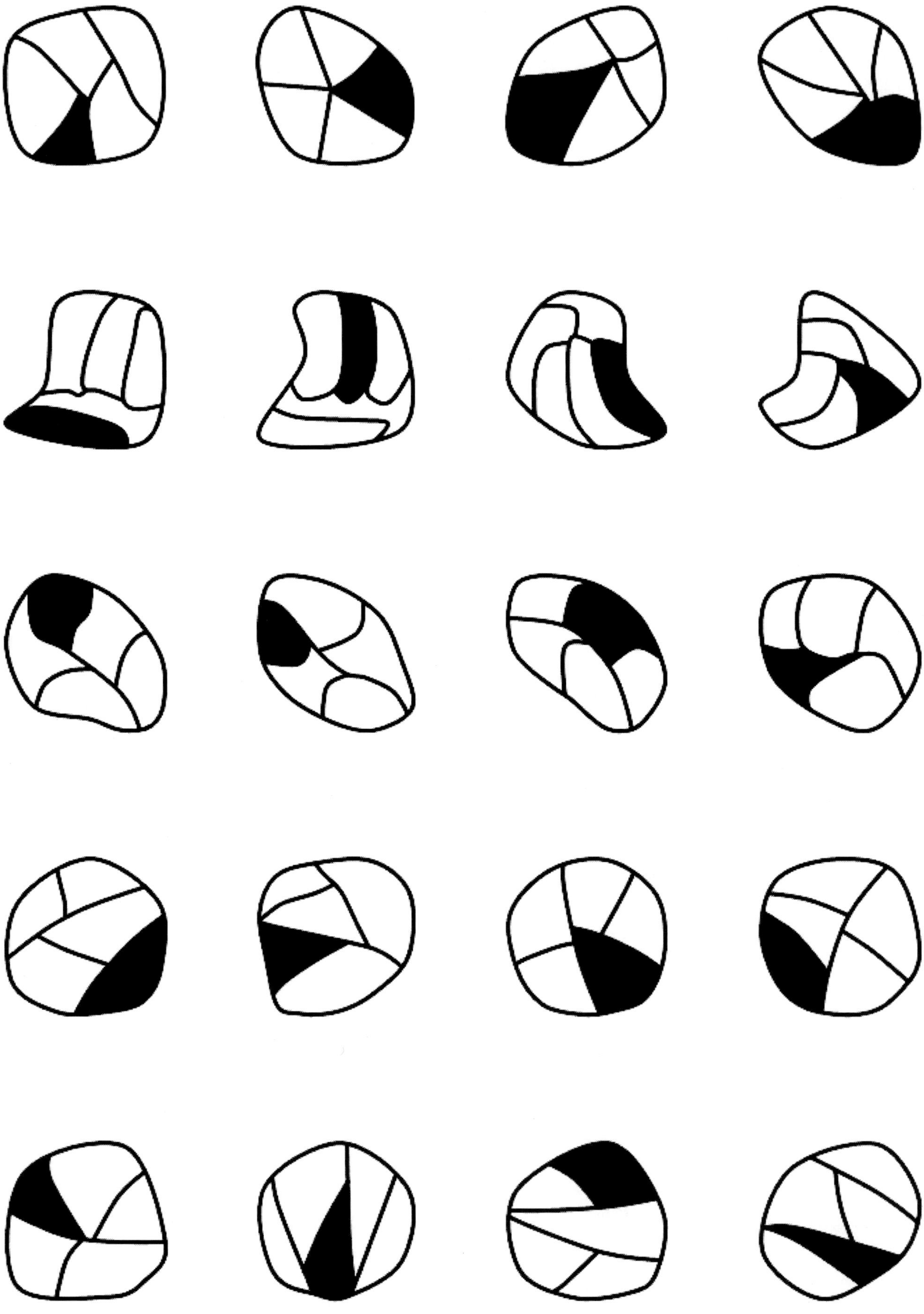

Fakten lernen (Einprägephase)

Lernzeit: 6 Minuten

Wölkchen	ca. 25 Jahre	Ballettlehrerin, flexibel – Schwindel
Blitzer	ca. 25 Jahre	Choreograph, fantasielos – Eisenmangel
Doner	ca. 25 Jahre	Tänzer, übermütig – Blinddarmentzündung
Zwergmann	ca. 30 Jahre	Personalleiterin, blind – Bluthochdruck
Stiefmut	ca. 30 Jahre	Unternehmensberater, einarmig – Dehydrierung
Schneewitter	ca. 30 Jahre	Produktmanager, abweisend – Hämorrhoiden
Schuster	ca. 45 Jahre	Finanzbeamter, flexibel – Aortenklappenstenose
Schühchen	ca. 45 Jahre	Mathelehrerin, überwiesen – Durchfall
Sandal	ca. 45 Jahre	Wirtschaftsprüfer, verbittert – Unterernährung
Lindquist	ca. 50 Jahre	Lektorin, autoritär – Herzinsuffizienz
Löfgren	ca. 50 Jahre	Autorin, verlässlich – Magengeschwür
Ljungborg	ca. 50 Jahre	Buchbinder, Notfall – Blutvergiftung
Feng	ca. 60 Jahre	Golfballtaucher, nett – Dekompressionskrankheit
Teng	ca. 60 Jahre	Tauchlehrerin, übermütig – Magenkrämpfe
Tang	ca. 60 Jahre	Bademeisterin, abweisend – Herzinfarkt

Nicht umblättern! Zuerst 60 Min. Pause/Textverständnis! **STOP**

Figuren lernen (Reproduktionsphase) **Bearbeitungszeit: 5 Minuten**

481)

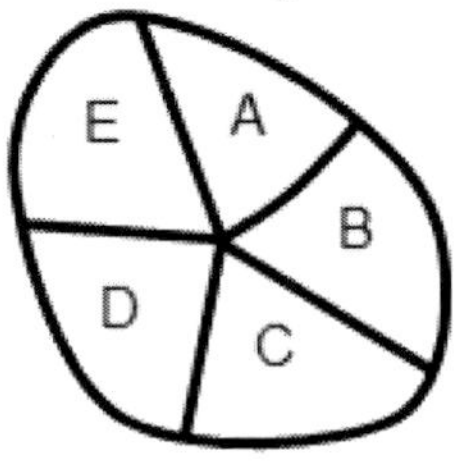

482)

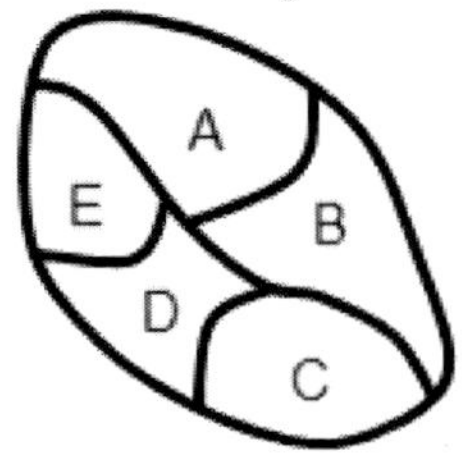

483)

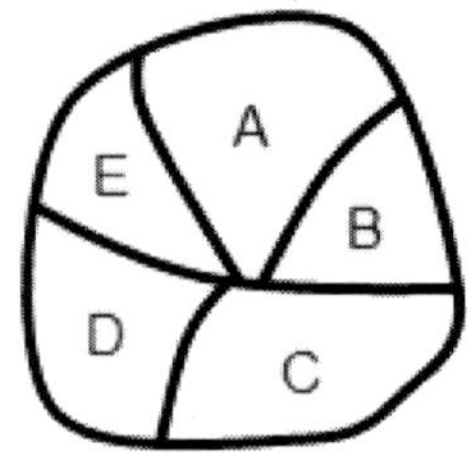

484)

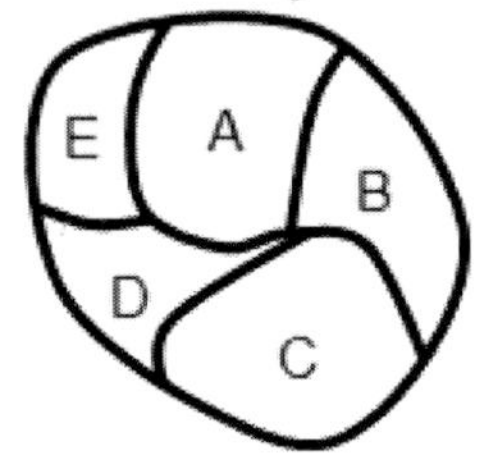

485)

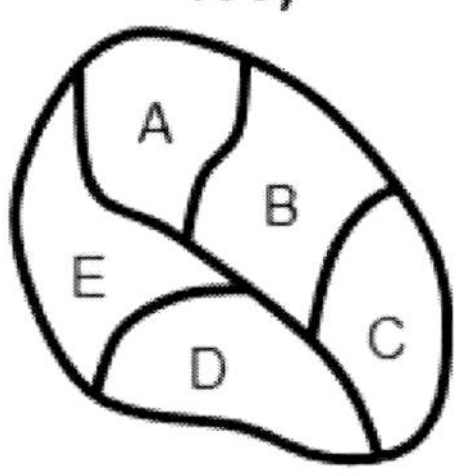

486)

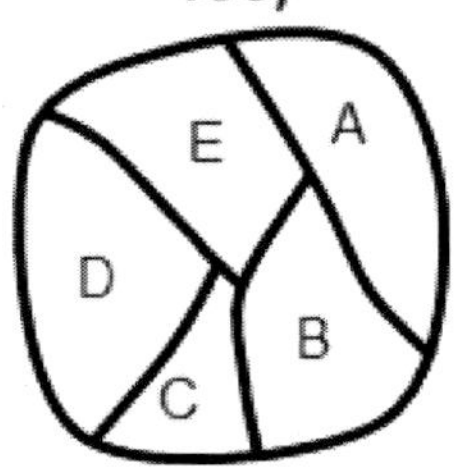

487)

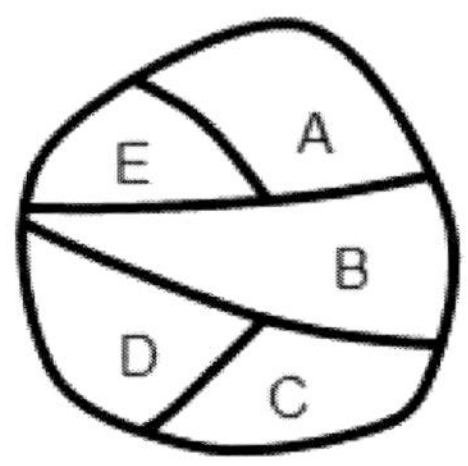

488)

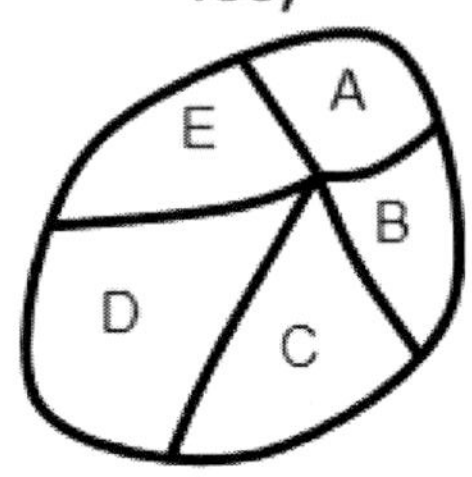

489)

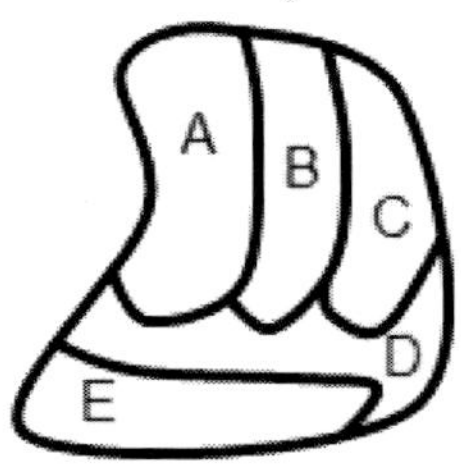

490)

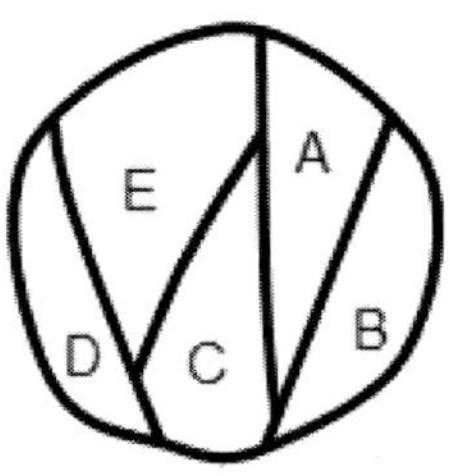

491)

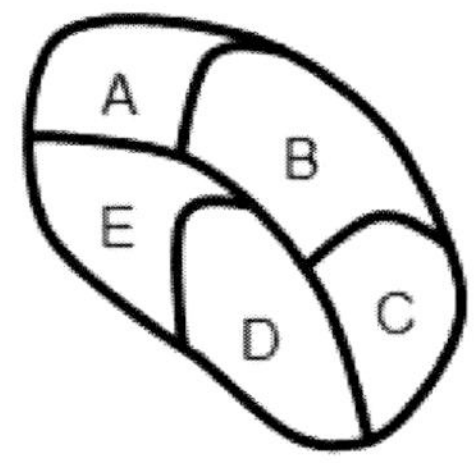

492)

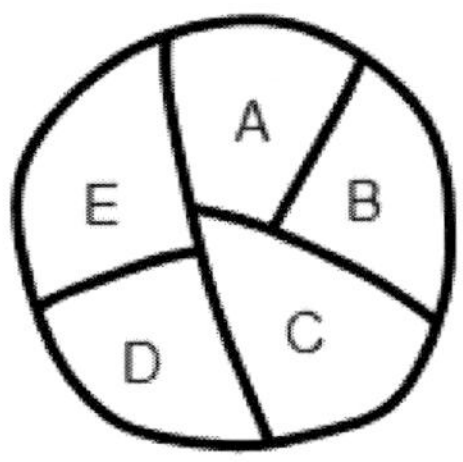

493)

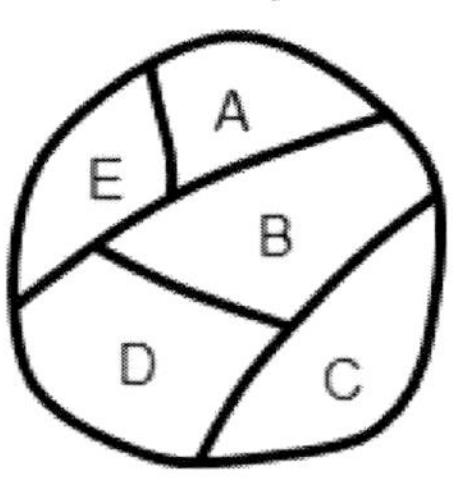

494)

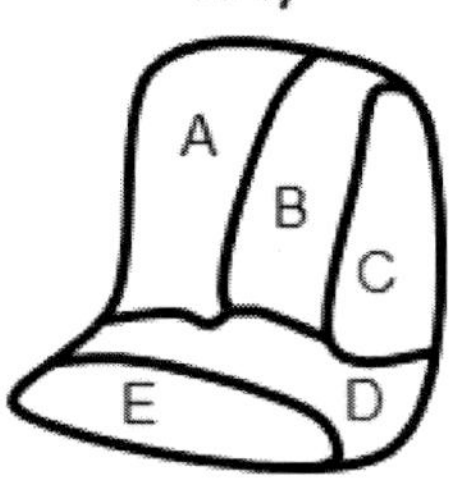

495)

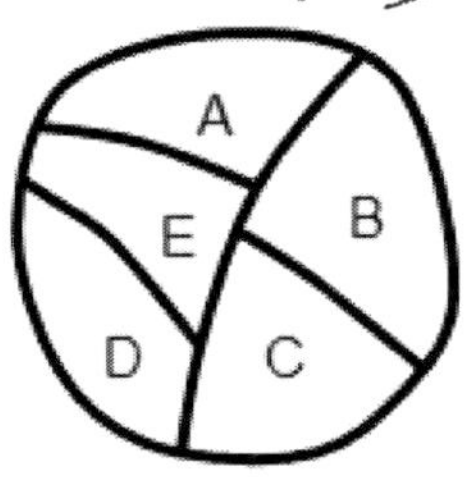

496)

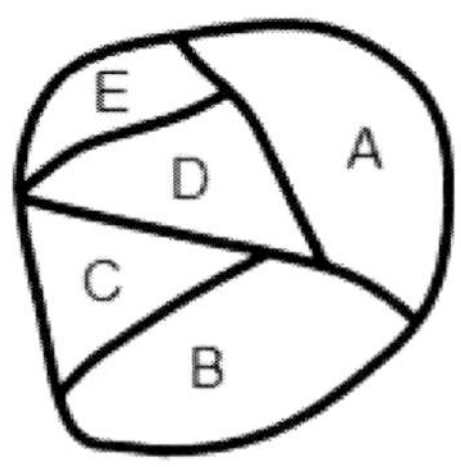

497)

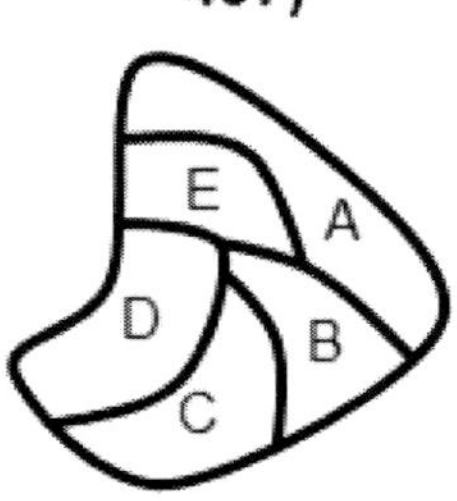

498)

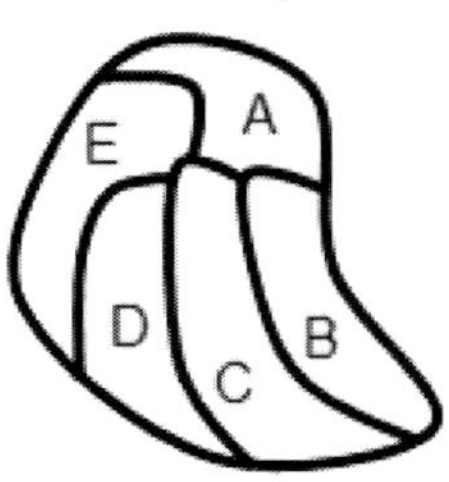

499)

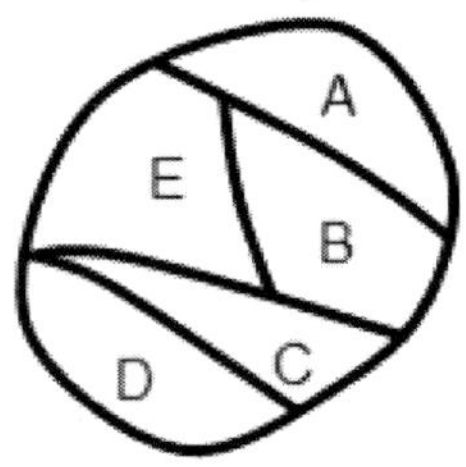

500)

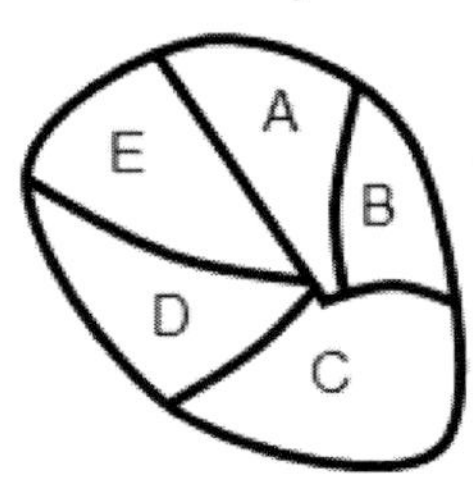

Fakten lernen (Reproduktionsphase) Bearbeitungszeit: 7 Minuten

481) Die verlässliche Patientin ist von Beruf...

(A) Autorin.
(B) Bademeisterin.
(C) Lektorin.
(D) Mathelehrerin.
(E) Ballettlehrerin.

482) Die ca. 45jährige Patientin leidet an...

(A) Magenkrämpfe.
(B) Magengeschwür.
(C) Eisenmangel.
(D) Dehydrierung.
(E) Durchfall.

483) Herr Stiefmut ist...

(A) fantasielos.
(B) einarmig.
(C) überwiesen.
(D) verlässlich.
(E) übermütig.

484) Der Patient mit Eisenmangel heißt...

(A) Blitzer.
(B) Stiefmut.
(C) Schühchen.
(D) Löfgren.
(E) Teng.

485) Das Alter des Golfballtauchers beträgt...

(A) ca. 25 Jahre.
(B) ca. 30 Jahre.
(C) ca. 45 Jahre.
(D) ca. 50 Jahre.
(E) ca. 60 Jahre.

486) Die Tauchlehrerin ist...

(A) übermütig.
(B) ein Notfall.
(C) verbittert.
(D) überwiesen.
(E) blind.

487) Die ca. 25jährige Patientin ist von Beruf...

(A) Tauchlehrerin.
(B) Lektorin.
(C) Mathelehrerin.
(D) Ballettlehrerin.
(E) Personalleiterin.

488) Die autoritäre Patientin heißt...

(A) Wölkchen.
(B) Zwergmann.
(C) Schuster.
(D) Teng.
(E) Lindquist.

489) Herr Schneewitter ist...

(A) Choreograph.
(B) Produktmanager.
(C) Finanzbeamter.
(D) Buchbinder.
(E) Unternehmensberater.

490) Der Patient, der eine Blutvergiftung hat, ist...

(A) ca. 25 Jahre.
(B) ca. 30 Jahre.
(C) ca. 45 Jahre.
(D) ca. 50 Jahre.
(E) ca. 60 Jahre.

491) Die ca. 30jährige Patientin ist...

(A) flexibel.
(B) blind.
(C) nett.
(D) abweisend.
(E) übermütig.

492) Das Alter von Herrn Doner beträgt...

(A) ca. 25 Jahre.
(B) ca. 30 Jahre.
(C) ca. 45 Jahre.
(D) ca. 50 Jahre.
(E) ca. 60 Jahre.

493) Der Finanzbeamte heißt...

(A) Schuster.
(B) Doner.
(C) Schneewitter.
(D) Sandal.
(E) Ljungborg.

494) Die abweisende Patientin leidet an...

(A) Blinddarmentzündung.
(B) Schwindel.
(C) Herzinfarkt.
(D) Herzinsuffizienz.
(E) Hämorrhoiden.

495) Der Patient mit Unterernährung ist von Beruf...

(A) Golfballtaucher.
(B) Buchbinder.
(C) Unternehmensberater.
(D) Choreograph.
(E) Wirtschaftsprüfer.

496) Die ca. 45jährige Patientin heißt...

(A) Blitzer.
(B) Feng.
(C) Schühchen.
(D) Teng.
(E) Tang.

497) Der an Aortenklappenstenose erkrankte Patient ist...

(A) abweisend.
(B) überwiesen.
(C) nett.
(D) ein Notfall.
(E) flexibel.

498) Die Personalleiterin leidet an...

(A) Magengeschwür.
(B) Aortenklappenstenose.
(C) Dehydrierung.
(D) Bluthochdruck.
(E) Blutvergiftung.

499) Das Alter des fantasielosen Patienten beträgt...

(A) ca. 25 Jahre.
(B) ca. 30 Jahre.
(C) ca. 45 Jahre.
(D) ca. 50 Jahre.
(E) ca. 60 Jahre.

500) Die Diagnose für Frau Löfgren lautet:

(A) Schwindel.
(B) Unterernährung.
(C) Dekompressionskrankheit.
(D) Magengeschwür.
(E) Blinddarmentzündung.

Antwortbögen als Kopiervorlage

1. Figuren lernen

	A	B	C	D	E
1	☐	☐	☐	☐	☐
2	☐	☐	☐	☐	☐
3	☐	☐	☐	☐	☐
4	☐	☐	☐	☐	☐
5	☐	☐	☐	☐	☐
6	☐	☐	☐	☐	☐
7	☐	☐	☐	☐	☐
8	☐	☐	☐	☐	☐
9	☐	☐	☐	☐	☐
10	☐	☐	☐	☐	☐
11	☐	☐	☐	☐	☐
12	☐	☐	☐	☐	☐
13	☐	☐	☐	☐	☐
14	☐	☐	☐	☐	☐
15	☐	☐	☐	☐	☐
16	☐	☐	☐	☐	☐
17	☐	☐	☐	☐	☐
18	☐	☐	☐	☐	☐
19	☐	☐	☐	☐	☐
20	☐	☐	☐	☐	☐

1. Fakten lernen

	A	B	C	D	E
1	☐	☐	☐	☐	☐
2	☐	☐	☐	☐	☐
3	☐	☐	☐	☐	☐
4	☐	☐	☐	☐	☐
5	☐	☐	☐	☐	☐
6	☐	☐	☐	☐	☐
7	☐	☐	☐	☐	☐
8	☐	☐	☐	☐	☐
9	☐	☐	☐	☐	☐
10	☐	☐	☐	☐	☐
11	☐	☐	☐	☐	☐
12	☐	☐	☐	☐	☐
13	☐	☐	☐	☐	☐
14	☐	☐	☐	☐	☐
15	☐	☐	☐	☐	☐
16	☐	☐	☐	☐	☐
17	☐	☐	☐	☐	☐
18	☐	☐	☐	☐	☐
19	☐	☐	☐	☐	☐
20	☐	☐	☐	☐	☐

2. Figuren lernen

	A	B	C	D	E
21	☐	☐	☐	☐	☐
22	☐	☐	☐	☐	☐
23	☐	☐	☐	☐	☐
24	☐	☐	☐	☐	☐
25	☐	☐	☐	☐	☐
26	☐	☐	☐	☐	☐
27	☐	☐	☐	☐	☐
28	☐	☐	☐	☐	☐
29	☐	☐	☐	☐	☐
30	☐	☐	☐	☐	☐
31	☐	☐	☐	☐	☐
32	☐	☐	☐	☐	☐
33	☐	☐	☐	☐	☐
34	☐	☐	☐	☐	☐
35	☐	☐	☐	☐	☐
36	☐	☐	☐	☐	☐
37	☐	☐	☐	☐	☐
38	☐	☐	☐	☐	☐
39	☐	☐	☐	☐	☐
40	☐	☐	☐	☐	☐

2. Fakten lernen

	A	B	C	D	E
21	☐	☐	☐	☐	☐
22	☐	☐	☐	☐	☐
23	☐	☐	☐	☐	☐
24	☐	☐	☐	☐	☐
25	☐	☐	☐	☐	☐
26	☐	☐	☐	☐	☐
27	☐	☐	☐	☐	☐
28	☐	☐	☐	☐	☐
29	☐	☐	☐	☐	☐
30	☐	☐	☐	☐	☐
31	☐	☐	☐	☐	☐
32	☐	☐	☐	☐	☐
33	☐	☐	☐	☐	☐
34	☐	☐	☐	☐	☐
35	☐	☐	☐	☐	☐
36	☐	☐	☐	☐	☐
37	☐	☐	☐	☐	☐
38	☐	☐	☐	☐	☐
39	☐	☐	☐	☐	☐
40	☐	☐	☐	☐	☐

3. Figuren lernen

	A	B	C	D	E
41	☐	☐	☐	☐	☐
42	☐	☐	☐	☐	☐
43	☐	☐	☐	☐	☐
44	☐	☐	☐	☐	☐
45	☐	☐	☐	☐	☐
46	☐	☐	☐	☐	☐
47	☐	☐	☐	☐	☐
48	☐	☐	☐	☐	☐
49	☐	☐	☐	☐	☐
50	☐	☐	☐	☐	☐
51	☐	☐	☐	☐	☐
52	☐	☐	☐	☐	☐
53	☐	☐	☐	☐	☐
54	☐	☐	☐	☐	☐
55	☐	☐	☐	☐	☐
56	☐	☐	☐	☐	☐
57	☐	☐	☐	☐	☐
58	☐	☐	☐	☐	☐
59	☐	☐	☐	☐	☐
60	☐	☐	☐	☐	☐

3. Fakten lernen

	A	B	C	D	E
41	☐	☐	☐	☐	☐
42	☐	☐	☐	☐	☐
43	☐	☐	☐	☐	☐
44	☐	☐	☐	☐	☐
45	☐	☐	☐	☐	☐
46	☐	☐	☐	☐	☐
47	☐	☐	☐	☐	☐
48	☐	☐	☐	☐	☐
49	☐	☐	☐	☐	☐
50	☐	☐	☐	☐	☐
51	☐	☐	☐	☐	☐
52	☐	☐	☐	☐	☐
53	☐	☐	☐	☐	☐
54	☐	☐	☐	☐	☐
55	☐	☐	☐	☐	☐
56	☐	☐	☐	☐	☐
57	☐	☐	☐	☐	☐
58	☐	☐	☐	☐	☐
59	☐	☐	☐	☐	☐
60	☐	☐	☐	☐	☐

4. Figuren lernen

	A	B	C	D	E
61	☐	☐	☐	☐	☐
62	☐	☐	☐	☐	☐
63	☐	☐	☐	☐	☐
64	☐	☐	☐	☐	☐
65	☐	☐	☐	☐	☐
66	☐	☐	☐	☐	☐
67	☐	☐	☐	☐	☐
68	☐	☐	☐	☐	☐
69	☐	☐	☐	☐	☐
70	☐	☐	☐	☐	☐
71	☐	☐	☐	☐	☐
72	☐	☐	☐	☐	☐
73	☐	☐	☐	☐	☐
74	☐	☐	☐	☐	☐
75	☐	☐	☐	☐	☐
76	☐	☐	☐	☐	☐
77	☐	☐	☐	☐	☐
78	☐	☐	☐	☐	☐
79	☐	☐	☐	☐	☐
80	☐	☐	☐	☐	☐

4. Fakten lernen

	A	B	C	D	E
61	☐	☐	☐	☐	☐
62	☐	☐	☐	☐	☐
63	☐	☐	☐	☐	☐
64	☐	☐	☐	☐	☐
65	☐	☐	☐	☐	☐
66	☐	☐	☐	☐	☐
67	☐	☐	☐	☐	☐
68	☐	☐	☐	☐	☐
69	☐	☐	☐	☐	☐
70	☐	☐	☐	☐	☐
71	☐	☐	☐	☐	☐
72	☐	☐	☐	☐	☐
73	☐	☐	☐	☐	☐
74	☐	☐	☐	☐	☐
75	☐	☐	☐	☐	☐
76	☐	☐	☐	☐	☐
77	☐	☐	☐	☐	☐
78	☐	☐	☐	☐	☐
79	☐	☐	☐	☐	☐
80	☐	☐	☐	☐	☐

5. Figuren lernen

	A	B	C	D	E
81	☐	☐	☐	☐	☐
82	☐	☐	☐	☐	☐
83	☐	☐	☐	☐	☐
84	☐	☐	☐	☐	☐
85	☐	☐	☐	☐	☐
86	☐	☐	☐	☐	☐
87	☐	☐	☐	☐	☐
88	☐	☐	☐	☐	☐
89	☐	☐	☐	☐	☐
90	☐	☐	☐	☐	☐
91	☐	☐	☐	☐	☐
92	☐	☐	☐	☐	☐
93	☐	☐	☐	☐	☐
94	☐	☐	☐	☐	☐
95	☐	☐	☐	☐	☐
96	☐	☐	☐	☐	☐
97	☐	☐	☐	☐	☐
98	☐	☐	☐	☐	☐
99	☐	☐	☐	☐	☐
100	☐	☐	☐	☐	☐

5. Fakten lernen

	A	B	C	D	E
81	☐	☐	☐	☐	☐
82	☐	☐	☐	☐	☐
83	☐	☐	☐	☐	☐
84	☐	☐	☐	☐	☐
85	☐	☐	☐	☐	☐
86	☐	☐	☐	☐	☐
87	☐	☐	☐	☐	☐
88	☐	☐	☐	☐	☐
89	☐	☐	☐	☐	☐
90	☐	☐	☐	☐	☐
91	☐	☐	☐	☐	☐
92	☐	☐	☐	☐	☐
93	☐	☐	☐	☐	☐
94	☐	☐	☐	☐	☐
95	☐	☐	☐	☐	☐
96	☐	☐	☐	☐	☐
97	☐	☐	☐	☐	☐
98	☐	☐	☐	☐	☐
99	☐	☐	☐	☐	☐
100	☐	☐	☐	☐	☐

6. Figuren lernen

	A	B	C	D	E
101	☐	☐	☐	☐	☐
102	☐	☐	☐	☐	☐
103	☐	☐	☐	☐	☐
104	☐	☐	☐	☐	☐
105	☐	☐	☐	☐	☐
106	☐	☐	☐	☐	☐
107	☐	☐	☐	☐	☐
108	☐	☐	☐	☐	☐
109	☐	☐	☐	☐	☐
110	☐	☐	☐	☐	☐
111	☐	☐	☐	☐	☐
112	☐	☐	☐	☐	☐
113	☐	☐	☐	☐	☐
114	☐	☐	☐	☐	☐
115	☐	☐	☐	☐	☐
116	☐	☐	☐	☐	☐
117	☐	☐	☐	☐	☐
118	☐	☐	☐	☐	☐
119	☐	☐	☐	☐	☐
120	☐	☐	☐	☐	☐

6. Fakten lernen

	A	B	C	D	E
101	☐	☐	☐	☐	☐
102	☐	☐	☐	☐	☐
103	☐	☐	☐	☐	☐
104	☐	☐	☐	☐	☐
105	☐	☐	☐	☐	☐
106	☐	☐	☐	☐	☐
107	☐	☐	☐	☐	☐
108	☐	☐	☐	☐	☐
109	☐	☐	☐	☐	☐
110	☐	☐	☐	☐	☐
111	☐	☐	☐	☐	☐
112	☐	☐	☐	☐	☐
113	☐	☐	☐	☐	☐
114	☐	☐	☐	☐	☐
115	☐	☐	☐	☐	☐
116	☐	☐	☐	☐	☐
117	☐	☐	☐	☐	☐
118	☐	☐	☐	☐	☐
119	☐	☐	☐	☐	☐
120	☐	☐	☐	☐	☐

7. Figuren lernen

	A	B	C	D	E
121	☐	☐	☐	☐	☐
122	☐	☐	☐	☐	☐
123	☐	☐	☐	☐	☐
124	☐	☐	☐	☐	☐
125	☐	☐	☐	☐	☐
126	☐	☐	☐	☐	☐
127	☐	☐	☐	☐	☐
128	☐	☐	☐	☐	☐
129	☐	☐	☐	☐	☐
130	☐	☐	☐	☐	☐
131	☐	☐	☐	☐	☐
132	☐	☐	☐	☐	☐
133	☐	☐	☐	☐	☐
134	☐	☐	☐	☐	☐
135	☐	☐	☐	☐	☐
136	☐	☐	☐	☐	☐
137	☐	☐	☐	☐	☐
138	☐	☐	☐	☐	☐
139	☐	☐	☐	☐	☐
140	☐	☐	☐	☐	☐

7. Fakten lernen

	A	B	C	D	E
121	☐	☐	☐	☐	☐
122	☐	☐	☐	☐	☐
123	☐	☐	☐	☐	☐
124	☐	☐	☐	☐	☐
125	☐	☐	☐	☐	☐
126	☐	☐	☐	☐	☐
127	☐	☐	☐	☐	☐
128	☐	☐	☐	☐	☐
129	☐	☐	☐	☐	☐
130	☐	☐	☐	☐	☐
131	☐	☐	☐	☐	☐
132	☐	☐	☐	☐	☐
133	☐	☐	☐	☐	☐
134	☐	☐	☐	☐	☐
135	☐	☐	☐	☐	☐
136	☐	☐	☐	☐	☐
137	☐	☐	☐	☐	☐
138	☐	☐	☐	☐	☐
139	☐	☐	☐	☐	☐
140	☐	☐	☐	☐	☐

8. Figuren lernen

	A	B	C	D	E
141	☐	☐	☐	☐	☐
142	☐	☐	☐	☐	☐
143	☐	☐	☐	☐	☐
144	☐	☐	☐	☐	☐
145	☐	☐	☐	☐	☐
146	☐	☐	☐	☐	☐
147	☐	☐	☐	☐	☐
148	☐	☐	☐	☐	☐
149	☐	☐	☐	☐	☐
150	☐	☐	☐	☐	☐
151	☐	☐	☐	☐	☐
152	☐	☐	☐	☐	☐
153	☐	☐	☐	☐	☐
154	☐	☐	☐	☐	☐
155	☐	☐	☐	☐	☐
156	☐	☐	☐	☐	☐
157	☐	☐	☐	☐	☐
158	☐	☐	☐	☐	☐
159	☐	☐	☐	☐	☐
160	☐	☐	☐	☐	☐

8. Fakten lernen

	A	B	C	D	E
141	☐	☐	☐	☐	☐
142	☐	☐	☐	☐	☐
143	☐	☐	☐	☐	☐
144	☐	☐	☐	☐	☐
145	☐	☐	☐	☐	☐
146	☐	☐	☐	☐	☐
147	☐	☐	☐	☐	☐
148	☐	☐	☐	☐	☐
149	☐	☐	☐	☐	☐
150	☐	☐	☐	☐	☐
151	☐	☐	☐	☐	☐
152	☐	☐	☐	☐	☐
153	☐	☐	☐	☐	☐
154	☐	☐	☐	☐	☐
155	☐	☐	☐	☐	☐
156	☐	☐	☐	☐	☐
157	☐	☐	☐	☐	☐
158	☐	☐	☐	☐	☐
159	☐	☐	☐	☐	☐
160	☐	☐	☐	☐	☐

9. Figuren lernen

	A	B	C	D	E
161	☐	☐	☐	☐	☐
162	☐	☐	☐	☐	☐
163	☐	☐	☐	☐	☐
164	☐	☐	☐	☐	☐
165	☐	☐	☐	☐	☐
166	☐	☐	☐	☐	☐
167	☐	☐	☐	☐	☐
168	☐	☐	☐	☐	☐
169	☐	☐	☐	☐	☐
170	☐	☐	☐	☐	☐
171	☐	☐	☐	☐	☐
172	☐	☐	☐	☐	☐
173	☐	☐	☐	☐	☐
174	☐	☐	☐	☐	☐
175	☐	☐	☐	☐	☐
176	☐	☐	☐	☐	☐
177	☐	☐	☐	☐	☐
178	☐	☐	☐	☐	☐
179	☐	☐	☐	☐	☐
180	☐	☐	☐	☐	☐

9. Fakten lernen

	A	B	C	D	E
161	☐	☐	☐	☐	☐
162	☐	☐	☐	☐	☐
163	☐	☐	☐	☐	☐
164	☐	☐	☐	☐	☐
165	☐	☐	☐	☐	☐
166	☐	☐	☐	☐	☐
167	☐	☐	☐	☐	☐
168	☐	☐	☐	☐	☐
169	☐	☐	☐	☐	☐
170	☐	☐	☐	☐	☐
171	☐	☐	☐	☐	☐
172	☐	☐	☐	☐	☐
173	☐	☐	☐	☐	☐
174	☐	☐	☐	☐	☐
175	☐	☐	☐	☐	☐
176	☐	☐	☐	☐	☐
177	☐	☐	☐	☐	☐
178	☐	☐	☐	☐	☐
179	☐	☐	☐	☐	☐
180	☐	☐	☐	☐	☐

10. Figuren lernen

	A	B	C	D	E
181	☐	☐	☐	☐	☐
182	☐	☐	☐	☐	☐
183	☐	☐	☐	☐	☐
184	☐	☐	☐	☐	☐
185	☐	☐	☐	☐	☐
186	☐	☐	☐	☐	☐
187	☐	☐	☐	☐	☐
188	☐	☐	☐	☐	☐
189	☐	☐	☐	☐	☐
190	☐	☐	☐	☐	☐
191	☐	☐	☐	☐	☐
192	☐	☐	☐	☐	☐
193	☐	☐	☐	☐	☐
194	☐	☐	☐	☐	☐
195	☐	☐	☐	☐	☐
196	☐	☐	☐	☐	☐
197	☐	☐	☐	☐	☐
198	☐	☐	☐	☐	☐
199	☐	☐	☐	☐	☐
200	☐	☐	☐	☐	☐

10. Fakten lernen

	A	B	C	D	E
181	☐	☐	☐	☐	☐
182	☐	☐	☐	☐	☐
183	☐	☐	☐	☐	☐
184	☐	☐	☐	☐	☐
185	☐	☐	☐	☐	☐
186	☐	☐	☐	☐	☐
187	☐	☐	☐	☐	☐
188	☐	☐	☐	☐	☐
189	☐	☐	☐	☐	☐
190	☐	☐	☐	☐	☐
191	☐	☐	☐	☐	☐
192	☐	☐	☐	☐	☐
193	☐	☐	☐	☐	☐
194	☐	☐	☐	☐	☐
195	☐	☐	☐	☐	☐
196	☐	☐	☐	☐	☐
197	☐	☐	☐	☐	☐
198	☐	☐	☐	☐	☐
199	☐	☐	☐	☐	☐
200	☐	☐	☐	☐	☐

11. Figuren lernen

	A	B	C	D	E
201	☐	☐	☐	☐	☐
202	☐	☐	☐	☐	☐
203	☐	☐	☐	☐	☐
204	☐	☐	☐	☐	☐
205	☐	☐	☐	☐	☐
206	☐	☐	☐	☐	☐
207	☐	☐	☐	☐	☐
208	☐	☐	☐	☐	☐
209	☐	☐	☐	☐	☐
210	☐	☐	☐	☐	☐
211	☐	☐	☐	☐	☐
212	☐	☐	☐	☐	☐
213	☐	☐	☐	☐	☐
214	☐	☐	☐	☐	☐
215	☐	☐	☐	☐	☐
216	☐	☐	☐	☐	☐
217	☐	☐	☐	☐	☐
218	☐	☐	☐	☐	☐
219	☐	☐	☐	☐	☐
220	☐	☐	☐	☐	☐

11. Fakten lernen

	A	B	C	D	E
201	☐	☐	☐	☐	☐
202	☐	☐	☐	☐	☐
203	☐	☐	☐	☐	☐
204	☐	☐	☐	☐	☐
205	☐	☐	☐	☐	☐
206	☐	☐	☐	☐	☐
207	☐	☐	☐	☐	☐
208	☐	☐	☐	☐	☐
209	☐	☐	☐	☐	☐
210	☐	☐	☐	☐	☐
211	☐	☐	☐	☐	☐
212	☐	☐	☐	☐	☐
213	☐	☐	☐	☐	☐
214	☐	☐	☐	☐	☐
215	☐	☐	☐	☐	☐
216	☐	☐	☐	☐	☐
217	☐	☐	☐	☐	☐
218	☐	☐	☐	☐	☐
219	☐	☐	☐	☐	☐
220	☐	☐	☐	☐	☐

12. Figuren lernen

	A	B	C	D	E
221	☐	☐	☐	☐	☐
222	☐	☐	☐	☐	☐
223	☐	☐	☐	☐	☐
224	☐	☐	☐	☐	☐
225	☐	☐	☐	☐	☐
226	☐	☐	☐	☐	☐
227	☐	☐	☐	☐	☐
228	☐	☐	☐	☐	☐
229	☐	☐	☐	☐	☐
230	☐	☐	☐	☐	☐
231	☐	☐	☐	☐	☐
232	☐	☐	☐	☐	☐
233	☐	☐	☐	☐	☐
234	☐	☐	☐	☐	☐
235	☐	☐	☐	☐	☐
236	☐	☐	☐	☐	☐
237	☐	☐	☐	☐	☐
238	☐	☐	☐	☐	☐
239	☐	☐	☐	☐	☐
240	☐	☐	☐	☐	☐

12. Fakten lernen

	A	B	C	D	E
221	☐	☐	☐	☐	☐
222	☐	☐	☐	☐	☐
223	☐	☐	☐	☐	☐
224	☐	☐	☐	☐	☐
225	☐	☐	☐	☐	☐
226	☐	☐	☐	☐	☐
227	☐	☐	☐	☐	☐
228	☐	☐	☐	☐	☐
229	☐	☐	☐	☐	☐
230	☐	☐	☐	☐	☐
231	☐	☐	☐	☐	☐
232	☐	☐	☐	☐	☐
233	☐	☐	☐	☐	☐
234	☐	☐	☐	☐	☐
235	☐	☐	☐	☐	☐
236	☐	☐	☐	☐	☐
237	☐	☐	☐	☐	☐
238	☐	☐	☐	☐	☐
239	☐	☐	☐	☐	☐
240	☐	☐	☐	☐	☐

13. Figuren lernen	A	B	C	D	E
241	☐	☐	☐	☐	☐
242	☐	☐	☐	☐	☐
243	☐	☐	☐	☐	☐
244	☐	☐	☐	☐	☐
245	☐	☐	☐	☐	☐
246	☐	☐	☐	☐	☐
247	☐	☐	☐	☐	☐
248	☐	☐	☐	☐	☐
249	☐	☐	☐	☐	☐
250	☐	☐	☐	☐	☐
251	☐	☐	☐	☐	☐
252	☐	☐	☐	☐	☐
253	☐	☐	☐	☐	☐
254	☐	☐	☐	☐	☐
255	☐	☐	☐	☐	☐
256	☐	☐	☐	☐	☐
257	☐	☐	☐	☐	☐
258	☐	☐	☐	☐	☐
259	☐	☐	☐	☐	☐
260	☐	☐	☐	☐	☐

13. Fakten lernen	A	B	C	D	E
241	☐	☐	☐	☐	☐
242	☐	☐	☐	☐	☐
243	☐	☐	☐	☐	☐
244	☐	☐	☐	☐	☐
245	☐	☐	☐	☐	☐
246	☐	☐	☐	☐	☐
247	☐	☐	☐	☐	☐
248	☐	☐	☐	☐	☐
249	☐	☐	☐	☐	☐
250	☐	☐	☐	☐	☐
251	☐	☐	☐	☐	☐
252	☐	☐	☐	☐	☐
253	☐	☐	☐	☐	☐
254	☐	☐	☐	☐	☐
255	☐	☐	☐	☐	☐
256	☐	☐	☐	☐	☐
257	☐	☐	☐	☐	☐
258	☐	☐	☐	☐	☐
259	☐	☐	☐	☐	☐
260	☐	☐	☐	☐	☐

14. Figuren lernen	A	B	C	D	E
261	☐	☐	☐	☐	☐
262	☐	☐	☐	☐	☐
263	☐	☐	☐	☐	☐
264	☐	☐	☐	☐	☐
265	☐	☐	☐	☐	☐
266	☐	☐	☐	☐	☐
267	☐	☐	☐	☐	☐
268	☐	☐	☐	☐	☐
269	☐	☐	☐	☐	☐
270	☐	☐	☐	☐	☐
271	☐	☐	☐	☐	☐
272	☐	☐	☐	☐	☐
273	☐	☐	☐	☐	☐
274	☐	☐	☐	☐	☐
275	☐	☐	☐	☐	☐
276	☐	☐	☐	☐	☐
277	☐	☐	☐	☐	☐
278	☐	☐	☐	☐	☐
279	☐	☐	☐	☐	☐
280	☐	☐	☐	☐	☐

14. Fakten lernen	A	B	C	D	E
261	☐	☐	☐	☐	☐
262	☐	☐	☐	☐	☐
263	☐	☐	☐	☐	☐
264	☐	☐	☐	☐	☐
265	☐	☐	☐	☐	☐
266	☐	☐	☐	☐	☐
267	☐	☐	☐	☐	☐
268	☐	☐	☐	☐	☐
269	☐	☐	☐	☐	☐
270	☐	☐	☐	☐	☐
271	☐	☐	☐	☐	☐
272	☐	☐	☐	☐	☐
273	☐	☐	☐	☐	☐
274	☐	☐	☐	☐	☐
275	☐	☐	☐	☐	☐
276	☐	☐	☐	☐	☐
277	☐	☐	☐	☐	☐
278	☐	☐	☐	☐	☐
279	☐	☐	☐	☐	☐
280	☐	☐	☐	☐	☐

15. Figuren lernen	A	B	C	D	E
281	☐	☐	☐	☐	☐
282	☐	☐	☐	☐	☐
283	☐	☐	☐	☐	☐
284	☐	☐	☐	☐	☐
285	☐	☐	☐	☐	☐
286	☐	☐	☐	☐	☐
287	☐	☐	☐	☐	☐
288	☐	☐	☐	☐	☐
289	☐	☐	☐	☐	☐
290	☐	☐	☐	☐	☐
291	☐	☐	☐	☐	☐
292	☐	☐	☐	☐	☐
293	☐	☐	☐	☐	☐
294	☐	☐	☐	☐	☐
295	☐	☐	☐	☐	☐
296	☐	☐	☐	☐	☐
297	☐	☐	☐	☐	☐
298	☐	☐	☐	☐	☐
299	☐	☐	☐	☐	☐
300	☐	☐	☐	☐	☐

15. Fakten lernen	A	B	C	D	E
281	☐	☐	☐	☐	☐
282	☐	☐	☐	☐	☐
283	☐	☐	☐	☐	☐
284	☐	☐	☐	☐	☐
285	☐	☐	☐	☐	☐
286	☐	☐	☐	☐	☐
287	☐	☐	☐	☐	☐
288	☐	☐	☐	☐	☐
289	☐	☐	☐	☐	☐
290	☐	☐	☐	☐	☐
291	☐	☐	☐	☐	☐
292	☐	☐	☐	☐	☐
293	☐	☐	☐	☐	☐
294	☐	☐	☐	☐	☐
295	☐	☐	☐	☐	☐
296	☐	☐	☐	☐	☐
297	☐	☐	☐	☐	☐
298	☐	☐	☐	☐	☐
299	☐	☐	☐	☐	☐
300	☐	☐	☐	☐	☐

16. Figuren lernen	A	B	C	D	E
301	☐	☐	☐	☐	☐
302	☐	☐	☐	☐	☐
303	☐	☐	☐	☐	☐
304	☐	☐	☐	☐	☐
305	☐	☐	☐	☐	☐
306	☐	☐	☐	☐	☐
307	☐	☐	☐	☐	☐
308	☐	☐	☐	☐	☐
309	☐	☐	☐	☐	☐
310	☐	☐	☐	☐	☐
311	☐	☐	☐	☐	☐
312	☐	☐	☐	☐	☐
313	☐	☐	☐	☐	☐
314	☐	☐	☐	☐	☐
315	☐	☐	☐	☐	☐
316	☐	☐	☐	☐	☐
317	☐	☐	☐	☐	☐
318	☐	☐	☐	☐	☐
319	☐	☐	☐	☐	☐
320	☐	☐	☐	☐	☐

16. Fakten lernen	A	B	C	D	E
301	☐	☐	☐	☐	☐
302	☐	☐	☐	☐	☐
303	☐	☐	☐	☐	☐
304	☐	☐	☐	☐	☐
305	☐	☐	☐	☐	☐
306	☐	☐	☐	☐	☐
307	☐	☐	☐	☐	☐
308	☐	☐	☐	☐	☐
309	☐	☐	☐	☐	☐
310	☐	☐	☐	☐	☐
311	☐	☐	☐	☐	☐
312	☐	☐	☐	☐	☐
313	☐	☐	☐	☐	☐
314	☐	☐	☐	☐	☐
315	☐	☐	☐	☐	☐
316	☐	☐	☐	☐	☐
317	☐	☐	☐	☐	☐
318	☐	☐	☐	☐	☐
319	☐	☐	☐	☐	☐
320	☐	☐	☐	☐	☐

17. Figuren lernen

	A	B	C	D	E
321	☐	☐	☐	☐	☐
322	☐	☐	☐	☐	☐
323	☐	☐	☐	☐	☐
324	☐	☐	☐	☐	☐
325	☐	☐	☐	☐	☐
326	☐	☐	☐	☐	☐
327	☐	☐	☐	☐	☐
328	☐	☐	☐	☐	☐
329	☐	☐	☐	☐	☐
330	☐	☐	☐	☐	☐
331	☐	☐	☐	☐	☐
332	☐	☐	☐	☐	☐
333	☐	☐	☐	☐	☐
334	☐	☐	☐	☐	☐
335	☐	☐	☐	☐	☐
336	☐	☐	☐	☐	☐
337	☐	☐	☐	☐	☐
338	☐	☐	☐	☐	☐
339	☐	☐	☐	☐	☐
340	☐	☐	☐	☐	☐

17. Fakten lernen

	A	B	C	D	E
321	☐	☐	☐	☐	☐
322	☐	☐	☐	☐	☐
323	☐	☐	☐	☐	☐
324	☐	☐	☐	☐	☐
325	☐	☐	☐	☐	☐
326	☐	☐	☐	☐	☐
327	☐	☐	☐	☐	☐
328	☐	☐	☐	☐	☐
329	☐	☐	☐	☐	☐
330	☐	☐	☐	☐	☐
331	☐	☐	☐	☐	☐
332	☐	☐	☐	☐	☐
333	☐	☐	☐	☐	☐
334	☐	☐	☐	☐	☐
335	☐	☐	☐	☐	☐
336	☐	☐	☐	☐	☐
337	☐	☐	☐	☐	☐
338	☐	☐	☐	☐	☐
339	☐	☐	☐	☐	☐
340	☐	☐	☐	☐	☐

18. Figuren lernen

	A	B	C	D	E
341	☐	☐	☐	☐	☐
342	☐	☐	☐	☐	☐
343	☐	☐	☐	☐	☐
344	☐	☐	☐	☐	☐
345	☐	☐	☐	☐	☐
346	☐	☐	☐	☐	☐
347	☐	☐	☐	☐	☐
348	☐	☐	☐	☐	☐
349	☐	☐	☐	☐	☐
350	☐	☐	☐	☐	☐
351	☐	☐	☐	☐	☐
352	☐	☐	☐	☐	☐
353	☐	☐	☐	☐	☐
354	☐	☐	☐	☐	☐
355	☐	☐	☐	☐	☐
356	☐	☐	☐	☐	☐
357	☐	☐	☐	☐	☐
358	☐	☐	☐	☐	☐
359	☐	☐	☐	☐	☐
360	☐	☐	☐	☐	☐

18. Fakten lernen

	A	B	C	D	E
341	☐	☐	☐	☐	☐
342	☐	☐	☐	☐	☐
343	☐	☐	☐	☐	☐
344	☐	☐	☐	☐	☐
345	☐	☐	☐	☐	☐
346	☐	☐	☐	☐	☐
347	☐	☐	☐	☐	☐
348	☐	☐	☐	☐	☐
349	☐	☐	☐	☐	☐
350	☐	☐	☐	☐	☐
351	☐	☐	☐	☐	☐
352	☐	☐	☐	☐	☐
353	☐	☐	☐	☐	☐
354	☐	☐	☐	☐	☐
355	☐	☐	☐	☐	☐
356	☐	☐	☐	☐	☐
357	☐	☐	☐	☐	☐
358	☐	☐	☐	☐	☐
359	☐	☐	☐	☐	☐
360	☐	☐	☐	☐	☐

19. Figuren lernen

	A	B	C	D	E
361	☐	☐	☐	☐	☐
362	☐	☐	☐	☐	☐
363	☐	☐	☐	☐	☐
364	☐	☐	☐	☐	☐
365	☐	☐	☐	☐	☐
366	☐	☐	☐	☐	☐
367	☐	☐	☐	☐	☐
368	☐	☐	☐	☐	☐
369	☐	☐	☐	☐	☐
370	☐	☐	☐	☐	☐
371	☐	☐	☐	☐	☐
372	☐	☐	☐	☐	☐
373	☐	☐	☐	☐	☐
374	☐	☐	☐	☐	☐
375	☐	☐	☐	☐	☐
376	☐	☐	☐	☐	☐
377	☐	☐	☐	☐	☐
378	☐	☐	☐	☐	☐
379	☐	☐	☐	☐	☐
380	☐	☐	☐	☐	☐

19. Fakten lernen

	A	B	C	D	E
361	☐	☐	☐	☐	☐
362	☐	☐	☐	☐	☐
363	☐	☐	☐	☐	☐
364	☐	☐	☐	☐	☐
365	☐	☐	☐	☐	☐
366	☐	☐	☐	☐	☐
367	☐	☐	☐	☐	☐
368	☐	☐	☐	☐	☐
369	☐	☐	☐	☐	☐
370	☐	☐	☐	☐	☐
371	☐	☐	☐	☐	☐
372	☐	☐	☐	☐	☐
373	☐	☐	☐	☐	☐
374	☐	☐	☐	☐	☐
375	☐	☐	☐	☐	☐
376	☐	☐	☐	☐	☐
377	☐	☐	☐	☐	☐
378	☐	☐	☐	☐	☐
379	☐	☐	☐	☐	☐
380	☐	☐	☐	☐	☐

20. Figuren lernen

	A	B	C	D	E
381	☐	☐	☐	☐	☐
382	☐	☐	☐	☐	☐
383	☐	☐	☐	☐	☐
384	☐	☐	☐	☐	☐
385	☐	☐	☐	☐	☐
386	☐	☐	☐	☐	☐
387	☐	☐	☐	☐	☐
388	☐	☐	☐	☐	☐
389	☐	☐	☐	☐	☐
390	☐	☐	☐	☐	☐
391	☐	☐	☐	☐	☐
392	☐	☐	☐	☐	☐
393	☐	☐	☐	☐	☐
394	☐	☐	☐	☐	☐
395	☐	☐	☐	☐	☐
396	☐	☐	☐	☐	☐
397	☐	☐	☐	☐	☐
398	☐	☐	☐	☐	☐
399	☐	☐	☐	☐	☐
400	☐	☐	☐	☐	☐

20. Fakten lernen

	A	B	C	D	E
381	☐	☐	☐	☐	☐
382	☐	☐	☐	☐	☐
383	☐	☐	☐	☐	☐
384	☐	☐	☐	☐	☐
385	☐	☐	☐	☐	☐
386	☐	☐	☐	☐	☐
387	☐	☐	☐	☐	☐
388	☐	☐	☐	☐	☐
389	☐	☐	☐	☐	☐
390	☐	☐	☐	☐	☐
391	☐	☐	☐	☐	☐
392	☐	☐	☐	☐	☐
393	☐	☐	☐	☐	☐
394	☐	☐	☐	☐	☐
395	☐	☐	☐	☐	☐
396	☐	☐	☐	☐	☐
397	☐	☐	☐	☐	☐
398	☐	☐	☐	☐	☐
399	☐	☐	☐	☐	☐
400	☐	☐	☐	☐	☐

21. Figuren lernen

	A	B	C	D	E
401	☐	☐	☐	☐	☐
402	☐	☐	☐	☐	☐
403	☐	☐	☐	☐	☐
404	☐	☐	☐	☐	☐
405	☐	☐	☐	☐	☐
406	☐	☐	☐	☐	☐
407	☐	☐	☐	☐	☐
408	☐	☐	☐	☐	☐
409	☐	☐	☐	☐	☐
410	☐	☐	☐	☐	☐
411	☐	☐	☐	☐	☐
412	☐	☐	☐	☐	☐
413	☐	☐	☐	☐	☐
414	☐	☐	☐	☐	☐
415	☐	☐	☐	☐	☐
416	☐	☐	☐	☐	☐
417	☐	☐	☐	☐	☐
418	☐	☐	☐	☐	☐
419	☐	☐	☐	☐	☐
420	☐	☐	☐	☐	☐

21. Fakten lernen

	A	B	C	D	E
401	☐	☐	☐	☐	☐
402	☐	☐	☐	☐	☐
403	☐	☐	☐	☐	☐
404	☐	☐	☐	☐	☐
405	☐	☐	☐	☐	☐
406	☐	☐	☐	☐	☐
407	☐	☐	☐	☐	☐
408	☐	☐	☐	☐	☐
409	☐	☐	☐	☐	☐
410	☐	☐	☐	☐	☐
411	☐	☐	☐	☐	☐
412	☐	☐	☐	☐	☐
413	☐	☐	☐	☐	☐
414	☐	☐	☐	☐	☐
415	☐	☐	☐	☐	☐
416	☐	☐	☐	☐	☐
417	☐	☐	☐	☐	☐
418	☐	☐	☐	☐	☐
419	☐	☐	☐	☐	☐
420	☐	☐	☐	☐	☐

22. Figuren lernen

	A	B	C	D	E
421	☐	☐	☐	☐	☐
422	☐	☐	☐	☐	☐
423	☐	☐	☐	☐	☐
424	☐	☐	☐	☐	☐
425	☐	☐	☐	☐	☐
426	☐	☐	☐	☐	☐
427	☐	☐	☐	☐	☐
428	☐	☐	☐	☐	☐
429	☐	☐	☐	☐	☐
430	☐	☐	☐	☐	☐
431	☐	☐	☐	☐	☐
432	☐	☐	☐	☐	☐
433	☐	☐	☐	☐	☐
434	☐	☐	☐	☐	☐
435	☐	☐	☐	☐	☐
436	☐	☐	☐	☐	☐
437	☐	☐	☐	☐	☐
438	☐	☐	☐	☐	☐
439	☐	☐	☐	☐	☐
440	☐	☐	☐	☐	☐

22. Fakten lernen

	A	B	C	D	E
421	☐	☐	☐	☐	☐
422	☐	☐	☐	☐	☐
423	☐	☐	☐	☐	☐
424	☐	☐	☐	☐	☐
425	☐	☐	☐	☐	☐
426	☐	☐	☐	☐	☐
427	☐	☐	☐	☐	☐
428	☐	☐	☐	☐	☐
429	☐	☐	☐	☐	☐
430	☐	☐	☐	☐	☐
431	☐	☐	☐	☐	☐
432	☐	☐	☐	☐	☐
433	☐	☐	☐	☐	☐
434	☐	☐	☐	☐	☐
435	☐	☐	☐	☐	☐
436	☐	☐	☐	☐	☐
437	☐	☐	☐	☐	☐
438	☐	☐	☐	☐	☐
439	☐	☐	☐	☐	☐
440	☐	☐	☐	☐	☐

23. Figuren lernen

	A	B	C	D	E
441	☐	☐	☐	☐	☐
442	☐	☐	☐	☐	☐
443	☐	☐	☐	☐	☐
444	☐	☐	☐	☐	☐
445	☐	☐	☐	☐	☐
446	☐	☐	☐	☐	☐
447	☐	☐	☐	☐	☐
448	☐	☐	☐	☐	☐
449	☐	☐	☐	☐	☐
450	☐	☐	☐	☐	☐
451	☐	☐	☐	☐	☐
452	☐	☐	☐	☐	☐
453	☐	☐	☐	☐	☐
454	☐	☐	☐	☐	☐
455	☐	☐	☐	☐	☐
456	☐	☐	☐	☐	☐
457	☐	☐	☐	☐	☐
458	☐	☐	☐	☐	☐
459	☐	☐	☐	☐	☐
460	☐	☐	☐	☐	☐

23. Fakten lernen

	A	B	C	D	E
441	☐	☐	☐	☐	☐
442	☐	☐	☐	☐	☐
443	☐	☐	☐	☐	☐
444	☐	☐	☐	☐	☐
445	☐	☐	☐	☐	☐
446	☐	☐	☐	☐	☐
447	☐	☐	☐	☐	☐
448	☐	☐	☐	☐	☐
449	☐	☐	☐	☐	☐
450	☐	☐	☐	☐	☐
451	☐	☐	☐	☐	☐
452	☐	☐	☐	☐	☐
453	☐	☐	☐	☐	☐
454	☐	☐	☐	☐	☐
455	☐	☐	☐	☐	☐
456	☐	☐	☐	☐	☐
457	☐	☐	☐	☐	☐
458	☐	☐	☐	☐	☐
459	☐	☐	☐	☐	☐
460	☐	☐	☐	☐	☐

24. Figuren lernen

	A	B	C	D	E
461	☐	☐	☐	☐	☐
462	☐	☐	☐	☐	☐
463	☐	☐	☐	☐	☐
464	☐	☐	☐	☐	☐
465	☐	☐	☐	☐	☐
466	☐	☐	☐	☐	☐
467	☐	☐	☐	☐	☐
468	☐	☐	☐	☐	☐
469	☐	☐	☐	☐	☐
470	☐	☐	☐	☐	☐
471	☐	☐	☐	☐	☐
472	☐	☐	☐	☐	☐
473	☐	☐	☐	☐	☐
474	☐	☐	☐	☐	☐
475	☐	☐	☐	☐	☐
476	☐	☐	☐	☐	☐
477	☐	☐	☐	☐	☐
478	☐	☐	☐	☐	☐
479	☐	☐	☐	☐	☐
480	☐	☐	☐	☐	☐

24. Fakten lernen

	A	B	C	D	E
461	☐	☐	☐	☐	☐
462	☐	☐	☐	☐	☐
463	☐	☐	☐	☐	☐
464	☐	☐	☐	☐	☐
465	☐	☐	☐	☐	☐
466	☐	☐	☐	☐	☐
467	☐	☐	☐	☐	☐
468	☐	☐	☐	☐	☐
469	☐	☐	☐	☐	☐
470	☐	☐	☐	☐	☐
471	☐	☐	☐	☐	☐
472	☐	☐	☐	☐	☐
473	☐	☐	☐	☐	☐
474	☐	☐	☐	☐	☐
475	☐	☐	☐	☐	☐
476	☐	☐	☐	☐	☐
477	☐	☐	☐	☐	☐
478	☐	☐	☐	☐	☐
479	☐	☐	☐	☐	☐
480	☐	☐	☐	☐	☐

25. Figuren lernen	A	B	C	D	E
481	☐	☐	☐	☐	☐
482	☐	☐	☐	☐	☐
483	☐	☐	☐	☐	☐
484	☐	☐	☐	☐	☐
485	☐	☐	☐	☐	☐
486	☐	☐	☐	☐	☐
487	☐	☐	☐	☐	☐
488	☐	☐	☐	☐	☐
489	☐	☐	☐	☐	☐
490	☐	☐	☐	☐	☐
491	☐	☐	☐	☐	☐
492	☐	☐	☐	☐	☐
493	☐	☐	☐	☐	☐
494	☐	☐	☐	☐	☐
495	☐	☐	☐	☐	☐
496	☐	☐	☐	☐	☐
497	☐	☐	☐	☐	☐
498	☐	☐	☐	☐	☐
499	☐	☐	☐	☐	☐
500	☐	☐	☐	☐	☐

25. Fakten lernen	A	B	C	D	E
481	☐	☐	☐	☐	☐
482	☐	☐	☐	☐	☐
483	☐	☐	☐	☐	☐
484	☐	☐	☐	☐	☐
485	☐	☐	☐	☐	☐
486	☐	☐	☐	☐	☐
487	☐	☐	☐	☐	☐
488	☐	☐	☐	☐	☐
489	☐	☐	☐	☐	☐
490	☐	☐	☐	☐	☐
491	☐	☐	☐	☐	☐
492	☐	☐	☐	☐	☐
493	☐	☐	☐	☐	☐
494	☐	☐	☐	☐	☐
495	☐	☐	☐	☐	☐
496	☐	☐	☐	☐	☐
497	☐	☐	☐	☐	☐
498	☐	☐	☐	☐	☐
499	☐	☐	☐	☐	☐
500	☐	☐	☐	☐	☐

Lösungen

1. Fig.	1. Fakt.	2. Fig.	2. Fakt.	3. Fig.	3. Fakt.	4. Fig.	4. Fakt.
1 C	1 A	21 B	21 B	41 B	41 A	61 D	61 D
2 D	2 A	22 A	22 B	42 D	42 B	62 D	62 A
3 C	3 E	23 E	23 A	43 D	43 C	63 B	63 E
4 A	4 B	24 A	24 E	44 C	44 A	64 D	64 B
5 B	5 D	25 C	25 C	45 D	45 E	65 A	65 C
6 C	6 C	26 D	26 D	46 D	46 B	66 B	66 B
7 B	7 E	27 C	27 A	47 A	47 C	67 C	67 D
8 E	8 B	28 A	28 A	48 C	48 D	68 D	68 C
9 E	9 D	29 E	29 C	49 A	49 D	69 A	69 B
10 A	10 A	30 A	30 E	50 B	50 A	70 A	70 E
11 C	11 E	31 B	31 B	51 C	51 B	71 C	71 D
12 D	12 C	32 D	32 D	52 B	52 D	72 C	72 A
13 C	13 B	33 E	33 E	53 D	53 E	73 B	73 A
14 C	14 E	34 B	34 B	54 A	54 D	74 E	74 B
15 B	15 D	35 D	35 C	55 B	55 A	75 A	75 C
16 C	16 B	36 A	36 E	56 E	56 C	76 C	76 D
17 B	17 E	37 E	37 A	57 B	57 A	77 C	77 E
18 A	18 C	38 E	38 A	58 C	58 B	78 B	78 E
19 E	19 A	39 D	39 C	59 B	59 B	79 B	79 A
20 C	20 A	40 D	40 C	60 B	60 A	80 D	80 B

5. Fig.	5. Fakt.	6. Fig.	6. Fakt.	7. Fig.	7. Fakt.	8. Fig.	8. Fakt.
81 C	81 D	101 D	101 C	121 B	121 B	141 B	141 A
82 A	82 A	102 D	102 D	122 A	122 D	142 B	142 C
83 D	83 B	103 E	103 B	123 D	123 C	143 A	143 C
84 C	84 C	104 A	104 B	124 D	124 C	144 D	144 C
85 B	85 A	105 B	105 A	125 A	125 A	145 D	145 B
86 C	86 B	106 C	106 B	126 E	126 E	146 A	146 E
87 C	87 B	107 E	107 D	127 D	127 A	147 D	147 A
88 B	88 E	108 A	108 C	128 C	128 E	148 A	148 D
89 B	89 E	109 C	109 E	129 B	129 B	149 E	149 B
90 C	90 A	110 C	110 E	130 D	130 D	150 A	150 B
91 A	91 B	111 C	111 A	131 C	131 D	151 A	151 A
92 C	92 C	112 E	112 C	132 B	132 C	152 E	152 D
93 C	93 A	113 B	113 B	133 D	133 A	153 D	153 A
94 B	94 D	114 A	114 A	134 C	134 E	154 B	154 C
95 C	95 C	115 B	115 E	135 A	135 E	155 C	155 E
96 B	96 A	116 C	116 C	136 B	136 A	156 C	156 E
97 C	97 B	117 B	117 D	137 B	137 B	157 B	157 B
98 D	98 A	118 B	118 A	138 A	138 D	158 C	158 B
99 B	99 E	119 B	119 B	139 D	139 C	159 C	159 D
100 D	100 A	120 C	120 B	140 D	140 C	160 B	160 D

9. Fig.	9. Fakt.	10. Fig.	10. Fakt.	11. Fig.	11. Fakt.	12. Fig.	12. Fakt.
161 B	161 B	181 C	181 A	201 E	201 E	221 E	221 D
162 D	162 A	182 E	182 A	202 D	202 D	222 E	222 A
163 D	163 C	183 A	183 E	203 D	203 A	223 D	223 C
164 C	164 C	184 E	184 B	204 D	204 A	224 B	224 B
165 B	165 E	185 C	185 D	205 C	205 D	225 C	225 D
166 B	166 D	186 B	186 C	206 A	206 C	226 A	226 E
167 B	167 A	187 B	187 D	207 A	207 D	227 E	227 C
168 E	168 A	188 E	188 B	208 B	208 A	228 C	228 A
169 B	169 C	189 E	189 C	209 C	209 E	229 E	229 E
170 D	170 C	190 B	190 E	210 C	210 C	230 E	230 A
171 C	171 A	191 D	191 E	211 C	211 C	231 C	231 A
172 C	172 C	192 D	192 D	212 E	212 E	232 B	232 C
173 E	173 E	193 C	193 E	213 D	213 A	233 A	233 D
174 A	174 B	194 A	194 B	214 E	214 C	234 E	234 A
175 C	175 D	195 C	195 C	215 C	215 B	235 A	235 E
176 C	176 D	196 A	196 C	216 A	216 D	236 D	236 B
177 A	177 B	197 E	197 A	217 D	217 E	237 E	237 B
178 B	178 E	198 C	198 D	218 A	218 B	238 E	238 B
179 C	179 E	199 C	199 A	219 C	219 C	239 A	239 C
180 E	180 A	200 C	200 D	220 B	220 A	240 C	240 C

13. Fig.	13. Fakt.	14. Fig.	14. Fakt.	15. Fig.	15. Fakt.	16. Fig.	16. Fakt.
241 B	241 A	261 C	261 E	281 B	281 A	301 A	301 A
242 A	242 C	262 D	262 A	282 C	282 A	302 E	302 E
243 D	243 E	263 C	263 B	283 B	283 D	303 B	303 C
244 E	244 A	264 E	264 C	284 D	284 B	304 C	304 D
245 D	245 C	265 A	265 D	285 E	285 D	305 A	305 B
246 D	246 E	266 D	266 E	286 A	286 C	306 D	306 A
247 D	247 D	267 A	267 D	287 C	287 E	307 C	307 E
248 C	248 A	268 C	268 B	288 E	288 A	308 D	308 B
249 D	249 E	269 D	269 B	289 A	289 B	309 C	309 D
250 D	250 D	270 C	270 E	290 E	290 D	310 E	310 D
251 A	251 B	271 C	271 D	291 D	291 C	311 E	311 B
252 B	252 E	272 E	272 B	292 C	292 E	312 D	312 E
253 D	253 B	273 E	273 E	293 A	293 E	313 A	313 D
254 A	254 D	274 D	274 C	294 D	294 C	314 B	314 B
255 C	255 E	275 A	275 A	295 B	295 A	315 D	315 C
256 C	256 B	276 C	276 B	296 B	296 D	316 C	316 E
257 C	257 A	277 E	277 C	297 A	297 A	317 C	317 E
258 A	258 A	278 E	278 A	298 E	298 C	318 E	318 A
259 A	259 C	279 B	279 A	299 A	299 E	319 C	319 D
260 D	260 E	280 D	280 C	300 D	300 B	320 C	320 A

17. Fig.	17. Fakt.	18. Fig.	18. Fakt.	19. Fig.	19. Fakt.	20. Fig.	20. Fakt.
321 E	321 D	341 B	341 C	361 D	361 D	381 B	381 A
322 E	322 E	342 D	342 E	362 D	362 A	382 D	382 C
323 D	323 C	343 B	343 B	363 A	363 B	383 B	383 B
324 A	324 A	344 A	344 B	364 E	364 C	384 A	384 D
325 C	325 A	345 A	345 D	365 E	365 A	385 C	385 E
326 C	326 A	346 A	346 E	366 D	366 B	386 E	386 E
327 E	327 D	347 A	347 A	367 D	367 D	387 A	387 E
328 B	328 C	348 D	348 B	368 B	368 C	388 E	388 B
329 D	329 E	349 A	349 D	369 B	369 D	389 C	389 A
330 E	330 B	350 E	350 D	370 A	370 E	390 E	390 D
331 C	331 E	351 D	351 D	371 A	371 B	391 D	391 E
332 D	332 C	352 E	352 B	372 C	372 D	392 C	392 A
333 D	333 A	353 B	353 A	373 D	373 A	393 D	393 C
334 B	334 B	354 A	354 D	374 A	374 E	394 D	394 C
335 B	335 D	355 D	355 E	375 C	375 A	395 E	395 D
336 A	336 C	356 D	356 D	376 C	376 B	396 B	396 A
337 A	337 A	357 C	357 A	377 E	377 A	397 E	397 A
338 E	338 E	358 C	358 E	378 B	378 D	398 E	398 C
339 B	339 B	359 A	359 A	379 B	379 A	399 C	399 B
340 A	340 D	360 C	360 D	380 E	380 C	400 B	400 E

21. Fig.		21. Fakt.		22. Fig.		22. Fakt.		23. Fig.		23. Fakt.		24. Fig.		24. Fakt.	
401	E	401	D	421	A	421	D	441	E	441	A	461	E	461	A
402	E	402	A	422	E	422	B	442	E	442	E	462	A	462	C
403	C	403	E	423	C	423	A	443	C	443	E	463	C	463	C
404	E	404	E	424	A	424	E	444	E	444	C	464	D	464	E
405	E	405	B	425	A	425	C	445	B	445	C	465	E	465	D
406	A	406	A	426	B	426	A	446	A	446	A	466	C	466	B
407	D	407	A	427	C	427	E	447	D	447	D	467	B	467	D
408	C	408	D	428	E	428	B	448	E	448	D	468	B	468	A
409	A	409	C	429	A	429	C	449	B	449	B	469	A	469	C
410	B	410	C	430	B	430	D	450	C	450	C	470	B	470	A
411	B	411	C	431	C	431	B	451	D	451	E	471	C	471	B
412	E	412	E	432	D	432	C	452	B	452	B	472	A	472	C
413	A	413	A	433	B	433	E	453	A	453	A	473	B	473	E
414	B	414	E	434	D	434	E	454	C	454	D	474	C	474	A
415	A	415	D	435	D	435	C	455	B	455	B	475	C	475	D
416	B	416	B	436	E	436	B	456	B	456	C	476	A	476	A
417	E	417	C	437	C	437	A	457	A	457	A	477	D	477	C
418	D	418	E	438	D	438	D	458	D	458	D	478	D	478	D
419	B	419	B	439	A	439	A	459	C	459	E	479	B	479	C
420	C	420	A	440	D	440	B	460	D	460	D	480	E	480	E

25. Fig.		25. Fakt.	
481	B	481	A
482	E	482	E
483	E	483	B
484	A	484	A
485	A	485	E
486	C	486	A
487	A	487	D
488	D	488	E
489	B	489	B
490	C	490	D
491	B	491	B
492	C	492	A
493	C	493	A
494	E	494	C
495	D	495	E
496	E	496	C
497	B	497	E
498	B	498	D
499	C	499	A
500	C	500	D

Platz für Notizen

Empfehlungen

Ausführliche Informationen und Leseproben zu unseren Büchern, Lernkarten und Online-Lernangeboten findest du hier:

Homepage: www.smartmedix.de
Facebook: www.facebook.com/smartmedix
Instagram: www.instagram.com/smartmedix

Bücherreihe DIE TMS-VORBEREITUNG

Mit den Übungsbüchern der Reihe DIE TMS-VORBEREITUNG kannst du dich erfolgreich auf den Test für medizinische Studiengänge, kurz TMS oder Medizinertest, vorbereiten. Die Übungsbücher sind so konzipiert, dass du damit eigenständig und unabhängig von einem Vorbereitungskurs arbeiten kannst. Wir erklären dir hilfreiche Bearbeitungsstrategien und geben dir zahlreiche Tipps, wie du das bestmögliche Testergebnis erreichst. Die vielen originalgetreuen Übungsaufgaben sind von lehrerfahrenen Ärzten, Naturwissenschaftlern und Medizinstudenten entwickelt und inhaltlich überprüft.

Band 1: Muster zuordnen
Band 2: Medizinisch-naturwissenschaftliches Grundverständnis
Band 3: Schlauchfiguren
Band 4: Quantitative und formale Probleme
Band 5: Konzentriertes und sorgfältiges Arbeiten
Band 6: Figuren und Fakten lernen
Band 7: Textverständnis
Band 8: Diagramme und Tabellen

Lernkarten für das Medizinstudium

Du hast einen Studienplatz für dein Medizinstudium bekommen? Das ist großartig! Unsere Lernkarten helfen dir erfolgreich für dein Medizinstudium zu lernen. Die klare verständliche Sprache, die Markierung besonders prüfungsrelevanter Inhalte, Abbildungen, Klinik- und Merke-Kästen unterstützen dich während des gesamten Lernprozesses bis zum Bestehen deiner Prüfung. Darüber hinaus kannst du die Rückseiten der Lernkarten auch als vollwertiges Skript nutzen. Probiere es aus. Wir sind selbst Mediziner und haben diese Lernkarten mit viel Liebe entwickelt und geschrieben, immer nach dem Motto von Medizinern für Mediziner.

GoCards Anatomie Box 1–3: Drei getrennt erhältliche Lernkarten-Sets mit je 172–185 Lernkarten zu allen Themen der Anatomie

GoCards Biochemie Box 1–3: Drei getrennt erhältliche Lernkarten-Sets mit je 156–167 Lernkarten zu allen Themen der Biochemie

GoCards Physiologie Box 1–3: Drei getrennt erhältliche Lernkarten-Sets mit je 162–178 Lernkarten zu allen Themen der Physiologie